TRAITÉ ÉLÉMENTAIRE

DE L'ART

DES

ACCOUCHEMENS.

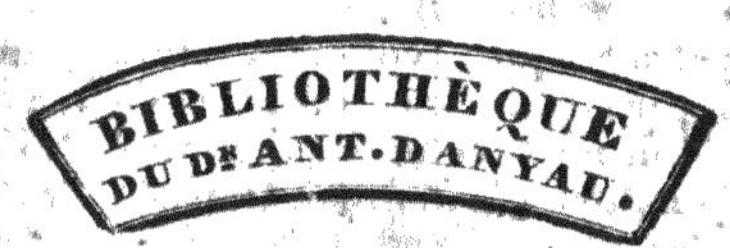

TRAITÉ ÉLÉMENTAIRE

DE L'ART

DES

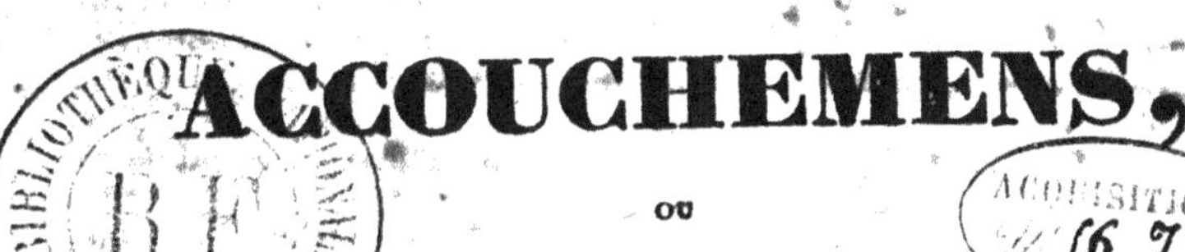

ACCOUCHEMENS,

OU

PRINCIPES

DE TOKOLOGIE ET D'EMBRYOLOGIE;

PAR ALF. A. L. M. VELPEAU,

D. M. P., Agrégé à la Faculté de Médecine, Professeur d'Accouchemens, d'Anatomie, de Pathologie chirurgicale et de Médecine opératoire, Chirurgien du Bureau central des Hôpitaux et des Dispensaires de la Société Philanthropique, Membre de la Société médicale d'Emulation de Paris, Correspondant de la Société médicale de Tours, etc., etc.

TOME II.

———◦◦◦◦◦———

A PARIS,

CHEZ J.-B. BAILLIÈRE,

LIBRAIRE DE L'ACADÉMIE ROYALE DE MÉDECINE ET DU COLLÉGE ROYAL
DES CHIRURGIENS DE LONDRES,
RUE DE L'ÉCOLE DE MÉDECINE, N°. 13 bis;

A LONDRES, même Maison, 3 Bedford street, Bedford square;

A BRUXELLES, au Dépôt de Librairie Médicale française.

1829.

TRAITÉ ÉLÉMENTAIRE

DE L'ART

DES

ACCOUCHEMENS.

ARTICLE II.

DE L'EUTOCIE (1),

Ou DE L'ACCOUCHEMENT SIMPLE, HEUREUX ou SPONTANÉ (*Accouchement naturel des Auteurs français.*)

Pour que l'accouchement se fasse sans secours étrangers, d'assez nombreuses conditions sont nécessaires.

716. *Du côté de la femme*, il faut que le bassin ne soit pas vicié, ni mal conformé; qu'il n'y ait pas de lésion grave de l'utérus, pas de squirrhe, d'anciennes cicatrices; que cet organe jouisse d'une certaine énergie; que les forces générales ne soient épuisées ni par une hémorrhagie abondante, ni par une longue maladie; qu'il n'existe aucune affection qui puisse rendre dangereux les efforts auxquels la femme est obligée de se livrer, et qu'il ne survienne pas d'accident pendant le cours du travail.

(1) De εὖ, bien, heureusement, facilement, et de τοχος, accouchement, enfantement.

717. *Du côté de l'enfant*, il importe que l'axe occipito-coccygien présente l'une de ses extrémités aux détroits, c'est-à-dire que le fœtus descende par la tête, les pieds, les genoux, ou le siége; qu'il ne soit pas hydrocéphale, gibbeux, ascitique; d'un volume disproportionné à la capacité du bassin; qu'il n'y ait pas deux têtes pour un seul tronc, ou deux troncs pour une seule tête, ni deux enfans réunis d'une manière quelconque.

718. Quelque nombreuses que soient ces conditions, il est cependant assez rare qu'elles ne se rencontrent pas, car l'accouchement spontané entre en très-forte proportion dans la somme totale des accouchemens. On voit, dans une table synoptique de *S. Merriman*, que sur 1800, 1746 auraient pu se terminer spontanément, puisque l'enfant s'est présenté 1654 fois par le sommet, 4 fois par les membres inférieurs, 23 fois par la face, 42 fois par la hanche, et que, dans vingt-trois cas, l'accouchement n'est considéré comme dystocique, que parce que la grossesse était multiple. Il s'est fait à la Maternité de Paris, depuis l'année 1797, jusqu'à la fin de 1811, 20,357 accouchemens, parmi lesquels 20,183 naturels. Sur 1897 qui ont eu lieu sous les yeux de M. Bland, la nature en a terminé 1860. On voit donc qu'à la Maison d'accouchement de Paris, les accouchemens difficiles sont comme un à soixante-deux; qu'au dispensaire de Westminster et à l'hôpital de Midlesex, d'après MM. Merriman et Bland, sur quarante-trois accouchemens, il y en a quarante-deux qui se font spontanément.

Dans de nouveaux tableaux, Mme. Lachapelle divise

les accouchemens dont elle a été témoin, en deux
époques : la première, qui s'étend du 1er. germinal
an IX, jusqu'au 31 décembre 1811, en comprend
15,662, parmi lesquels 15,380 spontanés, et 272
difficiles; la seconde, qui va du 1er. janvier 1812
au 31 décembre 1820, en comprend 22,243, sur
lesquels 21,974 se sont terminés sans secours, et
269 à l'aide des ressources de l'art. Selon Boër,
il s'en est fait 958 depuis le mois de septembre
1787, jusqu'au même temps de l'année 1790, dans
l'école obstétricale de Vienne; et, sur ce nombre,
17 ont exigé la version, le forceps, ou la perforation du crâne; de septembre 1790 à septembre
1791, sur 950 accouchemens, dix-huit cas de dystocie; de septembre 1791 à septembre 1792, sur mille
quinze accouchemens, huit versions, sept forceps;
du 1er. janvier 1801 au 31 décembre 1802, sur 2,234
accouchemens, treize par la version, huit par le forceps, et deux par la perforation du crâne; du 1er. janvier 1803 au 31 décembre 1805, sur 2,399 accouchemens, cinq versions, onze fois le forceps, trois
perforations; en 1806, sur 2,030 accouchemens, sept
versions, deux forceps, une perforation: A Heidel-
berg, sur 1,296 accouchemens, cités par M. Nægèle, 1,230 ont été naturels, et 64 non naturels;
ce qui donne une proportion de un sur 20, tandis
que dans le résumé de Boër, sur un total de neuf
mille cinq cent quatre-vingt-dix, cent deux seulement ont exigé la version, l'emploi du forceps,
ou la perforation du crâne; ce qui fait, à-peu-
près, un cas de dystocie sur plus de 95. Mais ces
proportions ne doivent s'entendre que de la pra-

tique des auteurs qui les ont établies, et nullement
de ce qui a lieu hors des établissemens publics. Il
existe déjà d'assez grandes différences, comme on
le voit d'ailleurs, entre les résultats obtenus à Londres
et ceux qu'on observe à la Maternité de Paris, entre
ceux que mentionne Boër et ceux de la clinique de
Pavie, puisque, d'après M. Lovati, sur soixante-sept
accouchemens, il en est vingt-deux qui ont exigé des
secours. Cependant la pratique particulière donne
des proportions bien plus variables encore, car dans
les grandes villes, aussi bien que dans les campagnes,
les secours de l'art sont employés au moins une fois
sur six, par quelques personnes; tandis que d'autres
ne les mettent en usage qu'une fois sur dix, sur vingt,
sur trente, ou seulement une fois sur soixante, quatre-
vingts ou cent.

719. En admettant le résultat du dernier temps de
la pratique du professeur de Vienne, comme les limites du possible, comme le dernier terme que
puisse dépasser la nature, on se demande s'il est
permis de compter sur de pareils avantages. A cette
occasion, il importe, je crois, de ne pas confondre
ce qui est possible avec ce qui est utile. Si l'ouvrage
de Boër prouve que sur cent trente-deux accouchemens, un seul s'est terminé par l'emploi des secours
de l'art, il ne prouve nullement qu'il n'eût pas été
mieux d'y avoir recours dans quelques-uns des cent
trente-un autres. N'est-il pas certain que dans plusieurs cas où la parturition peut, à la rigueur, arriver
à fin spontanément, la nature, convenablement aidée,
compléterait cette fonction d'une manière plus heureuse et pour la mère et pour l'enfant? Quant à Mer-

riman et **Bland** qui mentionnent un cas dystocique
sur quarante-cinq, rien ne démontre qu'ils ne se soient
pas empressés d'agir dans plusieurs circonstances où
l'organisme, abandonné à lui-même, eût très-bien pu
se suffire ; tout le monde sait, d'ailleurs, qu'en Angleterre l'expectation n'est pas la qualité dominante
des médecins. Quoi qu'il en soit, le relevé des hôpitaux de Vienne et de Londres étant pris pour points
extrêmes, il me semble qu'on peut admettre les résultats obtenus à la Maternité de Paris comme terme
moyen, et alors on voit que la coopération active de
l'accoucheur est utile une fois sur cinquante ou
soixante.

720. Maintenant, pourquoi en est-il autrement
dans la pratique civile? La dystocie doit-elle exister
plus souvent chez les femmes aisées, qui vivent heureuses au sein de leur famille, que chez les femmes
pauvres, tourmentées par la crainte ou les remords,
et qui vont accoucher dans les hospices? Non, sans
doute; car tout se réunit, au contraire, pour augmenter le nombre des accouchemens difficiles dans
les maisons publiques, et le diminuer dans la pratique
particulière. C'est dans la classe malheureuse que les
vices du bassin et les maladies de toute espèce des
organes génitaux se rencontrent le plus fréquemment; beaucoup de femmes, qui seraient restées chez
elles, vont faire leurs couches dans un hôpital, parce
qu'elles sont mal conformées, ou que, par une raison
quelconque, elles craignent d'avoir une parturition
dangereuse; plusieurs autres s'y rendent pendant le
cours du travail, parce que la personne appelée pour
leur donner des soins reconnaît que les secours de

l'art sont indispensables, et qu'elles seront mieux à même de les recevoir dans un établissement public que dans leur propre maison.

721. Mais, dans les hôpitaux, on ne place, en général, que des personnes instruites, qui n'agissent point pour le plaisir de faire quelque chose, qui accordent à la nature toute la confiance qu'elle mérite, et ne viennent point la troubler sous le vain prétexte de l'aider à mieux faire ; qui savent appliquer à propos, et seulement dans les cas où ils sont indispensables, ou, au moins, évidemment utiles, les ressources d'un art qui a pour principe fondamental de conserver toujours et de ne jamais détruire sans nécessité absolue. Hors de là, au contraire, combien de manœuvres imprudentes, intempestives, maladroites ou téméraires ! Ici, c'est une sage-femme ignorante, dont l'audace ou l'effronterie remplacent le savoir, qui ne peut rester inactive près des malheureuses assez irréfléchies pour lui accorder leur confiance ; là, ce sont des accoucheurs non moins ineptes, et d'autant plus dangereux, qu'ils savent inspirer plus de sécurité ; de ces hommes, malheureusement trop nombreux, qui se mettent accoucheurs, parce qu'ils sont incapables d'être autre chose, se font un titre de gloire des nombreux accouchemens difficiles qu'ils ont terminés, veulent à toute force *accoucher* sans donner le temps à la nature, plus sage qu'eux, de terminer son œuvre, et, pour paraître nécessaires, ne craignent pas de contrarier, de gêner, de tourmenter l'organisme, au point de rendre dangereux l'accouchement le plus naturel !

Ailleurs, c'est un praticien impatient, qui, trop

pressé pour attendre, applique sans nécessité les
ressources artificielles, afin d'être libre plus vite de
courir à d'autres occupations. Tantôt, c'est un jeune
médecin timide, qui, entraîné par les cris de la
femme, des parens et des assistans, cède à la crainte
de perdre la confiance qu'il voudrait inspirer, et se
décide à mettre en usage des moyens dont il reconn-
naît intérieurement l'inutilité. D'autres fois, enfin,
ce sont de ces êtres criminels autant que méprisa-
bles, qui, pour se faire une réputation parmi les
gens du monde, s'empressent d'opérer toutes les fois
qu'ils croient pouvoir en retirer quelque profit, sans
tenir compte des dangers auxquels ils exposent et
la mère et l'enfant. C'est dans les grandes villes, on
doit le dire à la honte de l'autorité, des lois et des
corps enseignans, plus encore que dans les campagnes, qu'une conduite aussi scandaleuse s'observe
journellement !

722. « Je me crois obligé, avance Diderot, par
» l'intérêt que tout honnête homme porte à la nais-
» sance des citoyens, de déclarer que, poussé par la
» curiosité, je me fis conduire chez une de ces sages-
» femmes qui font des élèves, et que je vis là des
» exemples d'inhumanité qui seraient presque in-
» croyables chez les barbares ; ces sages-femmes, dans
» l'espoir d'attirer chez elles un plus grand nombre
» de spectateurs, et par conséquent de paysans, fai-
» saient annoncer par leurs émissaires, qu'elles avaient
» une femme en travail et que l'accouchement serait
» certainement contre nature ; on accourait, et, pour
» ne pas tromper l'attente générale, elles retournaient
» l'enfant dans la matrice, et le faisaient venir par les

» pieds ! Je n'oserais pas annoncer ce fait, si je n'en
» avais été témoin plusieurs fois, et si la sage-femme
» n'avait eu l'impudence d'en convenir avec moi.
» J'invite donc ceux qui sont chargés de veiller aux
» désordres qui se passent dans la société, d'avoir
» les yeux sur celui-là. »

Plût au ciel que le fait raconté par Diderot ne se
fût pas renouvelé depuis, et qu'il n'eût été observé
que chez des sages-femmes ! Mais tirons le voile sur
une conduite qui ne vient que trop à l'appui de
cette idée de Denman : « que l'abus de l'art produit
» des maux plus nombreux et plus graves que toutes
» les imperfections de la nature. »

Telles sont, on n'en peut douter, les causes principales qui rendent la Dystocie plus commune dans
la pratique civile que dans les hôpitaux.

723. Toutefois, il faut avouer que les rapports
proportionnels entre les diverses espèces d'accouchemens doivent nécessairement varier, par suite de
circonstances entièrement soumises aux chances du
hasard. Ainsi, de deux praticiens également habiles,
également circonspects, l'un peut assister à plusieurs
centaines d'accouchemens, sans être obligé d'aider la
nature ; tandis que l'autre aura dû recourir un assez
grand nombre de fois aux moyens que l'art met à sa
disposition. Je trouve moi-même, à ce sujet, depuis
que je note exactement les faits que je suis à même
d'observer en tokologie, une très-grande différence
dans ce qui s'est passé à mon amphithéâtre et dans
ma pratique particulière. Sur cinq cent cinquante accouchemens qui ont eu lieu à l'Hôpital de perfectionnement pendant que j'en faisais le service, et dans

mon amphithéâtre, huit seulement ont eu besoin de secours; dans ma pratique particulière, au contraire, sur moins de trois cents, j'ai rencontré trente cas de dystocie; ce qui, d'un côté, ne donne qu'un accouchement difficile sur plus de soixante-dix, tandis que de l'autre il y en a, pour ainsi dire, un sur huit. Une pareille disproportion est cependant difficile à comprendre : à ma salle publique et dans l'hôpital, on reçut indistinctement toutes les femmes qui se présentèrent, sans que, à l'exception de deux d'entre elles, aucune eût été examinée d'avance; tandis que les cas de dystocie que j'ai observés ailleurs m'ont presque tous été procurés par des confrères ou des sages-femmes, qui, soit par excès de timidité, soit par défaut d'habitude, ont mieux aimé m'appeler, que d'essayer eux-mêmes de délivrer les femmes.

SECTION PREMIÈRE.

De l'Eutocie naturelle (Accouchement simple ou spontané, l'Enfant présentant la tête.)

724. Ce que j'ai dit de l'attitude et de la position du fœtus dans la matrice, fait assez voir que, dans l'ordre normal, l'enfant doit se présenter par son extrémité céphalique aux détroits du bassin, et que les cas dans lesquels il descend d'une autre manière ne peuvent être considérés que comme des anomalies. C'est donc avec raison qu'Hippocrate et la plupart des anciens auteurs ne donnent le nom d'accouchemens naturels qu'à ceux où l'enfant vient la tête la première, et qu'ils appellent non naturels tous les

accouchemens par les pieds, le siége ou les genoux.
Si les modernes ont rejeté cette doctrine, c'est que,
s'abusant sur l'acception des mots, ils ont admis que
naturel est synonyme de *spontané*, et, par conséquent,
que l'accouchement par l'extrémité pelvienne doit
rentrer dans la classe des accouchemens naturels.

725. Nul doute que les principes professés par le
père de la médecine n'aient entraîné dans de graves
erreurs de pratique, en portant les praticiens à ramener
le fœtus par la tête, quand il se présentait autrement,
en refusant à l'accouchement la possibilité de se terminer seul, quand l'enfant vient par les pieds; mais,
en abandonnant ces idées, les auteurs du dernier
siècle ne les ont-ils pas remplacées par d'autres également inexactes? Est-il vrai de dire, avec Dionis et
A. Petit, qu'on peut extraire le fœtus avec autant,
avec plus d'avantage, en le tirant par les pieds, que s'il
descendait par la tête; qu'il est presque indifférent
pour le résultat que ce soit l'extrémité céphalique ou
l'extrémité pelvienne qui se présente? Je ne le pense
pas, et j'ose dire qu'une pareille manière de voir ne
serait guère moins funeste dans la pratique que l'ancienne doctrine. Il n'est aucune position du fœtus
qui n'ait quelquefois permis à l'accouchement de se
terminer seul; cependant il n'est venu à l'esprit de
personne de l'appeler naturel, dans les présentations
de l'épaule, par exemple. Si la dystocie a lieu, ce n'est
pas à cause de telle ou telle position de l'enfant, mais
bien parce que les secours de l'art deviennent indispensables; l'accouchement peut être heureux et simple, ou spontané, quoique le fœtus vienne par l'ex-

IIe. TABLEAU, no. 1.

Positions du Fœtus, d'après différens Auteurs.

1o. BAUDELOCQUE

VERTEX..
- 1re. Occiput derrière la cavité cotyloïde gauche.
- 2e. Occiput derrière la cavité cotyloïde droite.
- 3e. Occiput derrière la symphyse des pubis.
- 4e. Occiput devant la symphyse sacro-iliaque droite.
- 5e. Occiput devant la symphyse sacro-iliaque gauche.
- 6e. Occiput devant le sacrum.

FACE.....
- 1re. Front sur la symphyse des pubis.
- 2e. Front sur l'angle sacro-vertébral.
- 3e. Front sur l'éminence ilio-pectinée gauche.
- 4e. Front sur l'éminence ilio-pectinée droite.

PIEDS....
- 1re. Talons derrière la cavité cotyloïde gauche.
- 2e. Talons derrière la cavité cotyloïde droite.
- 3e. Talons derrière la symphyse des pubis.
- 4e. Talons au-devant du sacrum.

GENOUX..
- 1re. Face antér. des jambes, derrière la cavité cotyloïd. gauche.
- 2e. Face antér. des jambes, derrière la cavité cotyl. droite.
- 3e. Face antér. des jambes, derrière la symphyse des pubis.
- 4e. Face antér. des jambes, au-devant du sacrum.

SIÉGE....
- 1re. Le sacrum derrière la cavité cotyloïde gauche.
- 2e. Le sacrum derrière la cavité cotyloïde droite.
- 3e. Le sacrum derrière la symphyse des pubis.
- 4e. Le sacrum au-devant du promontoire.

TRONC...
- Plan postér.
  - 1o. Occiput.
  - 2o. Cou.
  - 3o. Poitrine.
  - 4o. Lombes.
  - 5o. Sacrum.
- Plan antérieur
  - 1o. Face.
  - 2o. Cou.
  - 3o. Sternum.
  - 4o. Abdomen.
  - 5o. Organ. génit.
- Plan latéral.
  - 1o. Cou.
  - 2o. Epaule.
  - 3o. Thorax.
  - 4o. Flanc.
  - 5o. Hanche.

  - 1re. Tête en avant.
  - 2e. Tête en arrière.
  - 3e. Tête à gauche.
  - 4e. Tête à droite.

2o. GARDIEN

VERTEX.. —Comme BAUDELOCQUE.

FACE....
- 1re. Front à gauche.
- 2e. Front à droite.
- 3e. Front en avant.
- 4e. Front en arrière.

PIEDS... / GENOUX.. / SIÉGE...
- 1re. Talons, jambes, ou sacrum à gauche.
- 2e. Talons, jambes, ou sacrum à droite.
- 3e. Talons, jambes, ou sacrum en avant.
- 4e. Talons, jambes, ou sacrum en arrière.

TRONC...
- Plan latéral. / Plan postér. / Plan antérieur } Point de subdivisions.
  - 1re. Tête à gauche.
  - 2e. Tête à droite.
  - 3e. Tête en avant.
  - 4e. Tête en arrière.

3o. MAYGRIER

VERTEX..
- 1re. Occipito-cotyloïdienne gauche.
- 2e. Occipito-cotyloïdienne droite.
- 3e. Occipito-sacro-iliaque droite.
- 4e. Occipito-sacro-iliaque gauche.

FACE..... —Comme GARDIEN.

PIEDS..
- 1re. Calcanéo-cotyloïdienne gauche.
- 2e. Calcanéo-cotyloïdienne droite.
- 3e. Calcanéo-sacro-iliaque droite.
- 4e. Calcanéo-sacro-iliaque gauche.

GENOUX.. / SIÉGE... } Mêmes rapports.

TRONC...
- Plan antérieur
  - 1o. Ventre.
  - 2o. Poitrine.
- Dos. — Point de subdivis.
- Plan latéral.
  - 1o. Hanche.
  - 2o. Epaule.
  - 3o. Oreille.

  - 1re.
  - 2e.
  - 3e.
  - 4e.
} Comme GARDIEN.

Suite des positions du Fœtus, d'après différens Auteurs.

4°. CAPURON.....

VERTEX...
- 1re. Occipito-antérieure gauche.
- 2e. Occipito-antérieure droite.
- 3e. Occipito-postérieure droite.
- 4e. Occipito-postérieure gauche.

PIEDS.... GENOUX... SIÉGE.....
- 1re. Calcanéo, tibio ou sacro-antérieure gauche.
- 2e. Calcanéo, tibio ou sacro-antérieure droite.
- 3e. Calcanéo, tibio ou sacro-postérieure droite.
- 4e. Calcanéo, tibio ou sacro-postérieure gauche.

FACE...
- 1re. Menton en arrière et à droite.
- 2e. Menton en arrière et à gauche.
- 3e. Menton en avant et à gauche.
- 4e. Menton en avant et à droite.

TRONC...
- Plan postér. : 1°. Occiput. / 2°. Dos.
- Plan antérieur : 1°. Face. / 2°. Poitrine.
- Pl. lat. droit. : Côté de la tête.
- Pl. lat. gauch. : Épaule.

  - 1re. Tête en avant et à gauche.
  - 2e. Tête en avant et à droite.
  - 3e. Tête en arrière et à droite.
  - 4e. Tête en arrière et à gauche.

5°. BOIVIN.......

VERTEX... — Comme Gardien.

FACE.....
- 1re. Mento-sacrale.
- 2e. Mento-pubienne.
- 3e. Mento-iliaque droite.
- 4e. Mento-iliaque gauche.

FIEDS.... GENOUX., SIÉGE.... — Comme Baudelocque.

TRONC...
- Plan sternal... — Comme Baudelocque ; mais point de subdivis.
- Plan postér. :
  - 1re. Cervico-sacrale.
  - 2e. Cervico-pubienne.
  - 3e. Cervico-iliaque droite.
  - 4e. Cervico-iliaque gauche.
- Plan latéral. :
  - 1°. Région costale.
  - 2°. Région de l'épaule.
  - 3°. Région de l'oreille.

  { 1re. / 2e. / 3e. / 4e. } Comme Baud.

6°. LACHAPELLE.

VERTEX...
- 1re. De Baudelocque.
- 2e. Idem.
- 3e. 4e. de Baudelocque.
- 4e. 5e. de Baudelocque.
- 5e. Occiput à gauche.
- 6e. Occiput à droite.

FACE.... PIEDS... GENOUX. FESSES... ÉPAULES... — Comme Baudelocque.

Plus, des positions intermédiaires, imparfaites, inclinées.

Point d'autre position du tronc.

7°. FLAMANT...3.

VERTEX...
- 1re. Fontan. occip. au-dessus de la cavité cotyloïd. gauche.
- 2e. Fontan. occip. au-dessus de la cavité cotyloïd. droite.
- 3e. Fontan. occip. au-dessus de la symphyse des pubis.
- 4e. Fontan. occip. au-dessus de la symph. ilio-sacrée droite.
- 5e. Fontan. occip. au-dessus de la symph. ilio-sacrée gauche.
- 6e. Fontan. occip. au-dessus de l'angle sacro-vertébral.
- 7e. Fontan. occip. au-dessus de la fosse iliaque gauche.
- 8e. Fontan. occip. au-dessus de la fosse iliaque droite.

SIÉGE... — Huit espèces comme pour le vertex.

TRONC... (4 plans.)
- Plan antérieur : 1°. Face. / 2°. Cou. / 3°. Sternum. / 4°. Abdomen.
- Plan postér. : 1°. Nuque. / 2°. Dos. / 3°. Lombes. / 4°. Sacrum.
- Plan latéral. : 1°. Joue. / 2°. Cou. / 3°. Épaule. / 4°. Hanche.

  - 1re. Tête à gauche.
  - 2e. Tête à droite.
  - 3e. Tête en avant.
  - 4e. Tête en arrière.

IIᵉ. TABLEAU, nᵒ. 3.

Suite des positions du Fœtus, d'uprès différens Auteurs.

8ᵒ. DUGÈS.

- VERTEX. . . . . . 4 positions, comme MM. MAYGRIER et CAPURON.
- PELVIS. . . . . . 4 positions.
  - 1. Lombes à gauche.
  - 2. Lombes à droite.
  - 3. Lombes en avant.
  - 4. Lombes en arrière.
- FACE. . . . . . . 2 positions.
  - 1. Vertex à gauche.
  - 2. Vertex à droite.
- EPAULE DROITE. . . 2 positions.
  - 1. Dos en avant.
  - 2. Dos en arrière.
- EPAULE GAUCHE. . . 2 positions.
  - 1. Dos en avant.
  - 2. Dos en arrière.

En tout 14 espèces.

DUBOIS, DESORMEAUX, DEWEES.

- VERTEX.
- FACE.
- PIEDS.
- GENOUX.
- SIÉGE.

Comme BAUDELOCQUE.

- TRONC. — Comme BAUDELOCQUE, moins les subdivisions.

L'AUTEUR.

- TÊTE. 2 espèces.
  - VERTEX. 2 espèces.
    - 1. Occipit.-ant. 3 var.
      - 1. Occipit. coty. gauche.
      - 2. Occipit. coty. droite.
      - 3. Occipit. coty. pub.
    - 2. Occip.-post. 3 var.
      - 1. Front.-cot. gauche.
      - 2. Front.-cot. droite.
      - 3. Front.-cot. pubienne.
  - FACE. Une seule espèce au détroit inférieur. . . . . Mento-pub. 4 variét. au détroit supér. . .
    - 1. Ment. iliaq. droite.
    - 2. Ment. iliaq. gauche.
    - 3. Ment. pubienne.
    - 4. Ment. sacrée.
- Extrém. inf. du tronc, un seul genre : le PELVIS. . . 3 nuances
  - 1. Pieds.
  - 2. Genoux.
  - 3. Fesses.
  - 2 espèces
    - 1. Sacro-ant. 3 var.
      - 1. Gauch.
      - 2. Droit.
      - 3. Pub.
    - 2. Sacro-post. 3 var.
      - 1. Droit.
      - 2. Gauch.
      - 3. Sacrée.
- TRONC. 3 genres.
  - 1. Plan lat. Une espèce, l'épaule. 2 var.
    - 1. Tête à gauche.
    - 2. Tête à droite.
  - 2. Plan post. Une espèce, le dos. 2 var.
    - 1. Tête à gauche.
    - 2. Tête à droite.
  - 3. Plan ant. Une espèce, la poitrine. 2. var.
    - 1. Tête à gauche.
    - 2. Tête à droite.

Plus, des positions inclinées de la tête, 1ᵒ. tempe, 2ᵒ. front, 3ᵒ. occiput ; et du siége, 1ᵒ. hanche, 2ᵒ. sacrum, 3ᵒ. parties génitales.

trémité pelvienne; mais les positions de la tête sont, en dernière analyse, les seules naturelles ou normales.

726. L'accouchement par l'extrémité encéphalique renferme deux genres bien distincts : dans le premier, c'est le sommet; tandis que, dans le second, c'est la face ou quelqu'autre point de la tête qui vient s'offrir aux détroits.

§. I. Présentation régulière ou du sommet.

(Sur 1,800, 1,664 fois (Merriman); sur 1,897, 1,792 fois (Bland); sur 20,357, 19,730 fois (Mme Boivin); sur 15,652, 14,677 fois (Mme Lachapelle); 20,698 fois, sur 22,243 (Id.); 1,210 sur 1,296 (Nægèle); 61 sur 67 (Lovati); 392 sur 400 (hôpital de la Faculté).

727. La présentation du sommet est, comme on le voit, incomparablement plus fréquente que toutes les autres. En faut-il davantage pour prouver qu'elle est la seule véritablement naturelle, celle que l'organisme tend toujours à produire, quand rien ne s'oppose à l'accomplissement régulier du grand acte de la reproduction? Dans cette présentation, la fontanelle postérieure tend à se placer au centre du bassin. Les principaux diamètres des détroits sont en rapport avec les diamètres occipito-bregmatique et bi-pariétal. Le diamètre occipito-mentonnier et la circonférence occipito-bregmatique doivent être parallèles aux plans des ouvertures de l'excavation et aux axes du bassin. Ces rapports généraux s'observent toujours dans les positions régulières du sommet ; mais l'occiput est loin de regarder constamment le même point du cercle pelvien, et de là sont nées les diverses positions admises aujourd'hui en tokologie.

Avant A. Petit, Solayrès et Baudelocque, les accoucheurs se contentaient de dire que l'occiput était venu en avant ou en arrière ; que la face était tournée vers le sacrum ou vers le pubis ; et cette ancienne manière de voir, que défend M. Delpech, est encore admise généralement en Angleterre, en Allemagne et dans la plupart des pays étrangers. C'est donc en France surtout, et presque seulement en France, qu'on s'est efforcé de soumettre l'accouchement aux méthodes suivies en histoire naturelle. Mais à ce sujet, comme dans toutes les choses de convention, il est arrivé que le même fait n'a point été envisagé sous le même point de vue par les divers auteurs qui s'en sont occupés. Selon les uns, on doit admettre six positions du sommet ; selon d'autres, on peut en porter le nombre à douze, à vingt-quatre même ; plusieurs n'en veulent que quatre, et quelques-uns que deux. D'un autre côté, ceux qui se sont accordés sur le nombre, diffèrent souvent dans la manière de les compter ou de les placer. Par exemple, Mme Lachapelle, qui admet six positions, comme Baudelocque, n'adopte pas les deux positions antéro-postérieures de ce dernier auteur, et en établit deux transversales à la place, etc. ; en sorte qu'il est assez difficile aux élèves de faire un choix au milieu de ce conflit.

En théorie, on ne peut nier que l'occiput ne puisse se présenter à tous les points de la circonférence du détroit supérieur ; et que, par suite, il ne soit possible d'établir un nombre presque infini de positions ; mais en pratique, la question est de savoir combien il est *utile* d'en adopter, quelles sont celles qu'on doit particulièrement *étudier*, et non pas combien on *peut* en admettre. D'abord il est évidemment superflu d'en supposer plus qu'il n'y a de points correspondans aux extrémités des quatre diamètres principaux du bassin ; ensuite, le nombre établi par M. Flamant, et qui réunit la classification de Baudelocque à celle de Mᵐᵉ Lachapelle, paraît pouvoir être considérablement réduit. L'occiput, en effet, ne se présente presque jamais que de deux manières au détroit inférieur. Dans l'une, il regarde en avant et se loge dans l'arcade du pubis ; dans l'autre, il est tourné en arrière et repousse avec force le bord antérieur du périnée.

D'après cette remarque, j'ai pensé qu'on pouvait sans inconvénient ramener toutes les présentations du sommet à deux positions fondamentales : l'une dans laquelle la bosse occipitale regarde un point quelconque de la demi-circonférence antérieure du détroit supérieur ; l'autre dans laquelle la même partie est tournée vers les points diamétralement opposés. Cette modification, quoique légère et très-peu importante en elle-même, n'en répond pas moins, il me semble, à tous les besoins de la théorie et de la pratique ; elle offre le grand avantage de ne point exclure les autres classifications et de pouvoir s'accommoder à toutes les doctrines.

La position *occipito-antérieure* comprend les trois premières positions de Baudelocque, ou les deux premières de MM. Maygrier, Capuron et Dugès, de MMᵐᵉˢ Boivin et Lachapelle. La position *occipito-postérieure* renferme naturellement, à son tour, les quatrième, cinquième et sixième de Baudelocque, ou les troisième et quatrième des autres auteurs que je viens de citer. Quant aux positions latérales établies par Mme Lachapelle et M. Flamant, elles sont au moins très-rares, si jamais elles existent positivement.

Il est évident que les première, deuxième et troisième de Baudelocque ont une terminaison commune et un mécanisme presque en tout semblable. Il est incontestable aussi que les quatrième, cinquième et sixième ne diffèrent pas davantage l'une de l'autre. Je ne vois donc pas qu'il soit utile en aucune manière d'admettre ces variétés autrement que comme autant de nuances des deux positions fondamentales auxquelles se réduisent nécessairement toutes les autres. Quant à celles-ci, je ne pense pas qu'on soit jamais tenté de les confondre ; leur mécanisme est tellement différent, que les accoucheurs anglais, tels que Burns, Merriman et Bland, n'accordent le titre de *naturelle* qu'à la position occipito-antérieure, et que, pour eux, la position occipito-postérieure appartient aux accouchemens contre nature.

1°. POSITION OCCIPITO-ANTÉRIEURE.

(1634 sur 1800 Merriman ; 19,370 sur 20,517, Mme Boivin ; 14,253 sur 15,652 , 20,268 sur 22,243 , Mme Lachapelle ; 60 sur 67, M. Lovati.)

La position occipito-antérieure est la seule, aux yeux de plusieurs praticiens étrangers, qu'on doive abandonner aux ressources de la nature. Les causes de sa grande fréquence sont toutes physiques et faciles à comprendre. La tête est la partie la plus pesante du fœtus ; le col de la matrice est toujours placé sur un plan plus déclive que le fond ; donc la tête doit continuellement tendre à se tourner vers le col. Dans la tête, la moitié postérieure pèse beaucoup plus

que la moitié antérieure. La partie postérieure du
tronc pendant la vie intra-utérine offre un poids beaucoup plus considérable que la portion antérieure.
Lorsque la femme est debout, assise ou à genoux, et
même quand elle est couchée sur le côté, la paroi
antérieure de l'utérus se trouve beaucoup plus inclinée vers le col que sa paroi postérieure ; donc
le dos de l'enfant doit être tourné plus souvent en
avant qu'en arrière. Chez les quadrupèdes, les petits
ont souvent le ventre tourné en bas lors de la parturition, et viennent presque toujours par la tête, quoique l'utérus soit moins élevé que la vulve ; mais aussi,
dans ces espèces, c'est l'abdomen qui pèse le plus et
la tête qui pèse le moins. Une autre cause non moins
puissante de cette fréquence se trouve dans les rapports de dimension ou d'inclinaison de la tête et du
bassin ; le détroit abdominal étant beaucoup plus large
en avant qu'en arrière, et fortement incliné du côté
des pubis, il est tout naturel que l'occiput se dirige
habituellement dans ce sens, etc. La raison qui conduit si souvent l'occiput vers le demi-cercle antérieur
du détroit n'est donc pas plus difficile à comprendre
que celle qui porte la tête à descendre la première ;
les médecins ont donc eu tort d'en abandonner la recherche.

A. *Première Variété.*

POSITION OCCIPITO-COTYLOÏDIENNE.

(MM. Baudelocque, Maygrier, Mmes Boivin, Lachapelle ; 15,809 sur
   22,243 (Mme Lachapelle) ; 15,693 sur 20,517 (Mme Boivin) ; 36
   sur 67 (Lovati).

Dans cette position, le plan dorsal du fœtus regarde
en avant et à gauche, son plan abdominal en arrière
et à droite. L'occiput est placé derrière l'éminence
ilio-pectinée correspondante, bien plus souvent que
derrière la cavité cotyloïde, et le haut du front ou la
fontanelle antérieure, plutôt que le front proprement
dit, regarde la symphyse sacro-iliaque droite ; le côté
droit est en avant et à droite, et le côté opposé en
arrière et à gauche. Sa grande fréquence paraît tenir
à ce que le rectum, habituellement rempli de fecès
pendant la grossesse, force le front à s'incliner du
côté droit ; du moins est-ce ainsi que l'admettent les
accoucheurs de nos jours ; l'observation directe semble d'ailleurs venir à l'appui d'une pareille explication,
puisque M. Dugès a vu le fœtus en seconde position
de Baudelocque, sur deux femmes dont le rectum
était placé à droite : c'est un point, toutefois, qui
mérite de nouvelles recherches.

728. Dans cette position, l'enfant ne sort point du
bassin sans que la tête ait exécuté quatre mouvemens
particuliers : 1°. mouvement de flexion ; 2°. de rotation ; 3°. d'extension ; 4°. de restitution.

Flexion. Aussitôt après la rupture des membranes,
les contractions de la matrice doivent nécessairement
presser les diverses parties du fœtus les unes sur les

autres; poussé de haut en bas, le rachis fait basculer la tête de manière que l'occiput s'abaisse vers le centre du bassin, et que le menton se relève avec plus ou moins de force contre la poitrine. Ce mouvement de flexion ne paraît pas avoir été très-exactement compris par les auteurs, même les plus estimés. À les entendre, la tête serait tellement disposée avant les premiers efforts de l'utérus, que le diamètre occipito-frontal et le diamètre bi-pariétal se trouveraient en rapport avec les deux diamètres obliques du détroit, dont l'axe serait représenté par le diamètre vertical. Selon eux, le mouvement de flexion aurait pour but de changer tous ces rapports, c'est-à-dire d'obliger les diamètres occipito-mentonnier et occipito-bregmatique à prendre la place des diamètres vertical et occipito-frontal, qui sont beaucoup moins avantageux. Pour que tout ceci fût exact, il faudrait que, pendant la grossesse, le menton se tînt habituellement éloigné de la poitrine, et qu'il ne s'en rapprochât que lors de l'accouchement; autrement, le diamètre occipito-frontal ne peut point être parallèle à l'un des diamètres du bassin : or, on sait que, dans l'état naturel, le fœtus est toujours pelotonné sur lui-même, et qu'il a le menton appuyé contre le sternum. Le mouvement de flexion est donc réellement opéré bien long-temps avant que l'accouchement ne commence, et seulement porté un peu plus loin, au lieu de s'effectuer en entier, au moment du travail.

729. Ainsi, l'occiput en s'abaissant un peu ne tarde pas à correspondre au centre du détroit supérieur; alors, le diamètre occipito-bregmatique est parallèle au diamètre oblique, qui va de gauche à

droite et d'avant en arrière ; le diamètre bi-pariétal représente l'autre diamètre oblique ; le diamètre occipito-mentonnier suit la direction de l'axe du cercle pelvien, et la circonférence occipito-bregmatique est en rapport avec le plan du détroit.

730. *Rotation*. Dans cet état, la tête se trouve le mieux disposée possible pour franchir sans obstacle l'ouverture abdominale du bassin ; la succession des douleurs la fait descendre peu à peu ; elle arrive dans l'excavation, et, bientôt arrêtée par le plancher de cette cavité, elle exécute le mouvement de rotation ou de pivot ; c'est-à-dire qu'elle tourne sur son grand axe, que l'occiput roule sur le plan incliné antérieur gauche, de derrière en devant et de gauche à droite, pour se placer derrière la symphyse ou dans l'arcade des pubis, tandis que le front glisse de droite à gauche et de devant en arrière sur le plan incliné postérieur droit, pour se porter dans la courbure du sacrum. C'est dans ce moment que les plexus sacrés sont le plus fortement pressés, et que les femmes éprouvent le plus souvent des crampes dans les jambes et les cuisses.

731. *Extension*. Jusques-là la flexion de la tête est allée en augmentant ; maintenant elle va diminuer ; le mouvement d'extension va commencer ; en approchant du détroit inférieur, l'occiput se relève et fait que le menton abandonne peu à peu le devant du thorax ; au lieu de continuer à se fléchir en avant, la tête tend à se renverser en arrière, afin que le diamètre occipito-mentonnier puisse se mettre en rapport avec l'axe du détroit périnéal, sans empêcher le reste du tronc de suivre encore la direction de la

ligne centrale du détroit supérieur; le rectum et le col de la vessie, plus fortement pressés qu'auparavant, font naître les épreintes et le ténesme ; la matrice et les muscles du ventre se contractent avec plus de violence que jamais ; le périnée se distend, s'allonge, s'amincit, et prolonge ainsi de trois à quatre pouces la paroi postérieure du bassin. La tête une fois engagée dans le détroit inférieur ne se trouve plus dans les mêmes rapports qu'au détroit supérieur. Toutefois, il est bon de remarquer que son grand diamètre et sa circonférence occipito-bregmatique n'ont pas changé, et qu'en bas comme en haut ils représentent toujours le plan et l'axe du détroit. Mais au lieu d'être obliquement situés, les axes bi-pariétal et occipito-bregmatique sont placés, le premier, dans la direction du diamètre bisciatique et le second dans le sens du diamètre coccy-pubien. Ce qui fait qu'à la fin, aussi bien qu'au commencement du travail, les grands diamètres de la circonférence occipito-bregmatique se trouvent toujours en rapport avec les plus grands diamètres du bassin, et que le mouvement de rotation a principalement pour but d'établir ces rapports avantageux.

752. La rotation n'ayant lieu qu'aux dépens de la torsion du cou et ne constituant point un mouvement de totalité, les épaules conservent leur direction primitive au détroit supérieur, de telle sorte que leur grand diamètre est parallèle au diamètre oblique qui va d'avant en arrière et de droite à gauche.

753. Les efforts redoublent, la tête s'engage peu à peu dans la vulve, de derrière en devant, et glisse sur le plan fortement incliné dans ce sens, que lui

présente la face postérieure du coccyx prolongée par celle du périnée ; les grandes lèvres s'effacent graduellement et s'amincissent de leur commissure périnéale vers leur extrémité pubienne ; les petites lèvres sont fortement repoussées en haut et sur le côté, mais ne se déplissent pas ; elles se déchireraient, se sépareraient plutôt de la face interne de la vulve ; la peau de la partie supérieure des cuisses cède quelquefois elle-même, et semble venir au secours du pudendum et du périnée pour former l'espèce de casque dont la tête reste en partie couverte jusqu'à ce qu'elle soit tout-à-fait échappée du bassin ; les bosses pariétales franchissent enfin le diamètre bisciatique, et la tête, n'étant plus arrêtée que par la résistance des parties molles, est bientôt entièrement expulsée. Pendant qu'elle traverse la vulve, l'extrémité postérieure du diamètre occipito-bregmatique reste appuyée sous la symphyse des pubis comme sur un axe transversal, roule d'arrière en avant, et on voit successivement paraître à l'extérieur l'occiput, la suture sagittale, les bosses pariétales, la fontanelle antérieure, les bosses frontales, les orbites, le nez, la bouche et le menton. Une fois que la circonférence occipito-bregmatique est au-dehors, le bord antérieur du périnée, entraîné par son élasticité naturelle, glisse sur la face, qui lui offre un plan oblique du front vers le menton, et, se rapprochant du coccyx, vient se placer sur le devant du cou en forçant la tête à se renverser sur le mont de Vénus.

534. *Restitution.* La tête, libre de toute contrainte, ne pouvant plus maintenir la torsion du col qui l'avait amenée dans l'arcade des pubis, reprend bientôt ses

rapports naturels, momentanément changés, avec les épaules et le reste du corps; c'est-à-dire que les diamètres antéro-postérieurs vont croiser de nouveau à angle droit le diamètre transversal des épaules, comme ils le faisaient dans le principe au détroit supérieur. En un mot, l'occiput se tourne vers l'aine gauche, en même temps que le menton se porte du côté de la rainure sous-ischiatique droite, et c'est à cette rotation qu'on a cru devoir donner le nom de mouvement de restitution.

755. Après un calme de quelques secondes ou de quelques minutes, les épaules arrivent dans l'excavation, exécutent un mouvement de pivot sur les plans inclinés antérieur droit et postérieur gauche, l'épaule droite se porte derrière la symphyse ou dans l'arcade pubienne, et la gauche sur le devant du sacrum, en faisant subir à la tête un mouvement semblable, qui la place tout-à-fait en travers, l'occiput à gauche et la face à droite. Elles s'engagent au détroit inférieur dans cette direction. La droite paraît la première sous les pubis; le tronc de l'enfant se courbe sur son côté droit pour s'accommoder à la forme du bassin; la gauche arrive au-devant du périnée; l'axe vertical de la poitrine est parallèle à l'axe du détroit périnéal; l'axe vertical de l'abdomen représente celui du détroit supérieur; elles franchissent la vulve ensemble, et le reste du corps, rendu très-glissant par l'eau de l'amnios et par l'enduit sébacé, ne représentant plus d'ailleurs que la pointe d'un cône dont la base est déjà sortie, se trouve chassé par l'impulsion du même effort, et l'accouchement est terminé.

B. *Deuxième Variété.*

Occipito-cotyloïdienne droite.

(2ᵉ position, Solayrès, Baudelocque ; antéro latérale droite, Mᵐᵉ Boivin ;
  occipito-antérieure droite, Dugès) : 3682 sur 20,517, Mᵐᵉ Boivin ;
  4659 sur 22,282, Mᵐᵉ Lachapelle.)

736. En admettant que la présence du rectum
puisse déterminer la première variété, il n'en est plus
de même pour la seconde. M. Dugès cite bien deux
cas où l'ouverture du cadavre a permis de constater
que, dans cette dernière position, l'intestin déféca-
teur était transposé, était placé à droite ; mais l'observation anatomique, les dissections journalières,
prouvent qu'une pareille anomalie est loin de se rencontrer une fois sur trois ou quatre, comme il le faudrait pour qu'elle pût en être la cause unique, ou
seulement la cause principale : d'ailleurs, quand on
l'a rencontrée, n'était-elle pas effet plutôt que cause,
et n'est-il pas plus rationnel de rattacher la seconde
position de l'occiput aux contractions de la matrice
elles-mêmes ? S'il est vrai, par exemple, comme plusieurs faits examinés avec soin tendraient à me le faire
croire, qu'avant le commencement du travail l'occiput n'a point encore de situation fixe, qu'il n'est,
à proprement parler, pas plus dans l'une des variétés
antérieures que dans l'autre, ne pourrait-on pas penser que l'utérus, incliné à droite et en avant, est plus
disposé à pousser la partie postérieure de la tête à
gauche qu'à droite du bassin ? L'impulsion que reçoit
le fœtus dans cet état d'inclinaison de la matrice se
porte nécessairement de droite à gauche ; alors le

front, arrêté par le bord musculo-vasculaire, dans le sommet de l'ovale ou du triangle, que représente le détroit abdominal sur la femme vivante, doit forcer l'occiput à céder seul au mouvement, à venir se placer vers l'éminence ilio-pectinée gauche. Sans attacher une grande importance à cette idée, je trouve qu'il serait facile d'appeler d'assez nombreuses raisons en sa faveur, et qu'elle mérite de fixer l'attention des accoucheurs qui aiment à se rendre compte de ce qu'ils observent.

737. Quoi qu'il en soit des causes de la position occipito-cotyloïdienne droite, toujours est-il que son mécanisme ne diffère que très-peu du mécanisme de la position précédente : l'enfant est poussé par la même force ; la tête exécute les mêmes mouvemens, présente la même circonférence aux divers plans du bassin, offre les mêmes diamètres aux diamètres principaux et aux axes des détroits, etc. Seulement, la fontanelle occipitale est inclinée à droite, au lieu d'être tournée à gauche ; le diamètre occipito-bregmatique, au lieu d'aller de gauche à droite, va de droite à gauche et a pris la place du diamètre bi-pariétal ; lors du mouvement de rotation, c'est sur les plans inclinés antérieur droit et postérieur gauche que roulent ses extrémités pour porter l'occiput dans l'arcade des pubis et le front au-devant du sacrum.

666. Au détroit inférieur et à la vulve, il n'y a plus la moindre différence ; mais, quand la tête est sortie, l'occiput, dans son mouvement de restitution, se tourne à droite au lieu de s'incliner à gauche ; c'est l'épaule gauche, et non la droite, qui vient sous la symphyse, le côté droit et non le côté gauche qui glisse

sur la courbure sacro-périnéale ; la face et tout le plan antérieur du fœtus regardent la face interne de la cuisse gauche de la mère au lieu de se tourner à droite ; mais rien de tout cela ne change les rapports proportionnels qui existent entre la tête et le bassin.

738. Cette variété passe pour être moins avantageuse que la première ; au dire des observateurs, elle rend le travail plus lent et plus fatigant ; lorsque le front est tourné vers la symphyse sacro-iliaque droite, il n'est séparé des parois du bassin que par de la graisse et le péritoine, sur lequel il glisse sans difficulté, tandis que dans la seconde position le rectum rétrécit un peu le diamètre oblique opposé. Dans la première position, l'occiput et le front sont en rapport avec deux plans réguliers également solides et lisses, tandis que dans la seconde la partie antérieure de la tête déprime l'intestin de haut en bas, le pousse devant elle, le plisse de manière à ce qu'il forme bientôt un bourrelet dont les matières fécales augmentent encore l'épaisseur ; il en résulte au moins que le plan postérieur gauche du bassin est beaucoup trop mou pour permettre à la tête de glisser rapidement jusqu'au bas de l'excavation. Sous ce rapport, on peut jusqu'à un certain point comparer le fœtus à une tige solide et droite, dont on appuie l'extrémité sur un plan régulier et bien tendu, ou sur une couche inégale ou spongieuse, sur un plateau de verre, par exemple, ou bien sur une étoffe de laine ou sur un matelas. Dans le premier cas, cette tige glisse sans le moindre obstacle et sous le plus léger effort, tandis que dans le second elle ne glisse pas du tout, ou ne glisse du moins que difficilement. On conçoit, en outre, que cet état du plan,

sur lequel le front est obligé de descendre puisse nuire
de la même manière au mouvement de rotation ou
de pivot, etc. Tout ceci est possible, sans doute, mais
en y regardant de près, on ne tarde pas à s'apercevoir
qu'il y a bien à retrancher de ces prétendues difficultés; car 1°. l'épaisseur du rectum, comprimé par la
tête, se réduit à peu de chose; 2°. les matières qui le
remplissent sont ou peuvent être évacuées dès l'origine du travail; et 3°. ce n'est, dans tous les cas, qu'à
travers les parois de la matrice, qui ne se plissent pas,
que le front appuie sur l'organe de la défécation.

À ce sujet, je crois devoir faire remarquer une
contradiction des auteurs. D'une part, ils veulent
que la position occipito–cotyloïdienne droite soit déterminée par la présence du rectum à droite, et de
l'autre, que cette même position soit rendue moins
avantageuse que la première par les frottemens du
front sur l'intestin à gauche!

Remarques. Dans ces deux positions, le mouvement de rotation n'a pas été interprété de la même
manière par tous les auteurs. Mme. Boivin et quelques
autres ont cru pouvoir le rapporter aux contractions
des muscles qui tapissent l'excavation. Mais il est évident qu'une pareille explication ne peut pas être admise; car, 1°. cette rotation a quelquefois lieu lorsque la tête est encore au-dessus, et ne s'effectue le
plus souvent que lorsqu'elle est arrivée au-dessous des
faisceaux musculaires, à l'action desquels on l'attribue; 2°. si les muscles pyramidaux et les obturateurs
internes pouvaient, en se contractant, faire tourner
la tête sur son axe, ce serait en travers qu'ils la porteraient, et non pas d'avant en arrière. En la rappor-

tant au fœtus lui-même , à l'action de ses muscles sterno-mastoïdiens, on a émis une opinion qui mérite encore moins d'être combattue que la précédente.

Qu'est-il besoin , au surplus, d'aller chercher dans les muscles du bassin ou du cou de l'enfant la cause de ce mouvement ? L'occiput se tourne en devant, parce qu'il y trouve un vide, pendant qu'une vive résistance lui est opposée sur les côtés ; il se dévie de sa direction primitive et s'engage dans l'arcade pubienne par la même raison que le front se déjette, au détroit supérieur, sur les côtés de l'angle sacro-vertébral. La forme du bassin et les lois de la mécanique rendent parfaitement compte de cette particularité : la paroi antérieure de l'excavation, beaucoup plus courte que la postérieure, étant largement échancrée et plus ou moins évasée, il est presque impossible à l'une des parties saillantes de la tête, poussée avec force par les contractions utérines, de ne pas s'y engager, non seulement sans la coopération des contractions des plans inclinés, mais encore malgré ces contractions, si elles avaient réellement lieu.

C. *Troisième Variété.*

POSITION OCCIPITO-PUBIENNE.

(3e de Solayrès, Baudelocque, etc.), 6 sur 20,517, Mme Boivin.

739. Les anciens regardaient la position occipitopubienne comme la plus fréquente, parce qu'ils ne la distinguaient pas des deux positions antéro-latérales, et parce qu'ils n'en jugeaient guères que par ce

qu'on observe au détroit inférieur. Baudelocque l'avait admise plutôt pour régulariser son cadre, que d'après le témoignage des sens. Depuis cet auteur, MM. Gardien, Dubois, Flamant, Dewees et Desormeaux, ainsi que Mme Boivin, ont continué de la décrire en convenant qu'elle est extrêmement rare. En effet, sur un total de vingt mille cinq cent dix-sept enfans, six seulement sont venus de cette manière. MM. Maygrier, Capuron et Dugès en ont contesté la possibilité, et Mme Lachapelle affirme ne l'avoir pas observée une seule fois d'une manière certaine sur plus de trente-six mille accouchemens.

Il s'agit donc actuellement de savoir s'il convient, ou non, de la conserver dans une classification régulière. Pour décider cette question, les travaux et les recherches des modernes sont à-peu-près les seuls qu'on puisse consulter avec fruit; car Baudelocque n'ayant eu aucune objection à combattre, en la proposant, a négligé d'invoquer des faits particuliers pour en démontrer la possibilité. MM. Maygrier et Capuron objectent que le front, partie solide et arrondie, ne peut pas se maintenir au devant de l'angle sacro-vertébral lorsque la matrice se contracte pour expulser l'enfant; que deux corps ronds ou également saillans ne peuvent pas glisser l'un sur l'autre sans se détourner à droite ou à gauche; en un mot, qu'avant la fin de la grossesse, ou tout au moins dès le commencement du travail, le front du fœtus est nécessairement repoussé par le promontoire au-devant de l'une des symphyses sacro-iliaques.

740. Sans nier la valeur de ces objections, je dois faire remarquer cependant que sur le bassin revêtu

de ses parties molles, les échancrures sacro-iliaques sont effacées en grande partie par les muscles psoas et les vaisseaux iliaques ; que la saillie vertébrale est ainsi considérablement diminuée ; que l'entrée de l'excavation est alors moins large en arrière qu'en avant (72) ; que la matrice étant plutôt en rapport de direction avec l'axe du détroit supérieur qu'avec l'axe du rachis , et la tête de l'enfant habituellement fléchie sur la poitrine , le front doit correspondre à la face antérieure de la première pièce du sacrum , et non à la saillie sacro-lombaire proprement dite , dans les premiers momens de la parturition ; qu'on ne voit pas , par conséquent , qu'il soit impossible à la tête de descendre en position directe. J'ajoute avec M. Desormeaux , qu'on a raisonné comme si la forme du bassin était toujours la même , toujours régulière. Lorsque l'angle vertébral est peu marqué ou déjeté en arrière , le diamètre sacro-pubien est quelquefois plus long que de coutume , sans que la cavité pelvienne soit véritablement viciée ; alors la troisième position , loin d'être impossible , doit être la plus naturelle au contraire et la plus facile , puisque la tête , en s'engageant , cherche toujours à mettre le grand diamètre de la circonférence qui se présente en rapport avec les plus grands diamètres du bassin. Si , d'un côté , Mme. Boivin dit l'avoir vue 6 fois sur 25,517 , de l'autre , Mme Lachapelle affirme , il est vrai , ne l'avoir jamais observée. Ces assertions contradictoires prouvent au moins qu'à la Maternité de Paris les rapports de la tête n'ont pas toujours été reconnus d'une manière certaine dans le premier temps du travail. Et comment en serait-il autrement ? De l'avis de tous les praticiens , il est très-souvent impossible de dire avant la rupture des membranes , si la fontanelle occipitale est plutôt en avant qu'en arrière , à plus forte raison si elle est à droite ou à gauche plutôt qu'au milieu du détroit. Ensuite , est-il probable que Mmes. Boivin ou Lachapelle aient touché elles-mêmes ces trente-six mille femmes, avant que la tête fût engagée dans l'excavation ? En résumé, s'il est vrai que la position occipito-pubienne, dont M. Dewees cite trois exemples bien authentiques , soit rare, il ne l'est pas moins que , dans l'état actuel de la science, rien n'autorise à en nier la possibilité; et comme son mécanisme n'est pas tout-à-fait le même que celui des positions occipito-cotyloïdiennes , je crois devoir en dire quelques mots.

741. Au détroit supérieur , le diamètre occipito-mentonnier et la circonférence occipito-bregmatique se trouvent placés comme dans les deux premières positions, et répondent toujours à l'axe et au plan de cette ouverture ; mais le diamètre bi-pariétal est en travers et l'occipito-bregmatique d'avant en arrière , au lieu d'être parallèles aux diamètres obliques ; le mouvement de pivot n'est pas nécessaire et n'a pas lieu effectivement ; la direction des divers axes de la tête est la même à la fin qu'au commencement du travail ; les épaules regardant les fosses iliaques au détroit marginal , il en résulte que le mouvement de restitution est d'abord incertain , n'existe même pas à proprement parler , parce qu'il n'y a point eu de mouvement de rotation ; cependant , comme il est rare que les épaules ne se placent pas l'une en avant et l'autre en arrière avant de traverser le détroit inférieur , après

quelques instans d'indécision, l'occiput finit par se tourner à droite ou à gauche, mais sans qu'on puisse savoir d'avance de quel côté; alors le reste de l'accouchement n'a plus rien de particulier.

742. *Remarques.* On ne peut disconvenir que ces trois positions ne soient réellement que des nuances l'une de l'autre. Dans les trois cas, la tête commence par se fléchir fortement contre la poitrine et finit par s'étendre, en passant sous la symphyse des pubis; l'occiput, partie saillante qui doit toujours sortir la première, n'a jamais que deux pouces ou tout au plus deux pouces et demi à parcourir, pour arriver dans l'arcade pubienne, et c'est sur une paroi plane, convexe même et non concave, qu'il glisse pour s'échapper du bassin. Si dans la première variété tout est disposé le plus avantageusement possible, la présence du rectum, d'un côté, celle de la vessie et la saillie sacro-vertébrale, de l'autre, ne peuvent pas au fond rendre la deuxième et la troisième beaucoup plus difficiles ou plus dangereuses.

2°. Position occipito-postérieure.

(320 sur 35,895 , Mme Lachapelle ; 263 sur 20,517 , Mme Boivin.)

743. Beaucoup moins fréquente que la position occipito-antérieure, la position occipito-sacrée est aussi beaucoup moins facile et moins naturelle. Pour sortir le premier, l'occiput est obligé de parcourir toute l'étendue de la face antérieure du sacrum, du coccyx et du périnée, c'est-à-dire, une surface longue de sept à huit pouces, tandis que dans l'autre il arrive au dehors après deux pouces de trajet. La pa-

roi postérieure du bassin est profondément excavée, tandis que son demi-cercle antérieur est plutôt convexe que concave ; le sommet de la tête tombe presque à angle droit sur chaque point de cette paroi, et l'occiput rencontre à chaque effort une résistance nouvelle, qui n'existait pas lorsqu'il était tourné en avant. Le sommet ne peut pas se présenter à la vulve, sans que la poitrine ne soit en grande partie descendue dans l'excavation ; de telle sorte que ce n'est plus simplement le diamètre occipito-bregmatique, mais bien une ligne tirée de la fontanelle antérieure à la partie postérieure du thorax, qui se trouve en rapport avec le diamètre antéro-postérieur de la partie inférieure du bassin. Alors la colonne vertébrale est trop fortement courbée, pour ne pas perdre une très-grande partie du mouvement qu'elle a reçu de la matrice avant d'arriver à la tête. C'est la tête et le tronc tout ensemble, et non plus la tête seulement, qui traversent l'excavation et le détroit inférieur ; enfin, le front est habituellement trop large pour remplir exactement le sommet de l'arcade des pubis, et le diamètre coccy-pubien peut perdre ainsi jusqu'à un demi-pouce de son étendue.

744. Les causes qui déterminent la position postérieure sont peu connues ; il vaut mieux avouer franchement qu'on les ignore, que de les rapporter vaguement à telle ou telle forme du bassin, à la direction, aux dimensions disproportionnées de l'utérus, à certaines habitudes de la femme, à des mouvemens insolites du fœtus, etc. Ce que l'on peut affirmer seulement, c'est qu'il est assez commun de la rencontrer plusieurs fois de suite chez la même

personne. C'est une question, au reste, qui exige des recherches faites avec soin, avant de pouvoir être décidée. Bien que les trois variétés principales de cette espèce ne diffèrent les unes des autres que par des nuances très-légères, je crois, cependant, mais uniquement pour ne pas m'éloigner trop des opinions généralement adoptées, devoir en exposer succinctement le mécanisme séparé.

A. *Première Variété.*

FRONTO-COTYLOÏDIENNE GAUCHE.

(4ᵉ position, Baudelocque, Gardien, Dubois, Desormeaux, Lebreton, Flamant. Mᵐᵉ Boivin; 3ᵉ, Maygrier, Capuron, Dugès, Mᵐᵉ Lachapelle; 109 sur 20,517, Mᵐᵉ Boivin; 164 sur 22,243, Mᵐᵉ Lachapelle.

745. La position fronto-cotyloïdienne gauche est la plus ordinaire des trois variétés postérieures. Dans son espèce, elle réunit toutes les conditions avantageuses possibles, et l'emporte sous ce rapport sur toutes les autres. Le fœtus ayant le dos tourné en arrière et à droite, l'abdomen en avant et à gauche, le côté gauche en avant et à droite, et le côté droit en arrière et à gauche de la matrice, s'engage au détroit supérieur, de telle sorte que les diamètres occipito-mentonnier, bi-pariétal, occipito-bregmatique et la circonférence de ce dernier, se trouvent en rapport de direction avec les diamètres obliques, le plan et l'axe de l'ouverture pelvienne, comme dans la première position antérieure. Il y a cette différence que l'extrémité frontale de l'axe occipito-bregmatique a pris la place de l'extrémité sous-occipitale, que

l'extrémité gauche du diamètre bi-pariétal a pris celle de son extrémité droite, que la fontanelle antérieure glisse derrière l'éminence ilio-pectinée au lieu de descendre sur le devant de la symphyse sacro-iliaque, et que la fontanelle postérieure, au lieu d'être légèrement inclinée en avant et à gauche, est, au contraire, plus ou moins rejetée en arrière et à droite, ce qui ne dérange en aucune manière, comme on voit, les rapports proportionnels de la tête et du bassin, et prouve que jusques-là les positions postérieures n'ont aucun désavantage sur les positions antérieures.

746. Après la dilatation du col et la rupture des membranes, lorsque la circonférence occipito-bregmatique a franchi le détroit, la tête rencontrant en arrière une concavité profonde, est rapidement poussée jusqu'en bas de l'excavation, et le travail paraît marcher plus rapidement d'abord que dans la position diamétralement opposée; mais, à dater de ce moment, les difficultés mentionnées plus haut deviennent de plus en plus évidentes. Au lieu d'être peu-à-peu remplacée par l'extension, comme dans les positions antérieures, la flexion augmente encore à chaque douleur; en même temps que le front est arrêté derrière les pubis, et que l'occiput arc-boute contre le devant du sacrum, du coccyx et du périnée, qui lui résistent pour le forcer à basculer en avant, la poitrine s'engage dans l'excavation, glisse en quelque sorte derrière la face, s'oppose au renversement du menton vers le centre du bassin, et fait que l'axe occipito-mentonnier ne se met que très-difficilement en rapport avec la ligne centrale du détroit périnéal, et surtout avec l'axe de la vulve. La

colonne vertébrale trop fortement courbée, perd une partie de l'effort que l'utérus lui avait transmis; n'appuyant sur la tête que sous un angle de moins en moins ouvert, elle ne peut plus le pousser avec la même énergie, quand même elle y arriverait avec la même somme de mouvement.

Le mouvement de pivot s'opère néanmoins, et le front ou le *bregma*, glissant sur le plan incliné antérieur gauche, vient de gauche à droite, et d'arrière en avant, se placer dans l'arcade pubienne, pendant que le sommet ou l'occiput roulant sur le plan incliné postérieur droit, se porte, d'avant en arrière et de droite à gauche, dans la concavité du sacrum; mais cette rotation se fait avec quelque difficulté, parce que le front est trop large pour s'adapter exactement au sommet de l'échancrure sous-pubienne; parce qu'au dessous du détroit supérieur les régions latérales de la moitié postérieure du bassin, en grande partie formées par des parties molles, ne repoussent pas l'occiput avec assez d'efficacité vers la ligne médiane; parce qu'enfin ce sont les extrémités et la circonférence du diamètre occipito-frontal qui roulent en sens inverse sur les plans de l'excavation, et non plus celles du diamètre occipito-bregmatique, comme dans la position occipito-antérieure.

747. Malgré tant de conditions désavantageuses, l'occiput descend, cependant, en appuyant avec force sur le sacrum, le coccyx et le périnée, et le fœtus franchit enfin le détroit. Alors c'est sur la commissure postérieure de la vulve, et non plus sur le bord inférieur de la symphyse des pubis, qu'appuie, que roule ou se renverse de haut en bas et d'avant en

arrière, le diamètre occipito-bregmatique ; en sorte qu'on voit successivement paraître la fontanelle postérieure, la suture sagittale, la fontanelle antérieure, les bosses pariétales, les bosses frontales et les diverses parties de la face, au-devant du périnée. Aussitôt que le menton s'est dégagé du sommet de l'arcade pubienne, le mouvement de restitution s'effectue ; la face s'incline vers l'aine gauche, et l'occiput vers la rainure sous-ischiatique droite de la femme ; l'épaule gauche se porte en avant sous la symphyse ; l'épaule droite gagne la face concave du sacrum ; la tête, entraînée par le mouvement du tronc, se place tout-à-fait en travers ; et le reste de l'accouchement ne diffère plus de ce qui a lieu dans la position occipito-cotyloïdienne droite.

B. *Deuxième Variété.*

FRONTO-COTYLOÏDIENNE DROITE.

(5ᵉ position, Baudelocque, Gardien, Dubois, Desormeaux, Mᵐᵉ Boivin, etc. ; 4ᵉ, Maygrier, Capuron, Dugès, Mᵐᵉ. Lachapelle, etc. ; 92 sur 20,517, Mᵐᵉ. Boivin ; 66 sur 22,243, Mᵐᵉ Lachapelle.)

748. Un peu plus rare que la précédente, la position fronto-cotyloïdienne droite est cependant plus commune, relativement à la position fronto-cotyloïdienne du côté opposé, que l'occipito-cotyloïdienne droite, eu égard à la position occipito-cotyloïdienne gauche. Cette particularité vient à l'appui de l'opinion que j'ai émise en exposant les causes de la première position du sommet : on conçoit, en effet, qu'une fois placé en arrière au détroit supérieur, l'occiput puisse descendre presque indifféremment à droite ou

à gauche de la ligne médiane, tandis qu'étant tourné
en avant, il doit être le plus souvent repoussé vers le
côté gauche.

Dans cette position, le plan postérieur du fœtus
est dirigé à gauche et en arrière, l'épaule droite
à gauche et en avant; le diamètre bi-pariétal représente le diamètre antéro-oblique gauche; l'occipito-bregmatique est parallèle au diamètre antéro-
oblique droit; la petite circonférence et le diamètre
occipito-mentonnier sont toujours en rapport avec le
plan et l'axe du détroit. La tête, engagée dans l'excavation, exécute un demi-quart de cercle sur son
axe vertical. L'occiput, glissant sur le plan incliné
postérieur gauche, va se loger dans la courbure du
sacrum; le bregma, roulant sur le plan incliné antérieur droit, se porte sous la symphyse.

En sortant de la vulve, lorsque le mouvement de
restitution s'opère, c'est vers la face interne de la
cuisse gauche que l'occiput se tourne peu-à-peu, et
non plus à droite, comme dans la quatrième position.
Pour le reste, l'accouchement se termine comme dans
cette dernière, si ce n'est que le plan antérieur du
fœtus finit par regarder à droite, et le côté droit directement en avant, tandis que, dans l'autre variété,
on observe justement l'inverse. En outre, on la dit
aussi un peu plus difficile, à cause de la présence du
rectum, qui doit gêner la marche de l'occiput.

749. M. Nægèle soutient que la quatrième position
du sommet est beaucoup plus commune que la seconde, et que, si les accoucheurs français ne s'en
sont pas aperçus, c'est qu'entraînés par l'autorité de
Baudelocque, ils n'ont pas vu que la première de ces

deux positions se transforme ordinairement en position occipito-cotyloïdienne droite, aussitôt que la tête a franchi le détroit supérieur. Ces assertions du professeur allemand doivent être prises en considération; non pas qu'elles soient parfaitement exactes, car, quand même les observations si nombreuses, recueillies à la Maternité de Paris, ne pourraient pas être invoquées comme preuve du contraire; la forme du bassin et la pesanteur spécifique du fœtus seules s'opposeraient à ce qu'on admît une pareille opinion, avant que des faits très-multipliés n'en eussent irrévocablement démontré la justesse; mais bien parce qu'il me paraît certain que, dans les deux premières variétés de la position postérieure, l'occiput, arrivé au fond du bassin, se porte en effet quelquefois vers la cavité cotyloïde, au lieu de se diriger du côté de la ligne médiane postérieure. J'ai déjà observé et fait remarquer à beaucoup d'élèves la réalité de ce phénomène, de manière à ne pas pouvoir en douter. En franchissant le cercle pelvien, la tête s'incline peu-à-peu de côté, et se place tout-à-fait en travers, peu de temps après être descendue dans l'excavation. Le mouvement de pivot continue sous l'influence des contractions utérines; si c'est la quatrième position, la fontanelle postérieure gagne graduellement l'arcade pubienne, en roulant d'arrière en avant et de droite à gauche, sur le plan incliné antérieur droit, et de gauche à droite, au contraire, pour la cinquième, etc.

750. J'ignore à quelles causes on peut raisonnablement attribuer de semblables anomalies; les femmes qui les ont offertes ne m'ont rien présenté de particulier dans leur conformation; le travail

a marché régulièrement, et le volume des enfans n'avait non plus rien d'insolite; j'ai seulement cru remarquer que, dès l'origine de la parturition, les diamètres antéro-postérieurs de la tête étaient déjà beaucoup plus rapprochés du diamètre bis-iliaque que de la ligne sacro-pubienne du détroit, et que les pubis, légèrement déprimés supérieurement, semblaient favoriser la rotation antérieure par l'évasement de leur arcade et l'écartement des cavités cotyloïdes.

751. La connaissance de ces transformations ne doit pas être oubliée dans la pratique : d'abord, parce qu'étant avantageuses, il sera quelquefois permis de les favoriser, de les déterminer même, si tant est que la chose soit possible; ensuite, parce qu'elles donnent l'explication très-naturelle de méprises qu'on avait été forcé, jusqu'ici, de rejeter sur l'ignorance de ceux qui les avaient commises. Par exemple, il arrive assez souvent que deux accoucheurs, successivement appelés près de la même femme, l'un dans le commencement, l'autre à la fin du travail, annoncent chacun une position différente; que l'un indique la position occipito-antérieure, l'autre la position opposée, et qu'en voyant sortir la tête, l'un des deux reste convaincu qu'il s'était réellement trompé. Cependant il est possible qu'ils aient raison tous les deux, car la quatrième ou la cinquième position pouvait avoir réellement existé, quoique l'accouchement se termine en deuxième ou en première. On aurait tort, d'ailleurs, de trop généraliser cette remarque, et d'en faire l'application à tous les cas où la sortie du fœtus vient démentir le diagnostic établi par la personne dont la

femme a reçu les premiers soins : ce serait une ressource trop commode pour masquer des méprises
réelles, et dont l'ineptie et le peu de savoir ne manqueraient pas de tirer partie aux dépens de la vérité.

C. Troisième Variété.

FRONTO-PUBIENNE.

(6° position, Beaudelocque , MM. Gardien , Dubois , Desormeaux ,
Mme Boivin ; occipito-sacrée, MM. Flamant, Lebreton ; n'est pas
admise par MM. Maygrier, Capuron , Mme Lachapelle, M. Dugès.)

752. Toutes les raisons apportées par les auteurs
contre la possibilité de la troisième position de Baudelocque sont également applicables à la sixième. Si
le front ne peut pas appuyer sur l'angle vertébral, l'occiput, beaucoup moins large , ne pourra pas, à plus
forte raison, s'y maintenir sans se dévier à droite ou
à gauche. Mais l'impossibilité de la position occipito-pubienne n'étant rien moins que démontrée, il
doit en être de même pour la position diamétralement
opposée. On n'a point assez tenu compte du peu de
saillie que fait quelquefois le promontoire chez la
femme vivante , et c'est une erreur manifeste que de
raisonner comme si la tête n'était pas déjà fléchie sur
la poitrine avant le commencement du travail, comme
si c'était le diamètre occipito-frontal , et non pas le
diamètre occipito-bregmatique, qui se trouve , dès le
principe, en rapport avec le diamètre antéro-postérieur du détroit.

753. S'il est vrai, comme le toucher l'apprend dans
nos amphithéâtres , que la partie la plus saillante de
la tête soit facile à sentir dans le centre du bassin,

bien au-dessous de son ouverture abdominale, chez
un assez grand nombre de femmes, long-temps avant
le temps de l'accouchement, je ne vois pas en quoi
l'angle sacro-vertébral peut être un obstacle insurmontable à la sixième position. Elle doit donc être
admise, au moins comme nuance possible, si ce n'est
comme une variété réelle.

754. Son mécanisme, d'ailleurs, s'éloigne à peine
de celui des deux variétés obliques; le plan postérieur du fœtus et l'occiput étant tournés directement
en arrière dès l'origine, la tête n'a pas besoin d'exécuter son mouvement de pivot dans l'excavation pour
s'engager au détroit inférieur; les épaules traversant
le détroit supérieur, parallèlement au diamètre bis-
iliaque, il n'y a pas plus de mouvement de restitution au-dehors, que de rotation au-dedans du bassin,
et, si la face finit par se tourner vers une cuisse et
l'occiput vers l'autre, c'est que le tronc, qui roule
sur son axe vertical pour placer les épaules d'avant en
arrière, entraîne nécessairement le diamètre bi-pariétal dans la même direction.

Elle n'est moins favorable que les positions obliques
correspondantes, qu'en ce qu'elle expose davantage
le front et la face à se renverser en bas, et les grands
diamètres de la tête à se mettre en rapport avec les
plus petits du bassin. En attribuant les difficultés qu'elle
présente au frottement de la face derrière les pubis,
les accoucheurs des siècles passés n'avaient pas ré-
fléchi sans doute à l'état de flexion où se trouve la
tête; car il leur eût été facile de voir que c'est l'extrémité antérieure du diamètre occipito-bregmatique,
et non pas celle du diamètre occipito-frontal, qui doit

appuyer contre la partie postérieure de l'articulation pubienne.

755. *Remarques.* Outre ces six variétés, il en existerait une foule d'intermédiaires, s'il fallait que, dans chacune d'elles, l'occiput correspondît exactement aux points indiqués du cercle pelvien : en effet, s'il en est qu'on puisse mettre en rapport avec les extrémités des quatre diamètres principaux du détroit, on ne voit pas pourquoi huit autres ne viendraient pas se placer dans l'intervalle des premières ; et, ce nombre une fois convenu, il n'y a pas de raison de ne pas y en ajouter encore seize, et ainsi de suite à l'infini. Mais c'est déjà bien assez de faire une position particulière de tous les cas dans lesquels l'occiput regarde un point quelconque du quart de cercle antérieur gauche, une autre semblable pour le quart de cercle antérieur droit, une troisième et une quatrième pour la moitié postérieure du bassin, puisque ces variétés, plus différentes en apparence qu'en réalité, ne doivent être considérées, en dernière analyse, que comme des nuances qui se réduisent constamment en position occipito-antérieure ou occipito-postérieure, avant la terminaison de l'accouchement ; en sorte qu'au fond les quatre positions diagonales du détroit supérieur, réduites aux deux positions antéro-postérieures du détroit inférieur, renferment, en définitive, toutes celles qu'il importe réellement d'étudier ; sans qu'on puisse nier pour cela l'existence des positions antérieures et transversales directes, établies par Baudelocque, M. Flamant et Mme Lachapelle.

756. Si j'ai traité en particulier des positions occipito-pubienne et sacrée plutôt que des positions occi-

pito-iliaques, c'est que leur mécanisme offre quelques particularités qu'il est bon de ne pas ignorer, et que la doctrine de Baudelocque étant très-répandue, il ne serait peut-être pas sans inconvénient de taire des positions, rares à la vérité, mais qui s'observent, admises par cet auteur, pour les remplacer par d'autres, également rares, et qui, de plus, se confondent bientôt avec l'une ou l'autre des positions obliques.

757. Quand Mme Lachapelle dit que les positions occipito-iliaques sont plus fréquentes que les positions fronto-cotyloïdiennes, quelqu'idée préconçue lui en impose assurément. Avant que la tête ne soit arrivée dans l'excavation, il est souvent difficile de dire si l'occiput regarde justement l'une des extrémités du diamètre transversal plutôt que quelques lignes en avant ou en arrière; de savoir s'il est situé de manière à constituer une position transversale plutôt qu'une position oblique très-inclinée; en outre, puisque, de l'aveu même de l'auteur, la tête ne reste que très-peu de temps ainsi dirigée vers les fosses iliaques, l'occiput ou le front ne tardent pas à se dévier en devant pour gagner l'arcade pubienne, et la position occipito-iliaque gauche est plus fréquente que celle du côté opposé; il est évident que les positions transversales rentrent en entier dans les positions obliques correspondantes, et qu'elles ne méritent pas de description spéciale.

758. *Anomalies.* Dans quelques positions du vertex les mouvemens de la tête semblent se soustraire à la marche ordinaire de l'accouchement; par exemple, il peut arriver, et il arrive en effet assez souvent, qu'après avoir traversé obliquement le détroit supé-

rieur, elle se place en travers dans l'excavation, où elle reste plus ou moins long-temps avant d'exécuter son mouvement de pivot; d'autres fois ce mouvement ne s'effectue pas du tout, ou ne s'effectue qu'incomplètement; alors la tête franchit diagonalement le détroit inférieur comme le détroit abdominal, ou s'en échappe même tout-à-fait en travers en mettant le diamètre occipito-bregmatique en rapport avec le diamètre bi-sciatique. Dans quelques autres cas, l'occiput, sortant de la vulve, se tourne dans un sens entièrement opposé à celui qu'il devrait suivre, si le mouvement de restitution était régulier; c'est ainsi que Solayrès, Baudelocque, etc., ont vu, que j'ai vu moi-même, dans la position occipito-cotyloïdienne gauche, la face se porter vers la cuisse gauche, comme dans la seconde position, et réciproquement; en sorte que le fœtus fait, depuis le commencement jusqu'à la fin du travail, environ un demi-tour de spirale, d'arrière en avant, et de gauche à droite, ou de droite à gauche, selon la position. Baudelocque s'est trompé en attribuant cette irrégularité au peu de volume de l'enfant, ou bien à l'excès d'amplitude du bassin; je l'ai observée chez des femmes dont l'accouchement avait été fort lent, et dont le bassin n'avait pas plus de capacité qu'il n'en faut pour le passage du fœtus. Dépendrait-elle de quelques dispositions spéciales du détroit inférieur ou de l'excavation, de quelque anomalie dans les contractions utérines, ou plutôt de l'impulsion communiquée d'abord au fœtus, impulsion qui, après avoir produit le mouvement de rotation ordinaire, serait assez forte pour faire parcourir un demi-cercle tout entier à la tête et aux épaules? L'état actuel de la science tokologique ne permet pas de répondre encore à cette question.

§ II. Présentation de la face.

(4 sur 1800, Merriman ; 5 sur 1897, Bland ; 74 sur 20,517, Mᵐᵉ Boivin ; 103 sur 22,243, Mᵐᵉ Lachapelle : 58 sur 6,555, Boer.)

759. Jusqu'à ces derniers temps il n'était venu à l'idée de personne d'abandonner l'accouchement aux seules ressources de la femme, lorsque l'enfant se présente par la face aux détroits du bassin ; on trouve bien dans Mauriceau, de La Motte, Smellie, des exemples de terminaisons spontanées d'accouchement par la face ; P. Portal et Deleurye ont bien avancé que ces positions sont généralement peu dangereuses ; Rœderer et Petit accordent même que quelques-unes d'entre elles peuvent se terminer sans secours ; mais Baudelocque et Stein ayant professé que leur terminaison spontanée n'est possible que dans les cas où le fœtus est très-petit, ou le bassin très-grand, il en est résulté que MM. Maygrier, Gardien, Capuron, etc., ont continué de les ranger parmi les accouchemens contre nature.

760. Les choses en étaient là, lorsque Mᵐᵉ Lachapelle posa en principe que cette sorte d'accouchement est presqu'aussi facile, aussi naturelle, que celui qui se fait par le sommet, et affirma que sur soixante-douze cas de ce genre, quarante-deux s'étaient terminés sans danger, ni pour la mère, ni pour l'enfant. M. Desormeaux s'est rangé à l'opinion de la sage-femme en chef de la Maternité, et les mêmes idées se trouvent dans l'ouvrage de Boër, qui, après

avoir dit que l'accouchement par la face est fort simple et fort naturel, en décrit ainsi le mécanisme : *Caput fœtûs, ex quo supra in margine pubis hæret, per illam ita transmovetur, ut frons sensim in incurvaturam ossis sacri vergat. Utque facies aperturæ infra appropinquat, mentum propemodo adnititur sub pube, simul atque frons cum vertice supra perinæum obliquè protruditur. En facialis omnis partûs exordium, progressus ac finis !*

M. Chevreul s'exprime à-peu-près de la même manière : *Depuis 1792, je puis compter dix-huit accouchemens, dit-il, tant dans ma pratique particulière qu'à l'hospice de la Maternité d'Angers, où les enfans présentaient la face, et qui se sont terminés naturellement. Tous ces enfans étaient d'une grosseur ordinaire : quinze sont nés vivans; trois étaient morts, mais paraissaient l'être avant le travail.*

Cependant un professeur distingué, M. Capuron, s'est élevé tout récemment avec force contre cette doctrine, en s'efforçant de démontrer, par des principes de géométrie, que l'accouchement par la face, d'après le mécanisme qu'indique Boer, est généralement impossible, si l'art ne vient au secours de la femme. Mais il n'y a pas de géométrie qui tienne; lorsque des faits nombreux existent, ils sont évidemment possibles. J'ai moi-même observé sept fois l'accouchement par la face; les enfans sont venus vivans et forts; j'ai laissé faire la nature, et le travail ne m'a point offert de difficultés particulières.

Ce genre d'accouchement est donc non-seulement possible, mais encore le plus souvent très-facile. Si M. Capuron et tant d'autres ont prétendu le contraire, c'est qu'ils n'en ont pas parfaitement compris le mécanisme, ont été trompés par l'idée qu'alors la poitrine devait nécessairement traverser les détroits en même temps que la tête, ce qui est tout-à-fait inexact. Au détroit supérieur, quand la face se présente, le menton vers les pubis et le front du côté du sacrum, il est clair que le diamètre fronto-mentonnier, qui n'a que trois pouces, ou trois pouces et demi si on le prolonge jusqu'à la fontanelle antérieure, mesure le diamètre sacro-pubien, qui a quatre pouces, et qu'il tient la place qu'occupe l'un des diamètres de la circonférence occipito-bregmatique dans les positions du sommet. Jusque-là aucun désavantage pour la face. Plus tard, lorsque la tête descend, le menton arrive au-dessous des pubis avant que l'occiput ne soit dans l'excavation, et la poitrine est encore au détroit supérieur au moment où la face s'engage dans le cercle pelvien inférieur; ensuite le devant du cou, arrêté par le bord inférieur de la symphyse, force la colonne vertébrale à réagir sur la portion postérieure de la tête, qu'elle pousse, d'arrière en avant, pour l'obliger à franchir la vulve, en présentant à cette ouverture une série de cercles dont le diamètre vertical mesure la corde principale. Les lois de la mécanique s'accordent donc avec l'observation pour placer l'accouchement par la face au nombre des accouchemens spontanés.

761. Selon Deventer, les causes de cet accouchement doivent être recherchées dans les obliquités de l'utérus, qui, lors des premiers efforts, fait arc-bouter le haut de l'occiput contre un des points du détroit, et force ainsi la face à s'abaisser la première.

D'après M. Gardien, c'est dans l'inclinaison ou l'obliquité du fœtus lui-même, bien plus que dans celle de l'organe qui le renferme. Mme Lachapelle, qui rejette ces deux hypothèses, parce qu'elle a vu la face à l'ouverture pelvienne chez deux femmes mortes avant l'accouchement, l'attribue à ce que l'obliquité utérine antérieure étant très-commune, la pesanteur de l'occiput doit empêcher le menton de rester appliqué contre le sternum et mettre le diamètre mento-bregmatique en rapport avec le diamètre sacro-pubien, avant le commencement du travail. Pour moi, il me semble que toutes ces opinions sont, en partie, fondées, mais qu'aucune d'elles ne suffit pour expliquer tous les faits, et qu'assez souvent il est impossible de dire pourquoi la face se présente plutôt que l'occiput.

762. Les positions de la face n'étant au fond que des positions renversées du vertex, il est évident qu'on peut en admettre le même nombre d'espèces et de variétés. Cependant les auteurs n'en ont généralement décrit que quatre ; encore ne se sont-ils que rarement accordés sur la manière de les placer. Les uns les font correspondre aux quatre positions obliques du sommet ; d'autres, avec Smellie, Stein, Baudelocque, MM. Gardien, Desormeaux, les disposent transversalement et d'avant en arrière, admettent une position *mento-iliaque droite* et une position *mento-iliaque gauche*, une position *mento-pubienne* et une position *mento sacrée*.

Peut-être y a-t-il quelque avantage, pour l'étude, à suivre cette dernière classification ; mais il importe, pour la pratique, de savoir 1°. que les positions antéro-postérieures sont rares, tellement que Mme Lachapelle ne les a pas observées une seule fois, bien que Rœderer, Deleurye, Stein, etc., les aient admises comme très-communes et comme les plus faciles; 2°. que, si elles ont lieu quelquefois dans le principe, comme j'en ai rencontré un exemple, elles se transforment promptement en position latérale; 3°. que la position mento-sacrale, que Stein donne comme la plus heureuse, et dont Smellie rapporte une observation, est tout-à-fait impossible sans cette transformation; et 4°. que, dans les positions iliaques, le diamètre fronto-mentonnier est plus souvent dirigé un peu obliquement que transversalement.

763. Il faut encore savoir que la face ne se présente pas toujours en plein; qu'assez fréquemment le front s'abaisse plus que le menton; que d'autres fois c'est le contraire; que, dans quelques cas aussi, elle descend par l'une ou l'autre joue, etc., et que ce sont ces anomalies qui constituent les variétés indiquées par Mme Lachapelle; lesquelles peuvent être primitives, c'est-à-dire exister dès le commencement du travail, ou secondaires, c'est-à-dire ne se manifester qu'après les premiers efforts et même qu'à une époque fort avancée de la parturition; qu'on devra regarder ce dernier cas comme possible, par exemple, dans les positions du vertex l'occiput étant tourné en arrière, quand le bassin est très-large ou lorsque le sacrum est trop concave.

A. Position mento-iliaque droite.

(3°. Baudelocque, M. Gardien, Mme Boivin; 58 sur 22,243, Mme Lachapelle.)

764. Dans la position mento-iliaque droite, qui est
évidemment une déviation de la première ou de la
cinquième du sommet, qui doit être, par conséquent,
et qui est, en effet, la plus ordinaire (41 contre 31;
58 contre 45), la face arrive transversalement dans
l'excavation; mais comme la longueur du cou ne permettrait pas au menton de se porter jusqu'au niveau
de la tubérosité de l'ischion, sans entraîner le haut
du thorax au-dessous du détroit supérieur, sans renverser avec force l'occiput en arrière sur la poitrine,
sans mettre toute la longueur du diamètre vertical de
la tête, prolongé jusqu'à la face antérieure de la poignée du sternum, à la place du diamètre fronto-mentonnier, un mouvement de rotation ne tarde pas à
changer les rapports de toutes ces parties : le menton
et le devant du cou glissent d'arrière en avant sur
le plan incliné antérieur droit, et viennent se placer
dans le sommet de l'arcade des pubis, pendant que le
bregma roule en sens inverse sur le plan incliné postérieur gauche, et va gagner la face antérieure du
sacrum. Alors le front, suivi par la suture sagittale et
l'occiput, parcourt peu à peu le plan que lui offre la
face antérieure du coccyx et du périnée, au-devant
duquel toutes ces parties se dégagent successivement. En sortant de la vulve, le menton se relève,
par degrés, vers le mont de Vénus, la région hyoï-
dienne, ou l'extrémité inférieure du diamètre ver-

tical forme réellement le centre du demi-cercle que trace la tête en franchissant le détroit, et le reste de l'accouchement se termine comme dans les positions correspondantes du vertex.

B. Position mento-iliaque gauche.

(4°. Baudelocque, M. Gardien, Mmes Boivin et Lachapelle, etc. : 31 : 41. 45 : 58.)

765. Lorsque le menton regarde la fosse iliaque gauche, la position de la face est en rapport avec la deuxième ou la quatrième du sommet. Un peu moins fréquente que la précédente, elle n'en diffère, dans son mécanisme, qu'en ce que le menton tourne sur le plan incliné antérieur-gauche et le bregma sur le plan postérieur droit, pour se placer d'avant en arrière et franchir le cercle périnéal; en ce que le mouvement de rotation doit être un peu plus facile, s'il est vrai, comme on le prétend, que la présence du rectum puisse gêner celui des positions occipito et fronto-cotyloïdiennes droites du sommet.

On dit avoir vu, mais très-rarement, la tête ne point exécuter ce mouvement de pivot, s'échapper de la vulve diagonalement et même transversalement; mais il ne me paraît pas certain que, dans ces cas, les observateurs n'aient point été trompés par un commencement de mouvement de restitution.

C. Position mento-sacrée.

(1re, Baudelocque.)

766. La troisième position est extrêmement rare, 1°. parce que la position occipito-pubienne, qui doit

lui donner naissance, est loin d'être elle-même très-commune ; 2°. parce que, s'il est vrai qu'elle existe quelquefois ou même assez souvent dès les premiers instans du travail, les contractions de l'utérus la transforment bientôt en position diagonale ou transversale ; 3°. parce que, si elle se maintenait plus long-temps, le menton, trop aigu pour ne pas arc-bouter contre l'angle sacro-vertébral, forcerait l'occiput à s'abaisser, à basculer vers le centre du bassin, à se placer enfin en troisième position du vertex ; 4°. parce qu'il est évidemment impossible que le menton, qui doit toujours paraître le premier à la vulve, descende dans cet état jusqu'au bord antérieur du périnée, à moins, comme le remarque M. Desormeaux, que le fœtus ne soit un avorton, car alors la poitrine serait tout entière dans le bassin en même temps que la tête, et Stein aurait de justes motifs pour soutenir, avec les anciens, que les accouchemens par la face ne peuvent pas être abandonnés sans danger aux seules ressources de la nature.

Au demeurant, toutes les positions de la face se réduisent à une seule espèce fondamentale, espèce qui renferme deux ou trois ou cinq variétés (mento-iliaques, droite et gauche, mento-pubienne, et deux diagonales si l'on veut), lesquelles ont toutes pour résultat définitif de ramener le menton sous la symphyse des pubis, afin de permettre à la tête de traverser le détroit inférieur, sans obliger la poitrine et les épaules à descendre préalablement dans le bas de l'excavation.

767. *Remarques.* On rencontre encore, dans la pratique, des positions qui n'appartiennent ni à celles

de l'occiput, ni à celles de la face proprement dite. La tête descend quelquefois à demi renversée ; de sorte que ce n'est ni le diamètre occipito-bregmatique, ni le diamètre fronto-mentonnier, mais bien le diamètre occipito-frontal et sa circonférence, ou même, dans quelques cas rares, le diamètre occipito-mentonnier, qui correspondent aux diamètres des détroits ; tantôt, au contraire, la tête, trop fortement fléchie, fait qu'une partie de la nuque se présente en même temps que l'occiput. Assez souvent aussi, c'est l'un des pariétaux, l'oreille, la tempe, plus ou moins rapprochés du plan horizontal du bassin, qui s'engagent les premiers. Enfin, il y a, sous ce rapport, une infinité de nuances dont je n'ai pas cru devoir parler plus au long, parce qu'il suffit de les indiquer pour faire voir qu'elles se rattachent toutes à l'une des positions franches du vertex ou de la face, ou parce qu'elles deviennent le plus souvent des causes de dystocie.

Section II.

De l'Eutocie non naturelle. (Présentations du Pelvis.)

(611 sur 20,517, Mme Boivin ; 1,390 sur 37,895, Mme Lachapelle ; 65 sur 1,800, Merriman ; 54 sur 1,897, Bland ; 194 sur 6,555, Boer ; 61 sur 1,296, Nœgele.)

768. L'extrémité pelvienne de l'ovoïde fœtal comprend les pieds, les genoux et le siége ; quand elle se présente la première aux détroits du bassin, l'accouchement peut le plus souvent se faire seul, ainsi que l'ont observé les accoucheurs de tous les temps ; mais

cela n'autorise pas à dire avec les modernes que ces présentations sont naturelles. Sans prétendre, avec les anciens, que l'accouchement par les pieds est toujours dangereux, qu'on doit tout faire pour ramener la tête au détroit, plutôt que de laisser sortir les pieds les premiers; sans invoquer avec Avicenne les exemples d'Agrippa, de Néron, de Richard d'Angleterre, etc., pour prouver que les enfans ainsi nés deviennent nécessairement des tyrans, des criminels, ou des malheureux disgraciés de la nature, je pense qu'on sera forcé de convenir au moins, avec Celse, Moschion, Paré, de Saint-Germain, etc., que cet accouchement est moins favorable que celui qui se fait par l'autre extrémité du diamètre occipito-coccygien. Ce serait surtout une doctrine fort erronée et en même temps fort dangereuse, de soutenir avec Rhodion, Dionis, A. Petit et Bounder, que la parturition est plus facile par les pieds que par la tête.

769. De l'aveu de tous les accoucheurs, l'enfant vient bien plus souvent mort né, dans l'accouchement par le pelvis que dans l'accouchement par le sommet. A la Maternité de Paris, sur huit cent quatre enfans expulsés de cette manière, cinq cent quatre-vingt-un seulement sont nés bien portans; tandis que sur un total de vingt mille six cent quatre-vingt-dix-huit positions du vertex, il n'y a eu que six cent soixante-huit mort-nés.

770. Après la rupture des membranes, l'extrémité pelvienne du fœtus n'offre jamais la même régularité, la même résistance, la même forme arrondie que la tête aux ouvertures du bassin; elle agit par conséquent avec beaucoup moins d'avantage sur le col pour en

terminer la dilatation. Quand la tête se présente, les contractions utérines agissent sur elle par l'intermède de la colonne vertébrale, comme sur un corps solide; l'extrémité pelvienne, molle, souple, flexible, cède au contraire, s'écrase en quelque sorte sur elle-même. C'est la partie la plus volumineuse et la mieux disposée pour supporter toute espèce de pression, qui s'échappe la première dans les positions du sommet. Dans les positions de l'extrémité pelvienne, au contraire, c'est la pointe du cône qui s'avance d'abord, et de telle sorte que le fœtus descend avec d'autant plus de lenteur que le travail est plus avancé. Dans le premier cas, le reste de l'enfant sort immédiatement après la tête, et la poitrine, non plus que l'abdomen, n'ont à redouter aucune compression fâcheuse ; dans le second, le ventre et le thorax, obligés de vaincre la résistance du col, ne supportent que rarement cette compression au-delà de quelques momens sans les plus graves dangers; le foie et les autres viscères abdominaux doivent réagir sur les gros vaisseaux; la circulation du cordon, pressé contre la poitrine, et les mouvemens du cœur, ne peuvent manquer d'être fortement gênés, sinon tout-à-fait suspendus. Dans l'accouchement par la tête, le rachis représente une longue branche de levier sur laquelle la matrice s'applique avec force jusqu'à la fin du travail; dans les présentations de l'extrémité pelvienne, la tête n'a pas encore traversé le détroit supérieur qu'elle est déjà en grande partie soustraite aux contractions de l'utérus; c'est à l'instant où la matrice a besoin de toutes ses forces qu'elle perd tous ses avantages. Enfin, la pression successive qu'éprouvent les parties de bas en haut, refoule nécessairement le sang vers la tête, et détermine cet état de congestion qu'on rencontre si souvent chez les enfans qui viennent par les pieds, et qu'Osiander et M. Flamant ont tort d'attribuer à l'action de l'air froid qui frappe le tronc du fœtus avant la sortie de la tête.

Ces inconvéniens sont incontestables et ne peuvent être ignorés de tout accoucheur instruit : toutefois on aurait tort d'en conclure que l'art doit toujours venir au secours de la nature, par cela seul que l'enfant présente l'extrémité pelvienne ; je pense, au contraire, qu'alors on doit toujours abandonner l'accouchement aux ressources de l'organisme, à moins que des circonstances particulières ne réclament impérieusement une conduite opposée. Si la poche des eaux ne se déchire qu'après la dilatation complète du col, si la position est franche et les contractions soutenues, le fœtus sortira effectivement presque avec autant de facilité et sans courir beaucoup plus de danger que s'il descendait par la tête ; mais si les membranes se rompent dès le principe, si l'on exerce la moindre traction (1), sous le prétexte d'accélérer l'accouchement, il est certain que les difficultés se multiplient souvent à l'infini, et que la vie de l'enfant sera dès-lors gravement compromise. C'est là ce que les élèves, aussi bien que les praticiens, ne doivent jamais perdre de vue. C'est aussi l'un des motifs qui m'ont déterminé à m'écarter, dans mes leçons et dans cet ouvrage, des idées généralement admises

(1) Comme le conseille encore M. Chevreul, et comme vient de le recommander, dans une feuille périodique, un médecin qui s'intitule professeur d'accouchement.

parmi nous sur l'accouchement par le pelvis du fœtus.

771. Avant que De La Motte, Petit et Baudelocque eussent démontré que le mouvement de culbute, décrit par leurs prédécesseurs, n'était qu'une chimère ; tant qu'on a cru que le fœtus restait naturellement accroupi sur l'angle sacro-vertébral jusqu'à la fin du septième mois de la grossesse, les positions du siége, des genoux ou des pieds n'avaient rien de bien difficile à comprendre ; pour les expliquer, il suffisait de dire qu'un obstacle quelconque avait empêché la culbute ; que l'enfant, soit par *oubli*, soit par faiblesse, soit autrement, avait laissé passer le moment opportun sans faire ce joli tour de force ; mais actuellement qu'il n'est plus permis d'avoir recours à ce subterfuge, on est bien forcé d'avouer que les causes de l'accouchement par le pelvis sont encore à peu près inconnues.

772. Ce qu'il y a de probable, à ce sujet, c'est que, vers l'époque où le diamètre occipito-coccygien commence à l'emporter sur les diamètres transverses ou horizontaux de l'utérus, il peut arriver au fœtus, dont la tête a été reportée en haut par un mouvement brusque, par le décubitus de la femme, ou par une autre cause, de ne plus pouvoir reprendre sa position primitive. Une remarque faite à la Maison d'accouchemens de Paris, et que j'ai faite aussi de mon côté, savoir, que la présentation de l'extrémité pelvienne est beaucoup plus fréquente dans les avortemens et les grossesses de jumeaux, que dans l'accouchement à terme et simple, viendrait peut-être à l'appui de cette explication ; mais comment rapporter au fœtus, ou bien à de simples particularités d'atti-

tude de la femme, la cause de cette anomalie, dans les cas assez nombreux où toutes les couches d'une même personne se terminent de cette manière, et quand il est bien reconnu qu'on a de fortes raisons de craindre un accouchement par les pieds ou le siége, par cela seul qu'on l'a déjà remarqué chez la même femme? N'est-ce pas plutôt dans la conformation de la matrice ou du bassin qu'il serait alors rationnel d'aller chercher cette cause?

773. Les positions de l'extrémité pelvienne peuvent être distinguées, comme celles de la tête, en positions franches et en positions irrégulières ou déviées. Dans les premières, les cuisses sont appliquées contre l'ab-domen, les jambes fléchies contre les cuisses, les fesses et les pieds se présentent ensemble au détroit supé-rieur, et le grand axe occipito-coccygien est parallèle à l'axe du cercle pelvien. Dans les secondes, le fœtus est plus ou moins incliné à droite, à gauche, en avant ou en arrière ; c'est la face postérieure du coccyx, ou l'une des tubérosités ischiatiques, ou le devant des jambes et les organes sexuels qui correspondent au centre du bassin ; le plus ordinairement, celles-ci se ré-duisent à celles-là, dès que les eaux sont écoulées; d'autres fois, elles se maintiennent beaucoup plus long-temps, ralentissent le travail, et s'opposent même tout-à-fait, dans certains cas, à ce que l'accouche-ment puisse se terminer spontanément.

774. Les positions franches peuvent aussi devenir irrégulières, surtout après la rupture de la poche des eaux, soit parce que les pieds continuent de descendre appuyés contre les fesses, soit parce que l'une des jambes se relève sur le plan antérieur du tronc, en

même temps que l'autre s'allonge et descend la première ; soit que l'une d'elles se mette en travers et de manière que le genou et le talon portent chacun sur un point opposé du détroit ; soit que l'un des genoux, descendu avec un pied ou avec une fesse, que l'un des membres abdominaux se trouve reversé en avant, en tout ou en partie, pendant que l'autre est en arrière ; soit enfin que ce dernier état se rencontre avec un genou, un pied seul, ou avec un pied et une fesse tout-à-la-fois, etc. ; mais, en général, elles restent franches jusqu'à la fin du travail. Alors les deux jambes et les cuisses s'étendent, et les pieds sortent les premiers. Tantôt, au contraire, les membres se relèvent, et l'enfant vient en double ou par les fesses proprement dites. D'autres fois, les genoux seuls s'abaissent ensemble, pendant que les pieds restent appliqués contre les ischions, ce qui constitue la présentation des genoux : d'où il suit qu'il n'y a réellement pas de positions primitives des pieds, ni des genoux, qu'il n'y a que des positions du siége jusqu'à la déchirure de la poche amniotique.

Aussi ces diverses sortes de positions ne doivent-elles être considérées que comme des nuances d'une seule et même espèce fondamentale, *la présentation de l'extrémité pelvienne du fœtus.*

775. Au lieu de six positions, Baudelocque n'en propose que quatre pour le siége, les pieds, les genoux ; le dos regarde en avant et à gauche dans la première, en avant et à droite dans la seconde, directement en avant dans la troisième, et directement en arrière dans la quatrième. MM. Maygrier et Capuron ont rejeté ces deux dernières, et les ont rem-

placées par deux positions diagonales postérieures ; ce qui rend leur classification de l'extrémité pelvienne en tout semblable à celle qu'ils ont cru devoir établir pour la tête. Mme. Lachapelle s'est comportée d'une autre manière ; elle conserve la troisième et la quatrième de Baudelocque ; mais, à la place de la première et de la seconde, elle en admet deux autres, dans lesquelles le dos regarde tout-à-fait à gauche ou à droite.

Ce désaccord me paraît prouver une chose : c'est qu'à la rigueur on pourrait établir huit positions du siége, comme l'a fait M. Flamant. Mais je répéterai à l'occasion de l'extrémité pelvienne, ce que j'ai dit de l'extrémité céphalique : on ne s'est pas entendu, parce qu'au lieu du nombre et de la nature des positions possibles, c'étaient les positions utiles à étudier qu'il fallait rechercher.

776. En admettant qu'il ne soit pas parfaitement exact d'avancer avec Mauriceau, Dionis, De La Motte, Levret, que, dans les positions du siége, les lombes sont le plus souvent tournées en arrière, MM. Capuron, Maygrier, Dugès, etc., n'en auraient pas moins tort de soutenir qu'elles sont purement hypothétiques, ainsi que les positions sacro-antérieures : Asdrubali, qui les a observées, partage l'opinion de Mauriceau (1) ou de Smellie, et les tableaux publiés par Mme. Lachapelle prouvent que, sur treize cent quatre-vingt-dix positions de l'extrémité pelvienne, il y en a eu treize antérieures et vingt-six postérieures.

(1 Le posizione piu frequenti delle natiche nella pelvi sono due ; o trovazi il feto voltato col dorso alla parete anteriore della matrice, oppure col medesimo dorso a quella posteriore.

777. Ainsi les positions directes sont possibles, comme les positions diagonales, soit antérieures, soit postérieures, et le siége peut se présenter d'autant de manières que la tête. Comme celles de la tête aussi, ces positions peuvent être réduites à deux principales : une *sacro-antérieure*, et l'autre *sacro-postérieure*. C'est ainsi que les ont entendues les anciens, et si Baudelocque a pu se contenter d'une seule position pour le demi-cercle postérieur du bassin, on ne voit pas pourquoi les trois positions du demi-cercle antérieur de cette cavité mériteraient davantage chacune une description particulière. Dans la première, la seconde et la troisième position de cet auteur, que les hanches s'engagent tout-à-fait en travers ou un peu obliquement, toujours est-il que l'une d'elles regarde à gauche et l'autre à droite, de même que dans les trois nuances postérieures. Dans le premier cas, l'occiput finit constamment par se placer derrière les pubis ; dans le second, il va se loger sur la face antérieure du sacrum, comme on l'observe lors des positions correspondantes du sommet. La position antérieure diffère essentiellement de la position postérieure ; mais ces deux-dernières étant admises, il est tout-à-fait inutile pour la pratique d'en établir d'autres, autrement qu'à titre de variétés. Toutefois, par respect pour les idées reçues, je n'en indiquerai pas moins le mécanisme de chacune de ces nuances en particulier, et, au lieu de réunir en un seul genre toutes les positions de l'extrémité pelvienne, je continuerai, par la même raison, d'examiner séparément celles des pieds, des genoux et du siége.

§. I. Présentation des Pieds.

(538 sur 57,895 Mme Lachapelle ; 23 sur 1,800 Merim. ; 18 sur 1,897
Bland. ; 68 sur 6,555 Boer.)

778. C'est surtout à la présentation des pieds que s'applique rigoureusement ce que j'ai dit des dangers de l'accouchement par l'extrémité pelvienne. C'est alors que l'enfant imite un cône ou un coin très-aigu, qui descend de sa pointe vers sa base ; la poche des eaux, en général moins régulière, plus allongée que dans les autres positions, se déchirant presque toujours avant que la dilatation du col ait pu s'achever, il en résulte que la pression du fœtus augmente sans cesse, depuis la racine des membres abdominaux jusqu'à la partie supérieure de la poitrine ; que les viscères sont violemment refoulés de bas en haut ; en un mot, que ce sont les hanches, le ventre et le thorax qui dilatent les parties de la femme et frayent le passage de la tête. Si les cavités abdominales et thoraciques étaient formées par des os aussi solides, si leurs diamètres horizontaux avaient autant de longueur que ceux de la tête, elles supporteraient la compression du col utérin avec tout aussi peu d'inconvéniens, et l'enfant ne courrait pas beaucoup plus de dangers d'une manière que de l'autre ; mais il n'en est point ainsi, et je ne puis trop insister sur les désavantages de semblables présentations.

1°. POSITION CALCANÉO-ANTÉRIEURE.

(347 sur 37,895 , Mme. Lachapelle.)

A. *Première Variété*. Lombes en avant et à gauche (1re *position*, Baudelocque, Gardien, Maygrier, Capuron, Mme Boivin, M. Desormeaux.)

779. Dans la première position des pieds, le plan antérieur du fœtus regarde en arrière et à droite de la matrice ; la hanche droite est tournée vers la symphyse sacro-iliaque gauche , et la hanche gauche du côté de la cavité cotyloïde droite ; d'où il suit que si la présence du rectum était la cause principale de la grande fréquence proportionnelle de la première position du vertex, la première des pieds devrait être plus rare que la seconde ; cependant c'est le contraire qu'on observe ; car, au dire de Mme Boivin, sur un total de 234 accouchemens par les pieds, la position calcanéo-cotyloïdienne gauche , seule, s'est présentée 135 fois.

780. Plus ou moins rapprochés des tubérosités de l'ischion jusqu'à la rupture des membranes, les talons ne s'engagent positivement dans le col qu'à l'instant où les eaux s'écoulent, et quelquefois même beaucoup plus tard. Si la poche amniotique ne se rompt qu'après avoir dilaté convenablement l'orifice , les jambes et les cuisses suivent immédiatement les pieds, et les hanches, qui traversent diagonalement le détroit supérieur , arrivent bientôt à la vulve. Dans le cas contraire, toutes ces parties ne descendent qu'avec lenteur et par degrés, à mesure que les douleurs reviennent. Ordinairement le bassin du fœtus, avant de s'engager dans le détroit inférieur , exécute un mouve-

ment de rotation sur les plans inclinés antérieur droit et postérieur gauche de l'excavation ; la hanche gauche vient remplir l'arcade des pubis, pendant que la hanche droite va se placer dans la courbure du sacrum. Tout l'enfant se courbe sur son côté antérieur ou gauche ; le ventre traverse le col utérin à son tour ; les coudes, pressés contre les côtés ou un peu en avant de la poitrine, cèdent aux contractions de l'organe gestateur, et se portent, avec le thorax, dans l'excavation. Les épaules suivent la poitrine à travers l'ouverture abdominale du bassin, où elles restent placées dans la même direction qu'elles affectaient au commencement du travail, c'est-à-dire diagonalement, la droite devant la symphyse sacro-iliaque gauche, et la gauche derrière la cavité cotyloïde droite. Au-dessous du détroit elles sont soumises au même mouvement de pivot que les hanches, et se placent bientôt, comme l'ont fait ces dernières, dans le sens antéropostérieur. La tête, fortement fléchie, suit le haut de la poitrine ; l'ovoïde qu'elle représente s'engage, la pointe la première ; son diamètre occipito-mentonnier se met en rapport avec l'axe du détroit, dont le plan est bientôt parallèle à la circonférence occipito-bregmatique ; les diamètres bi-pariétal et occipito-bregmatique mesurent les diamètres obliques ; enfin les rapports de la tête avec le cercle pelvien supérieur sont absolument les mêmes que dans la première position du sommet : il y a seulement cette différence, que c'est la petite, au lieu de la grosse extrémité du cône représenté par la tête, le menton, la face et la base du crâne, au lieu de l'ovale supérieur et de l'occiput, qui s'avancent les premiers.

33*

780. Déjà la racine du cordon ombilical, l'abdomen et une portion de la poitrine sont au-dehors ; le coude gauche paraît au sommet de l'arcade pubienne ; le coude, le bras et l'épaule droite glissent peu-à-peu sur 'e sacrum, le périnée et se montrent successivement au-devant de la commissure postérieure de la vulve, qui relève avec force le tronc du fœtus vers le mont de Vénus ; en sorte que, le plus ordinairement, l'épaule antérieure ne se dégage complètement que la dernière, bien que le coude correspondant se soit montré le premier à l'extérieur. Aussitôt après, s'il n'est soutenu, l'enfant, entraîné par son poids, retombe en arrière, en appuyant sur le bord antérieur du périnée ; une sorte de mouvement de restitution, qui reporte l'épaule gauche à droite et l'épaule droite à gauche, ne tarde pas à s'opérer, et le diamètre bis-acromial croise de nouveau, à angle droit, le diamètre occipito-bregmatique.

781. Une fois dans l'excavation, la tête roule sur l'axe occipito-mentonnier pour conduire la face directement en arrière, et la nuque, ainsi que l'occiput, directement en avant ; les deux extrémités du diamètre occipito-bregmatique glissent, de droite à gauche et d'avant en arrière sur le plan incliné postérieur droit, de gauche à droite et d'arrière en avant sur le plan incliné antérieur gauche, comme dans la première position du sommet, afin de se placer parallèlement au diamètre coccy-pubien. Alors la matrice ne peut plus agir immédiatement sur la tête, qui est en tout ou en partie dans le vagin ; mais les épreintes, produites par l'état de pression où se trouvent le rectum et la vessie, forcent bientôt la femme à rassembler

toutes ses forces, à redoubler de courage, et les contractions des muscles du ventre ne tardent pas à venir
au secours de la matrice impuissante, dont elles remplacent les efforts. A dater de là, l'occiput reçoit tout
le poids de la puissance expulsive. Pour se mettre en
rapport avec l'axe du détroit périnéal, le diamètre
occipito-mentonnier exécute graduellement un mouvement de bascule, qui rapproche la fontanelle antérieure de la face concave du sacrum, et fait que
le menton repousse la poitrine vers la symphyse pubienne. Enfin la nuque, appuyée sur le sommet de
l'arc de, comme sur un axe fixe, permet à la tête de
parcourir un arc de cercle, dont les rayons semblent avoir le bord inférieur de l'articulation pour
centre et être formés par les axes occipito-mentonnier,
occipito-frontal, occipito-bregmatique et vertical ;
de manière qu'on voit paraître, l'une après l'autre et
d'avant en arrière, à la vulve, le menton, le front et
la fontanelle antérieure, après quoi l'occiput s'échappe de haut en bas et sort ainsi du bassin pour
terminer l'accouchement.

B. Deuxième Variété. Lombes en avant et à droite (2° position, Baud.,
MM. Gard., Capuron, Mayg., Desormeaux, Dugès; 86 fois, sur
234 positions des pieds, Mᵐᵉ Boivin; 175, sur 37,395 accouchemens, Mᵐᵉ Lachapelle)

Dans la position calcanéo-cotyloïdienne droite, la
plante des pieds, le devant des jambes et tout le plan
antérieur du fœtus regardent à gauche et en arrière ;
le côté droit est en avant et à gauche.

Comme dans la position précédente, les pieds et
les jambes ne sont mécaniquement étendus, ne sont

véritablement poussés dans l'orifice qu'après la perforation de la poche des eaux. Les hanches, les bras
et les épaules traversent les détroits, et se présentent
à la vulve de la même manière; c'est-à-dire diagonalement au détroit supérieur, et d'avant en arrière au
détroit inférieur; seulement le mouvement de rotation se fait de gauche à droite au lieu de se faire de
droite à gauche; c'est la hanche ainsi que l'épaule
droites, et non plus les parties correspondantes du
côté gauche qui viennent se loger dans l'arcade des
pubis; le plan abdominal se tourne à gauche, et
prend ainsi la place du plan postérieur, qui de son
côté regarde la fosse iliaque droite; les diamètres
occipito-mentonnier et bipariétal, le diamètre et
la circonférence occipito-bregmatiques, conservent
les mêmes rapports avec l'axe, les diamètres obliques et le plan du détroit supérieur, avec l'axe, les
diamètres coccy-pubien et bisciatique du détroit inférieur; mais la face et le front sont obligés de descendre sur le devant de la symphyse sacro-iliaque
gauche, et le mouvement de pivot se fait aux dépens
des plans inclinés antérieur droit et postérieur gauches; en un mot, la deuxième position ne diffère
pas plus de la première que la main gauche ne diffère
de la main droite, et le mécanisme de l'une est tellement semblable à celui de l'autre, qu'il serait réellement fastidieux d'entrer dans de plus longs détails à
ce sujet.

C. Troisième Variété. **Lombes directement en avant** (3ᵉ posit. , Baud.,
MM. Gard. , Mayg. , Capuron , Desormeaux , etc. ; 7 sur 234 ,
Mᵐᵉ Boivin ; 6 sur 235 , Mᵐᵉ Lachapelle).

**782. On trouve bien dans Mauriceau , Smellie ,
Levret , etc. , des exemples certains de troisième
position ; mais comme ces auteurs , ainsi que de La
Motte , Deleurye , Asdrubali , ne l'ont pas distinguée
des deux précédentes , on ne peut pas dire dans
quelle proportion ils l'ont rencontrée. Quoi qu'il
en soit , on ne voit pas que la forme du détroit puisse
contrarier en rien cette présentation ; le bassin est
assez large en avant pour que les hanches s'y engagent en travers ; l'angle sacro-vertébrale peut très-
bien se loger entre les cuisses ou les jambes fléchies
ou étendues de l'enfant ; le ventre et la poitrine sont
trop faciles à déprimer pour apporter le moindre obstacle sous ce rapport ; les épaules elles-mêmes tra-
verseraient aussi facilement que les hanches le détroit parallèlement à son diamètre transversal. Quant
à la tête , quoiqu'elle n'éprouve pas plus et même un
peu moins de difficultés à pénétrer dans l'excavation que si le vertex se présentait en troisième position , elle manque rarement , néanmoins , de se dévier à droite ou à gauche du promontoire. A cet égard ,
il est facile de s'apercevoir qu'on a bien plus disputé
sur les mots que sur les choses. En effet , si les accoucheurs qui rejettent la troisième position des pieds
n'admettent sous ce titre que celle où la ligne médiane du plan postérieur de l'enfant glisse jusqu'à la
fin derrière la symphyse du pubis , nul doute qu'ils
n'aient en grande partie raison , et qu'un pareil accou-**

chement ne soit extrêmement rare ; mais s'il suffit , au contraire , pour la constituer , que le fœtus descende ainsi placé jusqu'à l'arrivée de la tête seulement , il n'est pas permis d'en méconnaître non pas simplement la possibilité , mais encore la très-grande fréquence.

Pendant la marche du travail , cette troisième position se transforme donc presque toujours , un peu plus tôt ou un peu plus tard, en première ou deuxième ; tantôt elle n'existe que jusqu'à l'arrivée des hanches au détroit supérieur ; tantôt elle se maintient jusqu'à ce que les épaules s'engagent ; quelquefois elle ne se convertit en position diagonale qu'au moment où la poitrine est tout-à-fait descendue dans l'excavation ; enfin il peut arriver qu'elle ne se transforme pas du tout , et alors on observe de deux choses l'une : ou bien les hanches , les épaules et la tête ne tournent sur leur axe , ni au détroit abdominal , ni dans l'excavation , ni au détroit inférieur , et au-dehors comme au-dedans du bassin , le dos du fœtus regarde toujours en avant, il n'y a ni mouvement de pivot à l'intérieur , ni mouvement de restitution , ni mouvement de rotation à l'extérieur ; ou bien les hanches et les épaules , qui s'étaient engagées transversalement au détroit marginal , se placent d'avant en arrière pour traverser la vulve , et , dans ce cas , la tête est la seule partie qui ne tourne point sur son axe.

2°. Position calcanéo-postérieure.

(4ᵉ posit., Baudelocque, MM. Gardien, Desormeaux, etc. ; 10 sur 558 , Mᵐᵉ Lachapelle ; 6 sur 234 , Mᵐᵉˢ Boivin.)

783. Sous le titre de quatrième position, Baudelocque a compris tous les cas dans lesquels la face

dorsale du fœtus regarde un point quelconque de la moitié postérieure du détroit supérieur, et non point seulement ceux où il est tourné directement en arrière, comme on serait tenté de le croire d'après la lecture d'un grand nombre d'ouvrages modernes. En cela il n'a fait qu'imiter Mauriceau, Dionis, de La Motte, Portal, Levret, Smellie, Asdrubali, etc.

Dans l'état de pelotonnement où se trouve habituellement le fœtus, la plante des pieds, le devant des jambes, le front et le plan abdominal du tronc sont dirigés en avant. Plus ou moins rapidement étendus et allongés par les contractions utérines, les membres inférieurs traversent le vagin et arrivent à la vulve; les hanches suivent bientôt, franchissent parfois le détroit supérieur dans le sens du diamètre bis-iliaque, plus souvent dans la direction d'un des diamètres obliques, ou du moins, après s'être incliné légèrement, l'une en avant et l'autre en arrière, si elles étaient auparavant tout-à-fait en travers. Dans l'excavation, on les voit s'engager au détroit périnéal, tantôt dans la direction de la ligne bi-sciatique, d'autres fois, en suivant le diamètre oblique, et plus fréquemment après s'être placées, l'une en arrière de la symphyse pubienne, et l'autre sur le devant du sacrum.

784. Les bras et les épaules se présentent à leur tour, et se comportent comme les hanches, à cela près, qu'ils manquent plus rarement d'exécuter le mouvement de pivot avant de traverser la vulve, quand même ils eussent d'abord affecté la position transversale; repoussées par le bord antérieur du périnée, au fur et mesure qu'elles sortent, ces diverses parties se relèvent du côté du mont de Vénus; pour s'ac-

commoder à la courbure du bassin et des parties génitales, le fœtus se plie en arc de cercle, très-allongé,
convexe en arrière et concave en avant, comme dans
la position antérieure. Le coude sous-pubien se
montre d'abord à la partie supérieure de la vulve;
mais le bras et l'épaule opposés, plus particulièrement poussés par les efforts de la matrice, marchent
de derrière en devant sur la ligne médiane postérieure, et s'échappent réellement les premiers du
bassin; aussitôt après, le bord du périnée se retire
sur le cou, comme pour permettre au tronc de retomber vers l'anus, et à l'autre épaule de se dégager
de dessous les pubis; ensuite le dos se retourne de
nouveau en arrière comme par une sorte de mouvement de restitution, ce qui replace les épaules, l'une
à gauche et l'autre à droite, soit directement, soit
diagonalement. La tête ne peut s'engager sans être
fortement fléchie; d'une part, l'occiput se dévie presque constamment vers l'une des symphyses sacro-
iliaques; de l'autre, le diamètre occipito-frontal,
ou même la tête en totalité représente un levier du
premier genre, dont l'extrémité antérieure supporte
plus spécialement l'action des puissances expultrices;
le menton, bien que plus ou moins empêché par
la poitrine, finit par s'abaisser cependant, et le diamètre occipito-mentonnier par se trouver presque
parallèle à l'axe du détroit; le front et la fontanelle
antérieure viennent, l'un après l'autre, se cacher
derrière les pubis, et dès-lors la circonférence occipito-bregmatique est en rapport avec le plan de la
marge pelvienne, comme dans toutes les positions
antérieures.

785. **Dans l'excavation**, la tête roule sur les plans inclinés, se replace d'avant en arrière à l'aide du mouvement de pivot, et glisse ensuite avec beaucoup plus de difficulté que quand l'occiput est en avant; la poitrine, qui se trouve en arrière, s'oppose à l'abaissement du menton; le diamètre occipito-bregmatique, long de trois pouces et demi, ne pouvant plus se mettre en rapport avec les diamètres antéro-postérieurs de l'excavation et du sommet du bassin, se trouve remplacé par le diamètre occipito-frontal, qui offre au moins quatre pouces d'étendue. La face, et surtout le front, sont trop larges et trop mal disposés pour s'accommoder aussi exactement que la nuque et l'occiput à la forme de l'arcade pubienne; enfin, les épaules ne sont pas encore entièrement sorties que déjà le menton se présente à la vulve.

Toutefois, immédiatement après l'expulsion du thorax et des membres supérieurs, la partie postérieure et supérieure du cou roule d'avant en arrière sur le bord antérieur du périnée, comme sur un axe, et le nez, le front, la fontanelle antérieure et le reste de la tête, se dégagent successivement en repoussant la poitrine en arrière.

786. *Remarques.* Le mécanisme de cette position est, comme on le voit, très-défavorable et beaucoup plus difficile que celui des présentations calcanéo-antérieures; si le menton ou le front arc-boutent contre le bord supérieur des pubis, le mouvement de flexion de la tête est empêché ou détruit, et le diamètre occipito-mentonnier, ou le diamètre occipito-frontal et sa circonférence, prennent la place du diamètre et de la circonférence occipito-bregmatiques; alors

l'accouchement ne peut se terminer sans secours.

On aurait tort néanmoins de conclure que l'art doit nécessairement aider l'organisme dans toutes les positions postérieures des pieds ; les efforts pour les changer favoriseraient le renversement de la tête et, le plus souvent, produiraient justement ce qu'on cherche le plus à éviter. D'ailleurs la nature, abandonnée à elle-même, réussit mieux, en général, qu'aucune puissance étrangère, à fléchir la tête et la placer diagonalement au détroit supérieur. Dans la très-grande majorité des cas, cette position se transforme d'elle-même en position antérieure, soit tout-à-coup lorsque la tête arrive dans l'excavation, soit, au contraire, par degrés à mesure que les hanches, les épaules et la tête elle-même se présentent.

787. J'ai vu, dans un cas de ce genre, les hanches sortir en travers de la vulve, se tourner dans la direction du diamètre oblique, qui va d'avant en arrière et de droite à gauche, puis se placer dans le sens antéro-postérieur au moment où les épaules se sont engagées, continuer ensuite leur mouvement de rotation, après la sortie de ces dernières, se tourner, enfin, tout-à-fait en travers avec le dos en avant, et la tête sortir comme dans la position antérieure directe. Or, c'est là ce qui arrive presque toujours, si l'accoucheur est assez instruit pour ne rien faire, pour se borner à soutenir le fœtus à mesure qu'il franchit la vulve, sans exercer la moindre traction.

788. Si les lombes sont quelquefois tournées directement à gauche ou à droite, ce dont on ne peut douter, puisque Mme. Lachapelle assure l'avoir observé, il est au moins permis de penser que, dans ce

sens, on a souvent été trompé par la position oblique qui s'en rapproche le plus. Sans cela, la célèbre sage-femme n'aurait pas dit que **sur** mille trente-huit accouchemens par les pieds, il s'est trouvé trois cent quarante-sept positions iliaques gauches et cent soixante-quinze positions iliaques droites ; au surplus, de l'aveu de Mme Lachapelle elle-même, les positions franchement latérales se convertissent presque toujours en positions antérieures ou postérieures, diagonales ou directes.

789. Dans toutes les positions des pieds, les hanches et les épaules exécutent ordinairement un mouvement de rotation avant de s'engager au détroit inférieur ; selon Baudelocque, ce mouvement peut ne pas avoir lieu, cependant, et ces parties rester parallèles au diamètre bi-sciatique ; d'après la plupart des accoucheurs modernes, au contraire, les hanches et les épaules ne franchissent presque jamais la vulve autrement que dans le sens du diamètre coccy-pubien. Pour rapprocher ces deux extrêmes, il restait une opinion intermédiaire, et Mme. Lachapelle l'a embrassée, en soutenant que c'est dans la direction oblique ou diagonale, et non tout-à-fait en travers ni dans le sens antéro-postérieur proprement dit, que le bassin et la partie supérieure du thorax traversent le détroit inférieur. Pour moi, si j'en puis croire mes yeux, la raison se trouve des trois côtés, et l'erreur n'existe que dans l'exclusion dont chaque hypothèse veut frapper les auteurs.

790. Tous les accoucheurs, tant anciens que modernes, ont avancé que les bras, dans l'accouchement par les pieds, se relèvent sur les côtés du cou et de

la tête. Weidemann s'est élevé l'un des premiers contre cette doctrine, et prétend qu'ils restent toujours appliqués contre la poitrine, si des tractions d'aucune espèce ne sont exercées sur le fœtus. M. Desormeaux et Mᵐᵉ Lachapelle se sont rangés à cet avis. Dans les accouchemens par les pieds que j'ai vus, les avant-bras et les coudes n'ont point abandonné la poitrine, et sont sortis avant les épaules toutes les fois qu'on a laissé la femme se débarrasser elle-même, et qu'on s'est contenté de soutenir, sans tirer, le tronc du fœtus jusqu'à l'expulsion de la tête.

791. Si tant d'auteurs ont professé l'opinion opposée qui règne encore généralement, cela tient uniquement à ce que les personnes qui assistent les femmes en travail consentent rarement à rester inactives lors d'un accouchement par les pieds ; on saisit les membres qui se présentent d'eux-mêmes, le désir, si naturel et si louable d'ailleurs, de mettre fin aux souffrances de la mère, fait qu'on tire avec plus ou moins de force sur l'enfant, et l'on prend facilement alors pour un phénomène naturel ce qui n'est qu'un produit de l'art. Lorsque la matrice, aidée des contractions musculaires de l'abdomen, est seule chargée d'expulser l'œuf, toutes les parties de l'enfant sont poussées simultanément en bas, et tellement pelotonnées, tellement pressées les unes contre les autres, qu'il est bien difficile à l'une d'elles de se relever, quand les autres descendent ; l'utérus ne se contractant pas de son fond vers son col seulement, mais encore circulairement, de haut en bas, comme par une sorte de mouvement vermiculaire ou péristaltique, les coudes ou les bras ne courent aucun ris-

que d'arc-bouter contre le bord supérieur du bassin.

792. Si le fœtus est *extrait* au contraire, et non simplement *expulsé*, les tractions ne pouvant porter, en définitive, que sur la poitrine et la tête, il en résulte que ces parties sont seules entraînées, pendant que les bras, maintenus par la matrice, restent où ils étaient, ne peuvent descendre que de l'épaule vers leur extrémité libre.

Cependant je ne crois pas qu'il soit permis de nier, avec Mᵐᵉ Lachapelle, la possibilité du phénomène admis par les accoucheurs anciens, dans tout accouchement spontané. On conçoit qu'une fois arrivés dans le vagin avec les épaules, les bras, n'étant plus poussés directement par les efforts utérins, puissent se relever en glissant sur les côtés et la face antérieure de la poitrine, ou plutôt, que la tête supportant seule, à dater de ce moment, toute l'action des puissances expultrices, puisse faire descendre la poitrine et la face dans le détroit inférieur, sans y conduire nécessairement les coudes. Il faut bien qu'il en soit ainsi, d'ailleurs, puisque M. Gardien affirme que, dans plusieurs accouchemens terminés par les pieds sans aucun secours, il a vu les bras se relever sur les côtés du cou et de la tête, et puisque M. Deneux m'a dit avoir observé la même chose.

§. II. Présentation des Genoux.

(4 sur 20,517, Mᵐᵉˢ Boivin : 9 sur 22,243, Mᵐᵉˢ Lachapelle.)

793. La position des genoux étant en tout semblable à celle des pieds, il est inutile d'en donner le mécanisme à part ; que les jambes soient étendues,

en effet, ou fléchies sur les cuisses, les membres pelviens n'en traversent pas avec moins de facilité le col de la matrice et les détroits du bassin. Peut-être descendent-ils avec un peu moins de rapidité dans le second que dans le premier cas, si la poche des eaux se rompt lorsque le col n'est encore qu'incomplètement dilaté ; mais les genoux arrivent à peine à la vulve que les jambes se défléchissent, et dès-lors tout se passe comme dans l'accouchement par les pieds.

Les genoux se présentent les premiers, soit parce qu'ils se trouvent renversés mécaniquement, ou par l'action musculaire, dans le cul-de-sac que forme le sommet de l'œuf à l'instant où la poche se déchire, soit parce que dans ce même moment le flot du liquide les entraîne plutôt que les pieds quand ceux-ci se trouvent moins rapprochés du centre de l'orifice ; soit parce que le siége, qui s'était présenté d'abord, remonte avec les pieds sous l'influence des contractions de la matrice, et fait que les genoux peuvent seuls être abaissés dans le col ; soit encore parce qu'après l'écoulement des eaux les jambes se sont placées en travers au-dessus de l'orifice utérin, ou ont été arrêtées contre deux points opposés des détroits. On conçoit, au reste, qu'ils peuvent descendre tous les deux ensemble, ou bien un seul avec un pied, sans que cela change en rien la marche du travail, et c'est tout-à-fait à tort qu'on a voulu attribuer plus de danger aux accouchemens par les genoux qu'à ceux qui se font par les pieds.

§. III. Présentation du Siége.

(837 sur 37,895, Mᵐᵉ Lachapelle : 373 sur 20,517, Mᵐᵉ Boivin : 42 sur 1,800, Merrim. ; 36 sur 1,897, Bland ; 126 sur 6,555, Boer.)

La présentation du siége a toujours été regardée comme plus dangereuse, plus difficile et moins naturelle que celle des pieds ou des genoux. On a cru que le volume des fesses ne permettrait pas l'expulsion de l'enfant sans que le col de la matrice ainsi que le périnée n'en fussent violemment contus ou largement déchirés ; mais quand même l'expérience n'aurait pas prononcé sur la valeur de ces craintes exagérées, en y réfléchissant un moment on reconnaîtrait bientôt qu'elles ne sont pas fondées. Il suffit de se rappeler les dimensions du pelvis du fœtus pour être à l'instant convaincu que, même avec les cuisses, le volume du siége ne formera jamais un obstacle insurmontable à l'accouchement, à moins qu'il n'y ait un vice de conformation aux détroits. Quand l'enfant vient en double, l'extrémité pelvienne est trop souple, trop flexible, s'accommode trop facilement à la forme des ouvertures qu'elle doit traverser, pour exposer, plus que la tête, le col de l'utérus et le périnée aux lacérations dont on a parlé.

794. Avec les pieds ou les genoux, la poche des eaux est, en général, plus allongée, se déchire plus tôt ; le col n'a pas besoin d'être aussi largement dilaté. Avec le siége, au contraire, le sac amniotique est aussi large que dans la position de la tête, ne s'ouvre qu'après avoir produit une dilatation considérable ; les fesses et les hanches, qui doivent frayer le passage,

réagissent contre la résistance du col sans inconvénient ; le ventre, la poitrine, traversent les détroits et la vulve sans avoir à redouter une très-forte pression ; car, à l'exception de la tête, les hanches l'emportent pour les dimensions et la solidité sur toutes les autres parties de l'enfant.

795. Dans l'accouchement par les fesses, il est vrai, le travail marche, en général, avec beaucoup de lenteur, jusqu'à ce qu'elles aient traversé le col, quelquefois même jusqu'à ce qu'elles aient franchi la vulve, tandis que dans la présentation des pieds ou des genoux il semble d'abord que la terminaison de l'enfantement va être extrêmement prompte. Mais ces différences sont toutes à l'avantage des positions du siége ; car, dans le second cas, les phénomènes se succèdent ensuite en produisant d'autant moins d'effet que le tronc est plus près d'être complètement expulsé ; tandis que dans le premier, une fois que les hanches sont descendues dans le vagin, le reste sort avec beaucoup moins de difficulté. J'insiste sur cette idée parce qu'elle est très-propre à faire sentir combien il peut être imprudent lors d'une présentation de l'extrémité pelvienne, d'abaisser artificiellement les pieds, dans le but unique d'empêcher les fesses de s'engager les premières, avant que la dilatation soit opérée.

796. Baudelocque admet quatre positions pour le siége comme pour les pieds, et les distribue de la même manière ; M. Flamant en compte huit, et MM. Maygrier et Capuron, quatre comme pour la tête, etc.

797. Sans parler des cas où le fœtus s'engage ac-

croupi, ayant les talons comme collés contre les ischions, cas où l'art est presque toujours obligé de venir au secours de la nature, il faut dire que chez les femmes douées de peu d'énergie morale et musculaire la mollesse et la flexibilité du siége absorbent la plus grande partie du mouvement communiqué au rachis de l'enfant par la matrice, qui finit assez souvent par tomber dans l'inertie, et qu'alors l'accouchement ne peut pas toujours être abandonné à lui-même sans danger; en outre, dans les trois variétés antérieures, les organes externes de la génération du sexe mâle sont exposés à frotter, avec plus ou moins de violence, contre le promontoire ; aussi n'est-il pas rare de les trouver ecchymosés, noirs et contus chez les nouveau-nés qui sont venus par le siége.

Que les fesses aient franchi le détroit supérieur dans le sens transversal ou dans la direction oblique ; que le dos soit en avant ou en arrière, il n'en est pas moins rare qu'elles ne se placent pas d'avant en arrière dans l'excavation ; vivement pressées l'une contre l'autre, elles se tuméfient ; le scrotum, chez les garçons, se boursoufle et s'infiltre ; en se courbant vers les pubis pour gagner la vulve, elles distendent le périnée presqu'avec la même force que la tête, dont elles simulent en partie la forme ; ensuite on les voit se dégager d'elles-mêmes, et dèslors tout se passe comme dans les présentations des pieds.

Section III.

De la Conduite de l'Accoucheur pendant le travail en général.

798. Appelé près d'une femme qui se croit en travail, on peut se comporter de deux manières différentes, suivant qu'on jouit de sa confiance depuis plus ou moins long-temps, ou qu'on n'a point encore été à même de se familiariser avec elle.

Dans le premier cas, on l'examine immédiatement pour savoir si le travail est effectivement commencé ; dans le second, il est souvent nécessaire d'agir un peu moins brusquement, à moins toutefois que l'enfantement ne paraisse déjà fort avancé. On débute par un de ces mille sujets de conversation futile que tout le monde connaît, et qui permettent de n'arriver que graduellement à l'objet principal ; par ce moyen on donne à l'agitation que produit ordinairement la présence d'une personne peu connue, et surtout d'un accoucheur, chez un grand nombre de femmes, le temps de se calmer : pendant cette causerie, on cherche à saisir les nuances du caractère, les caprices, les goûts, les habitudes de la personne qu'on est appelé à gouverner, afin d'adopter le plan de conduite le plus propre à lui inspirer une grande confiance ; on est bientôt amené à parler de la grossesse, des symptômes qui l'ont accompagnée, des particularités qu'elle a présentées, de son terme ; on peut demander s'il y en a déjà eu plusieurs ou si c'est la première ; on s'occupe de l'état de santé habituelle, des incommodités et des maladies antécédentes; après quoi, il est permis de songer à l'accouchement proprement dit.

§. I. Du Diagnostic.

799. Aux yeux des gens du monde rien n'est plus facile que de dire si une femme est en travail ou non ; il n'en est pas de même aux yeux du médecin instruit. Les primipares, manquant de terme de comparaison, se trompent très-souvent sur ce qu'elles éprouvent ; celles qui en sont à leur deuxième, troisième ou quatrième grossesse, s'y méprennent elles-mêmes quelquefois. Combien de fois n'a-t-on pas vu des commères, les parens, la sage-femme ou l'accoucheur lui-même, disposer, mettre en ordre tout ce qu'il est nécessaire de préparer pour la naissance de l'enfant, et le prétendu travail cesser pour un mois ou six semaines, au moment où le lit de douleur était prêt à recevoir la femme, où les langes, la ligature du cordon, les ciseaux, les béguins et autres pièces du maillot n'attendaient plus que la sortie du nouvel être pour lui être appliqués ! Combien de fois des erreurs plus grossières encore n'ont-elles pas été commises ! Qui ne sait que des malheureuses ont été tenues plusieurs jours de suite sur le lit de l'enfantement, même par des médecins, et se sont aperçues à la fin que leur grossesse était encore à plusieurs mois de son terme, ou qu'elles n'étaient pas même enceintes ! Une jeune femme, enceinte pour la neuvième fois, ressent des douleurs, se croit à terme ; plusieurs accoucheurs sont successivement appelés. L'un dit que la poche des eaux est formée ; l'autre que la tête s'en-

gage; un troisième, qu'il ne trouve pas le col; un quatrième, qu'il faudra faire l'application du forceps. Cette malheureuse, désespérée, me fait appeler le quinzième jour; je trouvai le col comme à sept mois de grossesse; il existait une inclinaison utérine antérieure; j'affirmai que le travail n'était pas commencé, qu'il n'aurait pas lieu de plus d'un mois, et fis appliquer une large ceinture autour de l'abdomen. Au bout du mois, un étudiant qui restait près d'elle vint me dire que le col était dilaté et que l'accouchement allait se faire. Je m'y rendis, ne trouvai aucune annonce de travail, et la parturition ne s'est en effet opérée qu'un mois plus tard encore!

Que des personnes étrangères à la médecine se trompent de cette manière, le public ne fait qu'en rire; mais quelle confiance peut inspirer un accoucheur qui commet de pareilles balourdises? Il importe donc de se tenir en garde contre les causes d'erreurs, et la chose est facile pour celui qui a quelques notions positives en tokologie.

800. Les douleurs de l'accouchement, *les vraies douleurs*, sont intermittentes, séparées par des intervalles de plus en plus courts, progressives, reviennent à des temps réguliers, ne sont point accompagnées de sensibilité à l'abdomen, ni de chaleur à la peau, ni de fièvre; elles partent des environs de l'ombilic et vont se terminer dans le bassin ou les flancs.

Les douleurs étrangères à la parturition, *les fausses douleurs*, au contraire, sont vagues, irrégulières, tantôt plus, tantôt moins aiguës, ne cessent pas complètement, augmentent sous la pression, sont le plus souvent accompagnées de fièvre ou d'un trouble fonctionnel quelconque ; elles annoncent une lésion de l'estomac, des intestins, du foie, des reins, de la vessie ou de quelque autre organe contenu dans l'abdomen, et ont été appelées *fausses*, parce qu'elles sont entièrement étrangères à l'accouchement, se manifestent chez les femmes enceintes comme chez celles qui ne le sont pas, comme chez les individus de l'autre sexe eux-mêmes. Il n'y a donc que la plus grande irréflexion qui puisse les faire confondre avec les douleurs vraies, celles qui dépendent des contractions utérines.

801. Je ne dois pas omettre, cependant, de parler d'un état qui pourrait rendre cette distinction assez difficile, et en même temps la méprise fort dangereuse : qu'il se développe un point inflammatoire aux environs de la matrice, dans cet organe lui-même, dans la vessie, le rectum, etc., au moment où le travail se déclare, les douleurs de l'enfantement marcheront en même temps que celles de la maladie, et les plus habiles pourraient être induits en erreur, s'il fallait, de toute nécessité, porter un jugement d'après le témoignage des seules douleurs. Mais la science possède d'autres moyens de s'assurer de l'existence du travail. Si, pendant que les souffrances sont le plus vives, la main appliquée sur l'hypogastre sent l'utérus se durcir, se resserrer, s'arrondir, il est décidé que l'accouchement va se faire, et, dans ce cas, la douleur vraie peut exister seule, comme elle peut aussi se rencontrer avec la douleur fausse. Si la main trouve la matrice immobile, sans action et sans liaison avec les cris que jette la malade, on peut,

jusqu'à un certain point, affirmer que le travail n'est pas commencé.

802. En définitive, c'est à l'aide du toucher qu'il est permis de résoudre la question sans crainte de se tromper. Tant que le col n'est pas effacé, qu'il conserve encore quelques lignes de longueur comme canal, on peut prononcer, en général, que la femme n'est pas à terme ; seulement il faut éviter de prendre les lèvres du museau de tanche pour le col lui-même, et se souvenir que chez les personnes qui ont eu déjà plusieurs couches, il est parfois d'une mollesse extrême et très-large, plusieurs jours, plusieurs semaines même avant la fin de la grossesse, et que, chez ces femmes, l'orifice forme fréquemment un bourrelet ou un bord, épais de plusieurs lignes au commencement du travail. Lorsque c'est le premier accouchement, le col ne s'entr'ouvre point avant l'apparition des vraies douleurs, et s'il se présente sous la forme d'un tubercule percé dans son centre, on peut assurer qu'il n'y a point encore eu de contractions utérines ; quand il est mince, au contraire, comme un cercle tranchant, la gestation est nécessairement à son terme, et si la parturition n'est pas commencée, il est à-peu-près certain que le travail ne tardera pas, au-delà de quelques jours, à se manifester.

Pour avoir une preuve décisive sur ce point, au surplus, on n'a qu'à toucher pendant la douleur ; si le doigt reconnaît, à n'en pas douter, que les membranes se tendent, qu'elles cherchent à s'engager dans le col, qui s'amincit sensiblement, se resserre ou s'entr'ouvre, pour reprendre immédiatement après leur état primitif, il n'en faut pas davantage, le travail est déclaré ; si rien de tout cela ne s'observe, on peut rester tranquille, le moment de l'accouchement n'est point encore arrivé.

803. Toutefois, je ne puis quitter cet article sans appeler l'attention des jeunes praticiens sur une particularité de diagnostic qui n'est pas suffisamment connue, et qui pourrait les entraîner à se méprendre, d'après ce qui vient d'être dit. Les accoucheurs modernes ont rejeté d'un commun accord, parmi les faits apocryphes ou mal observés, les observations assez nombreuses qui tendent à prouver que le travail peut commencer, les contractions de la matrice être mises en jeu d'une manière évidente, et qu'après avoir existé pendant plusieurs heures, le travail peut se suspendre, au point que l'accouchement ne se termine dans le fait qu'un mois ou deux après. C'est principalement à l'occasion des naissances retardées, et comme preuves de superfétation, que des anomalies de ce genre ont été invoquées; on a prétendu que ces efforts impuissans avaient masqué le terme naturel de la gestation, et que le temps écoulé entre leur cessation et le travail véritable était en plus des neuf mois. Or, j'ai acquis la conviction que ce travail incomplet, *ce faux travail*, comme l'appelle Levret, n'est point une chimère. Je fus appelé, au mois de mars 1824, rue d'Orléans, près d'une dame, enceinte pour la deuxième fois, et qui souffrait depuis environ quatre heures; les douleurs étaient régulières, faibles, et séparées par des intervalles assez longs; le col, très-mou, assez large pour permettre l'introduction de trois doigts, n'était pas complètement effacé; déjà le sommet de l'œuf commençait à s'y engager, et, lors de la douleur, les membranes affleuraient le haut

du vagin, devenaient lisses et tendues, pendant que d'un autre côté je sentais l'orifice et le corps de l'uté-russe durcir et se contracter avec une certaine énergie. Il était dix heures du soir ; j'annonçai que le travail ne se terminerait pas avant plusieurs heures. Je revins chez moi, après avoir recommandé de m'avertir dès que les eaux seraient écoulées ; n'ayant été prévenu ni le lendemain ni le second jour, je crus qu'on avait eu recours aux conseils de quelque autre personne, et je n'y songeai plus. Six semaines après, je fus mandé de nouveau, et ce ne fut pas sans en être sur-pris, je l'avoue, car je croyais l'accouchement ter-miné depuis long-temps. Cette fois, les phénomènes persistèrent et la parturition s'effectua. M. Nivert a publié, dans la *Clinique des hôpitaux*, une observation du même genre et qu'il avait recueillie à mon am-phithéâtre. MM. Gerdy et Tanchou m'ont affirmé avoir été témoins de faits à-peu-près semblables, et j'en ai rencontré moi-même deux autres depuis.

§. II. Déterminer la position.

Dès que l'existence du travail n'est plus douteuse, il faut rechercher dans quelle position le fœtus se pré-sente.

804. Le *vertex* est en général facile à reconnaître, à sa forme arrondie, régulière, à la fontanelle pos-térieure et à la pointe occipitale, à la fontanelle an-térieure, aux sutures sagittale, transversale et lamb-doïde, et aux bosses pariétales ; toutefois, quand la tête est engagée depuis long-temps, les tégumens forment parfois une tumeur tellement volumineuse à son sommet, elle est elle-même quelquefois telle-

ment allongée, qu'on a besoin d'une certaine habitude pour ne pas la méconnaître. Dans plusieurs cas, elle est assez mobile et surtout assez élevée pour qu'on ait de la peine à la distinguer sûrement de toute autre partie. Tant que la poche des eaux n'est pas rompue, on ne doit d'ailleurs chercher à l'atteindre que dans l'intervalle des contractions ; autrement on s'exposerait à rompre les membranes prématurément. C'est donc à l'instant où les eaux viennent de s'écouler, qu'on peut le mieux juger de la présentation du fœtus : alors, l'ovale supérieur de la tête peut être touché dans toute son étendue ; les tégumens ne sont point encore tuméfiés, et les os n'ont pas eu le temps de se croiser. Dans les trois variétés de la position occipito-antérieure, la fontanelle postérieure est plus ou moins rapprochée de la demi-circonférence pubienne du bassin, et se trouve derrière l'une des cavités cotyloïdes ou la symphyse des pubis, tandis que la fontanelle frontale est plus ou moins relevée en arrière et regarde le point opposé de la cavité pelvienne ; dans les variétés de la position postérieure, les fontanelles sont disposées en sens inverse. Tout en se rapprochant beaucoup du centre des détroits, la fontanelle occipitale ne lui correspond presque jamais exactement ; dans les positions antérieures comme dans les positions postérieures, cette fontanelle est constamment placée sur un plan bien inférieur à celui qu'occupe la fontanelle antérieure. Pour distinguer plus sûrement encore les diverses variétés du sommet, on cherche à reconnaître les sutures ; en ajoutant leur direction, en effet, aux notions que donne la situation particulière des fontanelles, il est habituellement facile de ne pas confondre les variétés antérieures avec les variétés postérieures, et de rattacher à chaque nuance d'une même position les caractères qui la séparent de toutes les autres.

805. La *face* est tellement distincte de toute autre partie, qu'au premier coup-d'œil il ne semble pas possible d'en méconnaître la présentation : qu'on se désabuse ; la preuve du contraire est consignée dans tous les recueils d'observations et se rencontre tous les jours dans la pratique ; le menton peut être pris pour le coude, l'épaule, le talon ou le genou ; la bouche pour l'anus, le nez pour les organes sexuels, et les pommettes pour les tubérosités de l'ischion. Si, pour démontrer la possibilité de pareilles erreurs, le témoignage d'une infinité d'observateurs instruits ne suffisait pas, je relaterais l'anecdote bien connue d'un ancien professeur d'accouchemens de l'École de Paris : un peu tranchant de son caractère, il venait de toucher une femme en travail, et, croyant avoir trouvé la face, il soutenait, en gesticulant avec feu, qu'une pareille position ne pouvait en aucun cas être confondue avec celle du siége, ne s'apercevant pas que son doigt, couvert de méconium, était là pour le démentir aux yeux des élèves, qui ne purent s'empêcher de rire aux éclats !

C'est principalement lorsque les parties molles du visage ont eu le temps de se tuméfier et de se boursouffler qu'il est facile de se tromper, surtout quand l'esprit, préoccupé de telle position plutôt que de telle autre, accueille avec une sorte d'avidité, comme preuve certaine de ce qu'on avait prédit, les signes les plus équivoques. Avec de l'attention, néanmoins, on parviendra sans peine, sauf quelques cas rares, à reconnaître la face toutes les fois qu'elle se présentera et que la déchirure des membranes permettra de la toucher à nu ; les yeux et les paupières, le nez et les lèvres, les arcades alvéolaires et la langue, le menton et les oreilles, qui se trouvent dans le voisinage, ont des caractères trop tranchés pour que les diverses positions de la face ne puissent pas toujours être franchement déterminées.

806. Les *pieds* ne peuvent tromper l'accoucheur quand ils se présentent : le talon a bien quelqu'analogie avec le coude, et les orteils quelque ressemblance avec les doigts ; mais quand on songe à la différence de longueur qui existe entre ces derniers, que les uns sont rangés sur une même ligne et courts, que les autres sont de longueur inégale et fortement fléchis, quand on se rappelle la forme des malléoles et des jambes, il faudrait être bien inattentif, en la comparant à celle du poignet et de l'avant-bras, pour ne pas distinguer les pieds d'avec les mains, excepté lorsque ces parties sont encore au-dessus du détroit supérieur.

807. Les *genoux* pourraient à la rigueur être pris pour les coudes ou les épaules, quoique plus arrondis que les uns et moins volumineux que les autres. Mais comme les deux coudes, non plus que les deux épaules, ne se présentent presque jamais simultanément, on aura la certitude que ce sont les genoux, par cela seul que deux tumeurs de ce genre existent en même temps au détroit ; et comme un seul genou est ordinairement accompagné d'un pied, ou tout au moins du siége, il sera toujours aisé

de se convaincre qu'on touche une partie du membre inférieur, et non pas le membre thoracique. Il y a pourtant une circonstance qui paraît être capable d'en imposer; c'est la présence simultanée d'un genou et d'un coude. Mais outre la rareté de ces coïncidences, en pénétrant plus loin avec le doigt, on voit bientôt qu'au lieu de se rapprocher vers leurs racines, ces deux parties s'éloignent au contraire de plus en plus.

808. Ce sont les présentations du *siége* qui ont induit le plus souvent en erreur sous ce rapport; quand les fesses ont eu de la peine à franchir le col ou le détroit, elles se tuméfient comme le vertex; la rainure qui les sépare peut en imposer pour la suture sagittale; le coccyx et le vide qui se trouve au devant ou à côté, pour l'angle occipital, la fontanelle postérieure et la suture lambdoïde; enfin les ischions peuvent faire croire à l'existence des bosses pariétales; mais cette même rainure qui est une fente et non pas un repli, mais la mobilité de la pointe coccygienne, la présence de l'anus, des parties génitales, la racine des membres, etc., ramènent promptement l'accoucheur à la connaissance de la vérité quand il s'en est un instant écarté. L'anus et les parties génitales pourraient faire croire à la position de la face si on ne remarquait pas que la bouche, bordée de lèvres épaisses, contient un corps conoïde, mobile et charnu, la langue, et que le doigt se recouvre de méconium en sortant de l'intestin. Une autre circonstance pourrait tromper encore; j'en vais donner les détails, parce que les auteurs ont omis de la mentionner. Mandé par Mme Lebrun, sage-femme, pour terminer un ac-

couchement contre nature, je crus reconnaître les pieds, les fesses, le coccyx et l'anus ; mais mon doigt pénétra dans une ouverture, bordée de lèvres épaisses, au fond de laquelle je sentis un tubercule analogue à la langue. Déconcerté par cette réunion de signes, je pensai un moment avoir affaire à un enfant monstrueux ; je reportai la main plus profondément ; j'amenai les pieds, et la sortie des hanches vint promptement mettre fin à mes incertitudes. C'était le vagin que j'avais été tenté de prendre pour la bouche, et le col utérin, très-saillant à cet âge, qui m'avait fait croire à la présence de la langue. Pour ne pas hésiter, en pareil cas, il suffira toujours de savoir que la bouche est ouverte en arrière pour se continuer avec le pharynx, tandis que le vagin se termine en cul de sac, au fond duquel le museau de tanche se montre sous la forme d'un tubercule plus arrondi, toujours moins long, et surtout moins mobile que la langue.

§. III. Du Pronostic.

809. Une fois que le diagnostic est établi, une nouvelle question se présente naturellement à l'esprit de l'accoucheur, en même temps qu'elle lui est bientôt adressée par la femme en travail et les assistans. La délivrance sera-t-elle prompte et facile, ou lente et difficile ? quand va-t-elle se terminer ? La réponse ici est extrêmement délicate et ne doit être donnée qu'après un mûr examen et avec la plus grande réserve. La durée de l'accouchement est tellement variable, dépend de circonstances si diverses, et quelquefois si imprévues, qu'il est souvent impossible à l'homme de l'art le plus habile de la fixer d'avance, même

d'une manière très-approximative. D'un côté, il faudrait savoir dès le principe dans quels rapports de dimensions le fœtus se trouve avec le bassin, avec quelle énergie la matrice va se contracter, et de quelle manière les douleurs vont se succéder; de l'autre, il faudrait pouvoir affirmer que la marche du travail sera ou ne sera pas entravée par une hémorrhagie, des convulsions, la sortie prématurée du cordon ou quelque autre accident; que la position la plus franche ne va pas se convertir en position anormale; que la poche des eaux s'ouvrira plutôt à telle époque qu'à telle autre; qu'il surviendra ou qu'il ne surviendra pas de résistance spasmodique du col, etc. Or, il n'y a que d'ignorantes matrones ou d'effrontés charlatans qui puissent prononcer sur toutes ces choses, et dire, malgré tant de causes d'incertitude, l'heure à laquelle l'enfantement doit se terminer.

810. Voici ce qu'il est seulement permis de promettre d'une manière générale : l'enfant est en bonne position; le bassin n'est ni rétréci, ni déformé; les organes génitaux sont sains et bien disposés, le col souple et très-dilatable; les douleurs se succèdent régulièrement avec une force incessamment croissante; la femme est courageuse et bien constituée; alors la terminaison du travail sera prompte et heureuse; un peu moins prompte, si c'est une première couche; un peu plus, s'il y en a déjà eu plusieurs, et plus encore, trop même, si le bassin offre un excès d'amplitude. Au contraire, la position du fœtus, sans être tout-à-fait mauvaise, n'est pas des meilleures cependant, ou bien il est d'un volume démesuré; le bassin est légèrement resserré; ses axes sont trop ou trop peu

inclinés ; le col est dur ou couvert de cicatrices ; les contractions de l'utérus sont faibles, irrégulières ; la femme est d'une constitution délicate, nerveuse, lymphatique ; dans tous ces cas, on doit craindre que l'accouchement ne traîne en longueur, et que les secours de l'art ne deviennent nécessaires. On peut encore juger, jusqu'à un certain point, de la durée du travail actuel par celle des couches antérieures, et surtout par l'effet que produit chaque effort sur la dilatation du col et la marche du fœtus à travers le bassin. Enfin, quand tous les phénomènes suivent leur ordre le plus ordinaire, on peut dire, à quelques heures près, combien de temps la femme doit encore souffrir, en réfléchissant à celui qui s'est écoulé depuis les premières douleurs. S'il n'a fallu que deux ou trois heures, par exemple, pour amener la dilatation aux dimensions d'une pièce de cinq francs, il est extrêmement probable qu'il n'en faudra pas davantage pour terminer l'expulsion de l'enfant ; mais c'est là le plus haut degré de précision auquel on puisse prétendre, et ceux qui se piquent de connaissances plus exactes en imposent au public ou s'en imposent à eux-mêmes.

811. L'accoucheur qui, pour faire parade d'un vain savoir, se croit capable d'annoncer au juste le terme de la délivrance, ne met pas seulement au jour son ignorance ou sa mauvaise foi, il compromet encore l'honneur de son art et le salut de la femme. En effet, s'il est vrai que le hasard vienne assez souvent au secours de l'audace et de la forfanterie, il arrive aussi que les prédictions de l'impéritie ou de la vanité téméraire ne se réalisent pas ; or, si des promesses, ordinairement faites avec beaucoup d'emphase et d'as-

surance, ne sont pas remplies au temps convenu, c'en est assez pour faire naître une inquiétude des plus vives dans l'esprit des parens ou des assistans, et surtout de la femme, qui ne manque pas de se figurer alors que sa perte est assurée, ou que son accouchement sera malheureux.

§. IV. Soins que réclame la femme en travail.

812. De ce que l'accouchement spontané est une fonction naturelle, et non pas une maladie, faut-il en conclure que l'art de l'accoucheur est inutile, et que les femmes en travail n'ont besoin d'aucun secours? Quelques médecins, entraînés par une philanthropie mal entendue, l'ont soutenu. Chez les animaux, ont-ils dit, la grossesse est sans embarras, et l'accouchement presque sans souffrances. Les femmes des Ostiacks, encore étrangères aux raffineries de notre civilisation européenne, accouchent partout où elles se trouvent, et reprennent aussitôt leurs occupations ordinaires, ou continuent leur marche, si elles sont en voyage. Celles de l'île d'Amboine, qui vivent sous une température entièrement opposée, se conduisent de la même manière. Les indigènes de certaines contrées de l'Amérique vont se baigner dans l'eau froide et reprennent leur travail immédiatement après la sortie du fœtus, pendant que le mari se met au lit et fait le malade durant une semaine ou deux! L'accouchement n'est presque rien pour les femmes de la campagne, qui n'ont pas le temps de se traîner méthodiquement, pendant plusieurs semaines, de leur lit sur une chaise longue. Qui n'a vu des femmes de militaires mettre au monde les enfans les plus robustes et les

mieux développés sans rien déranger à leur vie active,
sans cesser de suivre, à marches forcées, les régimens
auxquels elles s'étaient attachées? Dans les grandes
villes même, il n'est pas rare de voir des femmes pauvres
se rendre à pied chez une sage-femme, au moment des
douleurs, et s'en retourner le lendemain, au mépris de
toutes les règles de l'hygiène, la fortune ne leur permettant pas d'être incommodées plus de trois ou quatre
jours. J'ai vu, comme Roussel, une jeune fille qui trouva
le moyen de dérober à la connaissance de ses parens
les marques humiliantes d'une faiblesse, et l'opération qui l'en délivra. Quel accoucheur n'a pas été
dans le cas de faire la même observation! La grossesse de ces malheureuses n'étant pas légitime, il
semble qu'elles n'aient pas le droit d'être malades. Mais
ces remarques ne prouvent nullement que les femmes
doivent être complètement abandonnées à elles-mêmes pendant la parturition. D'abord, il est faux que
le part des animaux n'ait jamais besoin de secours,
ne soit jamais accompagné ni suivi d'accidens graves :
les truies, les vaches, les jumens, etc., sont même,
en général, assez malades lorsqu'elles mettent bas leurs
petits, et les gens de la campagne ne l'ignorent pas.
De ce que quelques femmes, forcées par des motifs
impérieux de se délivrer en secret, ou sans pouvoir
prendre la moindre précaution, échappent aux suites
fâcheuses dont elles se croyaient menacées, en ré-
sulte-t-il que toutes les autres puissent les imiter
sans risque d'être exposées aux plus imminens périls? S'il en est dont la santé ne soit pas troublée par
de si douloureuses épreuves, combien n'y en a-t-il
pas d'autres qui sont victimes de leur témérité? De ce

qu'un homme tombe du haut d'un toît sans se briser
les membres, s'ensuit-il qu'il faille conseiller aux
autres de monter sur les maisons pour avoir le plaisir
de se jeter par terre? Ne se lassera-t-on jamais de nous
reporter aux temps d'une primitive nature, dont tout
le monde parle et que personne n'a pu connaître!
En voulant mettre l'exception à la place de la règle,
on tombe inévitablement dans l'absurde, et c'est ce
qui est arrivé à l'élégant Roussel. Si, pour éviter les
dangers de l'abus, il fallait toujours rejeter l'usage,
que deviendrait l'espèce humaine? Le rôle de l'accoucheur n'est pas, sans doute, de se mettre à la
place de la nature, lorsque le travail est naturel; mais
il faut près de la femme quelqu'un qui puisse la diriger convenablement, prévoir les accidens, les reconnaître, et y remédier quand ils arrivent, appliquer
les ressources de l'art, quand elles deviennent nécessaires et dans le moment opportun; qui, par
la confiance qu'il inspire, calme toutes les inquiétudes, donne du courage et de la résignation, en tran-
quillisant sur l'avenir; mais qui sort d'autant moins
du rôle de spectateur, qu'il a plus de savoir et d'habileté.

813. *Soins hygiéniques.* On s'occupe d'abord de *la
chambre* et de tout ce qui la concerne. Dans les grandes
villes on choisit de préférence une pièce sur le derrière, ou dans le lieu le plus calme et en même temps
le mieux aéré de l'appartement. Il importe que cette
chambre soit suffisamment spacieuse, bien éclairée,
et qu'il soit facile d'en modifier la température. Une
chaleur trop élevée favoriserait la sueur, les conges-
tions cérébrales, les convulsions, les nausées et les

hémorrhagies auxquelles les femmes ne sont déjà que trop disposées pendant les efforts de la parturition ; le froid ne serait pas moins nuisible , et par la sensation désagréable qu'il ne manquerait pas de produire , et surtout en gênant le mouvement expansif des fluides.

814. Les *odeurs*, même les plus suaves, ne sont pas non plus sans inconvénient. Pendant la couche l'irritabilité nerveuse est ordinairement portée à son comble , et les sens deviennent excessivement impressionnables ; les parfums les plus recherchés ne sont parfois pas mieux supportés que les odeurs les plus désagréables. On ne placerait pas toujours sans danger, par exemple , la femme en travail dans une salle remplie d'émanations de musc, d'ambre , de fleurs de lys, d'oranger ou de roses. J'ai vu une dame tomber sans connaissance et dans les convulsions en entrant dans une chambre où se trouvait un pot de réséda. J'en connais une autre qui , sans être enceinte , est prise de syncope ou de lipothymie, toutes les fois qu'on approche d'elle une rose un peu fraîche.

815. Le *régime* réclame toute la surveillance de l'accoucheur ; les écarts dans ce sens peuvent faire naître les accidens les plus fâcheux. Sous ce rapport , il faut avoir égard à la durée probable des souffrances , à la constitution et aux habitudes de la personne : si la délivrance ne paraît pas devoir se faire attendre plus de quatre ou six heures, toute espèce d'alimens serait nuisible , en chargeant l'estomac, dont l'aptitude à digérer est momentanément suspendue. Si le travail marche , au contraire, avec lenteur , on peut accorder des bouillons ou

quelques potages légers; mais on doit refuser les repas au café, au chocolat, que préfèrent les femmes des grandes villes, ainsi que le pain, les fruits, les légumes et les viandes de toute espèce, que demandent celles des campagnes; le café a trop d'influence sur l'innervation et la circulation; le chocolat, le pain et les viandes sont trop difficiles à digérer, pour être donnés sans crainte en pareilles circonstances. Toutefois ceci ne doit être entendu que d'une manière très-générale : une femme bien portante, plutôt faible que forte, dont les organes digestifs sont en bon état, peut prendre sans inconvénient, et parfois même avec avantage, un déjeûner au chocolat ou au café au début de son travail, surtout quand elle en a dès long-temps contracté l'habitude, de même qu'on voit des paysannes fortes et vigoureuses, ainsi que les femmes robustes de la classe ouvrière, manger une ou plusieurs côtelettes sans en être incommodées. Ces exceptions sont nombreuses, on doit le savoir, parce qu'en proscrivant les alimens dans tous les cas indistinctement, on favorise justement le mal qu'on voudrait éviter; quelqu'absolues que soient les menaces de l'accoucheur, il n'est pas rare qu'on passe outre, et alors, s'il ne survient rien de fâcheux, encouragée par l'impunité, la femme ne veut plus se soumettre à aucun conseil, compte son histoire à ses connaissances, et, comme tous les êtres ne se ressemblent pas plus par l'aptitude à devenir malades que par la figure, la punition de son indocilité ne manque pas de retomber sur quelqu'une de celles qui l'ont imprudemment écoutée. Je fus appelé près d'une primipare, au mois de mars 1824 : la mère de cette dame avait eu treize enfans ; jamais elle n'avait omis de boire une bouteille de vin et de manger une ou deux côtelettes pendant ou immédiatement après l'accouchement ; il fallut, malgré mes instances, que sa fille l'imitât ; mais la malheureuse paya de sa vie les imprudences de sa mère ! Il faut donc accorder à quelques-unes ce qu'on refuserait impitoyablement au plus grand nombre, et se contenter d'exposer aux plus obstinées les dangers qu'elles courent, en les laissant libres ensuite de faire ce qu'elles veulent.

816. *Boissons.* Quand la durée du travail ne dépasse pas ses limites les plus habituelles, la femme est assez souvent la première à sentir qu'elle ne doit pas manger, que les alimens lui feraient mal. Pour les boissons, il ne peut pas en être de même ; l'excès de chaleur qui se manifeste lors des grandes douleurs dessèche l'organisme et réclame avec force l'introduction des liquides à l'intérieur. Ceux qu'on peut permettre sont innombrables ; les infusions de fleurs de mauve, de guimauve, de tilleul, de violette, de coquelicot, de buglosse, de bourrache ; les décoctions d'orge, de chiendent, de réglisse, etc., pures ou édulcorées avec le sirop de sucre, de gomme, de miel, de capillaire, de cerise, de guimauve, peuvent être données presque indistinctement, ainsi que toutes les tisanes imaginables, pourvu qu'elles n'aient pas d'action évidente sur l'organisme et qu'elles ne soient pas acides, car c'est de l'eau, et non pas des médicamens que demandent ici les organes. Les limonades et les boissons aigrelettes conviendraient aussi bien et même mieux que toute autre ; mais l'estomac les supporte mal, parce qu'elles aug-

mentent la tendance à tourner à l'aigre tout ce qu'on lui présente. L'eau vinée produit le même effet ; souvent les autres tisanes désaltèrent peu, surtout si les décoctions d'orge, de chiendent et de réglisse, qui rafraîchissent davantage, ne plaisent pas au goût ; si l'eau pure et fraîche est prise avec plus de plaisir et de satisfaction, je ne vois rien qui puisse empêcher de l'accorder, en ayant soin toutefois d'en corriger la crudité avec quelques gouttes d'eau de fleurs d'oranger ou de sirop de cerise en petite quantité. Dans les campagnes et dans les classes inférieures, en général, où les restes informes des doctrines médicales vont ordinairement se réfugier, on donne encore du vin chaud, *des rôties au vin sucré*, dans le but de soutenir les forces, de l'eau des Carmes, et cent autres compositions, plus ou moins échauffantes, pour accélérer le travail dès qu'il traîne un peu en longueur ; mais ces moyens incendiaires, qui embrasent des organes déjà trop irrités, troublent toutes les fonctions, allument quelquefois une fièvre que rien ne peut calmer, et produisent bien plus souvent une perte foudroyante, qu'ils ne hâtent réellement la délivrance, commencent à ne plus être de mode, et ne tarderont pas, espérons-le, à ne jouir d'aucune faveur. Une femme d'ouvrier fait appeler Mme Malville, sage-femme instruite et prudente, dans la nuit du 20 au 21 janvier 1828 ; quoique tous les phénomènes se succédassent avec régularité, rien ne put empêcher l'administration du vin chaud ; il survient une hémorrhagie, de nouvelles doses de vin sont ingérées ; le sang coule plus fort, on redonne du vin pour s'opposer à la défaillance ; l'enfant est expulsé néanmoins, mais une perte effrayante a lieu immédiatement après ; et sans le sang-froid et la fermeté de la sage-femme, cette malheureuse, pâle et défaite, qui ne pouvait pas tourner la tête sur son oreiller sans tomber en syncope, eût immanquablement perdu la vie.

C'est seulement dans les cas de faiblesse ou de langueur, dépendante d'anciennes maladies ou de la constitution particulière de la femme, qu'il est parfois utile d'accorder quelques cuillerées de bon vin rouge ou de vin de liqueur; encore faut-il qu'il n'y ait pas de contre-indication du côté des organes digestifs, ni une trop grande excitabilité nerveuse.

817. La *défécation* et l'excrétion des *urines* doivent attirer, à leur tour, l'attention du médecin. La constipation, si ordinaire pendant la grossesse, fait que le rectum reste paresseux aux approches de l'accouchement; les matières qui le remplissent peuvent gêner le glissement de la tête, irriter le sphincter et la membrane muqueuse des environs de l'anus, faire naître de trop violentes épreintes et favoriser le développement d'hémorrhoïdes, qu'on remarque déjà trop fréquemment après la parturition, En conséquence, si la femme ne sent pas le besoin d'aller à la garderobe, on lui donne un clystère de décoction de racines de guimauve, de graine de lin, ou tout simplement d'eau tiède.

818. Si les urines ne sont pas rendues avant que la tête soit engagée au détroit supérieur, leur émission devient de plus en plus difficile, par suite de la compression qu'éprouve bientôt le bas-fond de

la vessie ; alors, pour peu que la délivrance se fasse attendre, on conçoit que leur rétention puisse être suivie d'une distension douloureuse de la poche urinaire, et que la femme, arrêtée par la crainte d'augmenter ses souffrances, finisse par ne pousser qu'avec une médiocre énergie. L'action des muscles du ventre ne pouvant plus être transmise à la matrice que médiatement, à travers une couche plus ou moins épaisse de fluide, cesse d'être aussi efficace, ou, si la femme se livre sans réserve à la violence des efforts dont elle est susceptible, on peut avoir à craindre une rupture de la vessie, accident terrible, puisqu'il est presque nécessairement mortel.

Il faut donc engager la femme à se présenter sur le pot quand il en est encore temps, et, si les efforts naturels ne suffisent pas, pratiquer le cathétérisme. Alors on est quelquefois obligé, à cause du peu de longueur et du peu de courbure de l'algalie *de femmes*, d'avoir recours à une sonde d'*hommes*; mais si l'on prend la précaution de renverser la matrice en arrière, avec une main, pendant qu'avec l'autre on cherche à faire pénétrer l'instrument, je ne vois pas que l'algalie plate, conseillée par quelques médecins anglais, soit jamais indispensable.

819. L'époque de l'accouchement est sans contredit le moment où l'*état moral* des femmes exige le plus d'égards ; il faut, par conséquent, éloigner d'elles, avec tout le soin possible, ce qui peut les gêner, les contrarier, et respecter jusques à leurs caprices et aux bizarreries de leur caractère.

On ne laisse dans la chambre que le nombre de personnes indispensables, c'est-à-dire une ou deux amies, tout au plus, la garde et l'accoucheur. S'il y en avait davantage, l'air en deviendrait moins pur ; les unes ne supporteraient pas, sans en réfléchir l'empreinte sur leur figure, l'aspect de la douleur ; d'autres ne pourraient pas tenir leur langue inactive, auraient toujours quelques histoires plus désolantes les unes que les autres, mille propos imprudens à raconter ; tantôt c'est madame une telle qui est accouchée d'un monstre, ou bien une voisine qui est morte dans les convulsions ; tantôt c'en est une autre qu'on a délivrée avec les *ferremens*, etc.; soit tendresse, soit intérêt réel, soit affectation, elles s'attristent, se lamentent sur les suites possibles de la couche; chuchotent ou causent tout bas, ou bien, mornes et silencieuses, elles se contentent de jeter furtivement et de temps en temps un regard de pitié sur la femme en travail, qui, presque toujours disposée à interpréter en mal ce qui se dit et se passe autour d'elle, croit à chaque instant voir son arrêt de mort dans ce qu'elle n'entend qu'à demi, dans les gestes, ou l'expression de tristesse et de compassion des assistans.

820. L'accouchement est une fonction qui demande à se terminer dans l'ombre, qui peut être entravée par des regards indiscrets et dont la pudeur cherche, autant que possible, à faire un mystère. L'accoucheur doit savoir que la mère, la tante, la grand'mère, la sœur, ne sont pas toujours celles dont la présence gêne le moins dans ce moment douloureux. Interprète discret autant que circonspect et prudent, il doit donc congédier sans distinction de titres tous les gens qui ne sont pas positivement dé-

sirés. Que d'attention ne doit-il pas avoir lui-même !
impassible et ferme, d'un sang-froid imperturbable,
il faut cependant qu'il sache compatir aux maux dont
il est le témoin, encourager, consoler, distraire, inspirer une confiance sans bornes, une grande familia-
rité, par l'affabilité de ses propos, des raisonnemens que tout le monde puisse comprendre, sa
patience, l'aménité de son caractère et la gravité de ses
mœurs ; qu'il sache se faire obéir sans contrainte, et
qu'il combatte sans cesse, par tous les moyens que
la morale, la philosophie, son esprit naturel et son
éducation lui suggèrent, le découragement, les craintes de toute espèce, la tristesse et les alarmes auxquelles se laissent souvent aller les femmes les plus
résolues aussi bien que les plus timides.

821. L'*habillement* d'une femme en travail était autrefois une grande affaire ; on avait des robes, des
camisoles, des coiffures qui ne servaient qu'à cela ;
chaque pays, chaque province, chaque famille même
avait sa mode ; sans la robe et les autres vêtemens de
travail, une femme bien née n'eût pas cru pouvoir
décemment accoucher ; aujourd'hui ces vieilles habitudes ne se retrouvent plus que dans quelques contrées et quelques maisons où, par suite d'un respect
mal entendu, on s'obstine à ne pas vouloir vivre autrement que ne le faisaient nos pères. A cela l'accoucheur n'a rien à dire, pourvu que la forme des
habits, le genre de toilette préférée ne soient pas
de nature à gêner le libre exercice d'aucune fonction,
qu'aucune constriction ne soit exercée sur l'abdomen,
la poitrine et le cou, que rien n'embarrasse les mouvemens des membres, que les vêtemens soient légers,

ni trop chauds, ni trop froids, et que la circulation ne souffre pas de leur emploi.

822. Le *lit de l'enfantement*, qu'on nomme encore *lit de l'accouchement*, *lit de travail*, *lit de douleur*, *lit de misère*, *petit lit*, etc., est également une affaire de mode ou d'habitude, qui a singulièrement varié, quant à la forme, selon les temps, les lieux et les fantaisies. Il est des femmes qui n'en veulent pas, qui accouchent debout, les coudes appuyés sur le manteau d'une cheminée, le dos d'une chaise, une table, une commode ou quelqu'autre meuble, ou bien en s'accrochant aux épaules d'un des assistans. Quelques-unes se tiennent à genoux, par terre ; d'autres se mettent sur les genoux de leur mari, ayant les cuisses et les jambes fortement fléchies et relevées. Les anciens se servaient de chaises ou de fauteuils particuliers, de *chaises pour accoucher*, ayant des supports pour les bras, un dossier mobile, à crans, un soutien pour les pieds, et un siége percé ; de manière à pouvoir être transformés à volonté en véritable lit, ou bien en simple fauteuil. Ces chaises, encore usitées en Allemagne et en Suisse, et dont on trouve des figures assez bien faites dans les ouvrages de Stein et de M. Hermann, ne sont plus du tout employées en France, quoique M. Rouget ait tenté récemment de les faire revivre, en présentant à l'Académie et à l'Administration des hôpitaux de Paris un nouveau lit de travail de son invention. Ce n'est pas qu'elles soient entièrement dépourvues d'avantages ; mais, pouvant être remplacées partout sans inconvénient, par des moyens usuels et que chacun a sous la main, personne n'en sent le besoin, et il serait par trop ridicule

de voir les chirurgiens, comme jadis, être toujours
suivis de leur lit de travail quand ils se transportent
près d'une femme en douleur.

823. Le meilleur est un lit de sangle, solide, d'une
largeur moyenne, placé de manière que son extrémité,
qui doit servir de chevet, soit appuyée contre l'un
des murs de la chambre, et qu'on puisse circuler
commodément autour de son pied et de ses deux
côtés; un premier matelas est étendu sur ce lit; on
en place un second, ployé en double par-dessus,
qu'on arrange de telle sorte que le bord d'une de
ses extrémités puisse servir à tenir le siége soulevé,
tandis que sa portion repliée supportera le dos et la
tête; un drap, une toile cirée ou des alèzes, des
oreillers et des traversins pour former à la tête et à la
poitrine un plan incliné, complètent cet appareil.

On peut aussi se contenter d'un coussin qu'on
glisse sous le milieu du premier matelas, pour soulever le bassin et laisser à nu le périnée; alors on
forme le chevet du lit avec une ou deux chaises ordinaires, couchées sur leur ventre, ayant les pieds
tournés vers le mur, et le bord supérieur de leur dossier vers le siége de la femme; pour le reste, on se
comporte comme précédemment, et le second matelas devient inutile.

Un seul matelas, sans coussin, peut encore suffire;
ou le met en double; on en souleve la tête avec
des chaises; on laisse à découvert toute la portion du
lit de sangle qui doit se trouver au-devant du bassin,
et à l'aide de quelques chiffons, pour recevoir les liquides qui s'échappent de la vulve, on évite de salir
aucune pièce de linge. Quelques personnes y ajou-

tent un bâton, qu'elles fixent en travers pour servir d'appui aux pieds lors des grandes douleurs ; mais cet ajustage est plus embarrassant qu'utile, les mains d'une garde bien entendue conviennent beaucoup mieux, en ce qu'elles peuvent suivre les divers degrés de flexion et d'extension des membres. Dans la campagne, on fait souvent un lit en plaçant et en unissant six ou huit chaises en face l'une de l'autre, et sur lesquelles on étend des matelas.

A la rigueur, une femme robuste et bien conformée peut accoucher dans toutes les positions imaginables, sur une chaise, par terre, sur une botte de paille, debout, et sur toutes les espèces de lits qui ont été proposés ; en sorte que c'est seulement dans les cas où rien ne s'oppose à ce que l'accoucheur prescrive ce qu'il y a de mieux, qu'il doit attacher quelque prix à la composition du lit de travail ; encore, le seul point essentiel dans tout cela est-il que la femme s'y trouve le plus commodément possible, n'y soit gênée ni pendant les douleurs ni pendant leurs intervalles, et que le périnée puisse se distendre librement.

824. Le moment de se coucher sur le lit de douleur n'a et ne peut avoir rien de fixe : quelques femmes ont besoin de s'y mettre dès que les douleurs ont acquis une certaine force ; d'autres ne doivent s'y placer que beaucoup plus tard, et le plus grand nombre peuvent se laisser conduire, sans inconvénient sous ce rapport, par ce qui s'accorde le mieux avec leur bien-être particulier ; tant qu'elles se tiennent au lit ou levées, pour être mieux à leur aise, et non pas pour satisfaire à quelque idée préconçue, on doit les laisser libres ; il

serait absurde de les obliger à rester couchées depuis l'origine jusqu'à la fin du travail, quand le seul moyen d'alléger leurs souffrances est de se promener et de changer de place ; en les forçant, d'un autre côté, à se tenir sur pied jusqu'à la fin, on épuise inutilement leur courage et leurs forces, on les expose à l'hémorrhagie, à la chute et au renversement de la matrice, à la déchirure du périnée, et à la sortie trop prompte, trop précipitée, de l'enfant.

Ainsi, dans les accouchemens réguliers, quand il n'y a point d'indication spéciale à remplir, il est inutile que la femme se couche avant la rupture de la poche des eaux, à moins que ce ne soit pour se reposer quand elle est fatiguée. Lorsque la dilatation du col est complète, au contraire, et surtout quand la tête est descendue dans l'excavation, il est mieux, mais non pas toujours indispensable, qu'elle reste sur le lit préparé à cet effet. Il est bon qu'elle se tienne debout, marche et se promène, autant que ses forces le permettent, quand les douleurs sont faibles et se succèdent avec lenteur, quand la poche s'est rompue prématurément, quand la tête reste très-élevée au-dessus du détroit supérieur, et que le col, bien que souple et très-dilatable, ne s'ouvre que difficilement. On doit encore l'engager à se coucher de bonne heure, quand le bassin est très-large et que les membranes ne se déchirent pas, bien que le col soit dilaté, quand le travail marche avec trop de rapidité, quand il y a menace d'hémorrhagie ou quelque obliquité de l'utérus. Les femmes affectées de déviation du rachis, d'asthme, d'hydrothorax, d'ascite ou de quelqu'autre disposition anormale, sont quel-

-quefois forcées de ne pas se coucher du tout, d'accoucher debout, ou assises, ou à genoux, etc., de même qu'il en est d'autres qui ne peuvent sortir de leur lit sans danger, avant la terminaison du travail. Mais ce sont là des cas exceptionnels, ou qui n'appartiennent plus à l'eutocie.

825. Lorsque la femme est couchée, elle doit, pendant les douleurs, se tenir sur le dos, les jambes et les cuisses demi-fléchies, et les pieds appuyés sur le matelas ou le lit de sangle : cette position, tellement naturelle, que les femmes la prennent d'elles-mêmes, et y reviennent promptement après l'avoir momentanément abandonnée, dès qu'une douleur s'annonce, est surtout nécessaire quand la matrice est fortement inclinée en devant. Mais, dans l'intervalle des contractions, il serait aussi ridicule que cruel d'exiger une position fixe quelconque ; alors la femme doit être libre de se placer à son gré, tantôt sur un côté, tantôt sur l'autre ; l'être qui souffre et qui ne peut éviter la douleur, a du moins l'espoir qu'en changeant de situation, qu'en essayant de telle ou telle posture, il trouvera quelque adoucissement à ses maux ; lui enlever cette ressource serait une véritable barbarie. Il y a plus, c'est qu'à l'exception des cas d'obliquité très-prononcée, le décubitus dorsal n'est que très-rarement de rigueur. La plupart des femmes anglaises et américaines se tiennent sur le côté gauche, le siège près du bord droit de leur lit ordinaire convenablement garni, les jambes et les cuisses fléchies, les genoux tenus écartés par des oreillers ou des coussins, et pourtant on ne voit pas que l'accouchement entraîne beaucoup plus de dan-

gers en Angleterre qu'en France. Toutefois il est évident qu'une pareille attitude doit être fort gênante et peu favorable aux contractions musculaires pendant les efforts. Les accoucheurs de la Grande-Bretagne, qui la conseillent, prétendent qu'elle permet de soutenir plus efficacement le périnée , d'exercer plus librement le toucher, et, chose que je ne comprends pas, d'appliquer plus aisément le forceps, la main ou quelque instrument que ce puisse être ; mais quand on sait jusqu'à quel point la pudeur est portée chez les dames anglaises , quand on réfléchit à leur extrême susceptibilité , à leurs mœurs et à leurs habitudes réservées , on est bien plutôt porté à penser que le décubitus latéral , qui leur permet de ne point se trouver en face de la personne qui les accouche , a été choisi pour leur complaire , pour ménager leurs alarmes.

826. L'accoucheur se place au côté droit du lit de douleur; là , on est commodément pour toucher , suivre les progrès du travail et soutenir le périnée ; toutes choses qui peuvent se faire sous les couvertures , car c'est le doigt ou la main , et non pas l'œil, qui doit agir et apprécier ici l'état des parties. Comme la volonté et le courage ont une grande influence sur la marche de l'enfantement , il importe de savoir en diriger convenablement les efforts. Tous les jours on rencontre , dans la pratique , des femmes qui *poussent* , qui tâchent de faire valoir leurs douleurs , dès que les souffrances sont un peu vives; les commères , la sage-femme , assez souvent , et l'accoucheur lui - même , quelquefois , les encouragent à se comporter ainsi , en leur faisant espérer qu'elles seront plutôt délivrées. Cette conduite est extrêmement blâmable , et ne peut

être le fruit que de l'ignorance ou de l'irréflexion. Tant que le col n'est pas effacé, que la poche des eaux n'est pas rompue, ou, du moins, que la tête n'est pas encore engagée au détroit supérieur, les efforts pour hâter l'accouchement ne servent qu'à épuiser la femme en pure perte; jusqu'à la fin du premier temps l'action des muscles n'est point sollicitée, la matrice ne la réclame point, elle n'aurait aucun but.

Mais, dès que le fœtus pénètre dans l'excavation, que le col est dilaté, que les membranes sont déchirées, la pesanteur sur le *fondement*, le ténesme et les épreintes se manifestent, font naître l'envie de *pousser*, forcent les contractions musculaires à venir au secours de l'utérus, et d'autant plus que l'enfant est plus près d'être expulsé. Alors c'est la matrice qui commande les efforts, et non plus la femme qui les ordonne; le tout est de les faire valoir à propos, et l'on rencontre beaucoup de femmes qui ne le savent pas, *ne savent point accoucher*; qui, avec une perte de forces considérable, ne font presque point avancer le travail; c'est à l'accoucheur de faire leur apprentissage, s'il est permis de s'exprimer ainsi, de leur faire entendre qu'elles ne doivent agir volontairement, quand les contractions utérines sont régulières, qu'à partir du moment où chaque douleur est franchement commencée, où la réaction musculaire est positivement sollicitée; dès-lors elles doivent, en appuyant du bassin, des pieds et des mains, sur le lit ou les personnes destinées à les soutenir, pousser avec toute la force dont elles sont susceptibles, comme si elles voulaient aller à la garde-robe; aussitôt que la matrice elle-même ne pousse plus, tout effort doit être sus-

36*

pendu, un repos, un calme aussi parfaits que possible, doivent être strictement ordonnés, et jamais on ne doit perdre de vue que les muscles ne sont pas là pour forcer, mais seulement pour aider et soutenir les contractions de l'utérus.

827. Quelquefois les souffrances sont tellement aiguës, tellement insupportables, lorsque la tête arrive au détroit inférieur, qu'au lieu d'appuyer avec force sur leur bassin, de pousser en bas, les femmes, même les plus résolues, le retirent malgré elles, et comme pour fuir la douleur. En cela elles se trompent doublement : d'abord, en ce que rien au monde ne peut les soustraire aux souffrances qu'elles endurent, et que, de cette manière, elles reculent volontairement le moment de leur délivrance; ensuite, en ce que, loin d'être un mal, la violence des contractions est au contraire ce qu'elles ont le plus à désirer, puisque c'est de là que dépend la prompte terminaison du travail. La même chose a souvent lieu chez d'autres femmes trop pusillanimes, trop nerveuses ou trop craintives; la peur d'augmenter l'acuité des douleurs les retient; elles s'agitent, se contournent, et, plutôt que d'aider, que de faire valoir les efforts de leurs muscles, elles mettent tout en jeu pour les empêcher ou les suspendre.

828. Quelques-unes tombent dans un excès contraire, se livrent à des efforts tellement immodérés, que, si on n'y mettait ordre, il en pourrait résulter des accidens graves, tels qu'une forte congestion cérébrale, et même l'apoplexie, le gonflement subit du corps thyroïde et la rupture des grosses veines du cou, la formation de hernies de toute espèce, la paralysie

momentanée des membres pelviens, etc. On doit donc dérouler à leurs yeux le tableau rembruni des accidens auxquels elles s'exposent en poussant ainsi inconsidérément, et user avec adresse de tous les moyens de persuasion, de tout l'empire que l'on a sur elles, pour les obliger à céder avec plus de réserve aux sensations qu'elles éprouvent. Si le raisonnement, la prière et la douceur ne réussissent pas, un ton ferme et même la menace, habilement employés, deviennent quelquefois nécessaires. Il est mille moyens qu'on peut essayer pour les faire rentrer dans le calme, leur inspirer de la crainte et les contenir. C'est ainsi que Baudelocque, ayant vainement épuisé toutes les ressources, imagina de faire venir deux avocats en robe, dans la chambre d'une femme en travail, qui en fut si fort intimidée, que dès-lors elle devint raisonnable et se soumit aux conseils de l'accoucheur.

829. Le toucher s'exerce aux différens temps du travail, pour reconnaître la position du fœtus, le degré de dilatation du col, et jusqu'à quel point la tête est descendue. A la rigueur, il suffirait de toucher trois fois dans tout le cours de l'accouchement : une fois au commencement, pour acquérir la certitude que la matrice se contracte ; une seconde, au moment où la poche des eaux se rompt, pour s'assurer positivement de la position ; et une troisième, lorsque les douleurs et les efforts ont repris une certaine force, afin de voir si les parties s'engagent bien dans l'excavation ; mais, en général, à moins que la vulve et le vagin ne soient très-sensibles et irritables, on peut, sans inconvénient, pratiquer cette opération beau-

coup plus souvent. Si le toucher n'était jamais pratiqué que pour s'instruire des progrès du travail, il aurait rarement d'autre inconvénient que d'ennuyer quelques femmes et de blesser leurs scrupules, quelque répété qu'il fût, à l'exception toutefois des cas où l'on en fait un objet d'étude, comme dans nos salles publiques, où un très-grand nombre d'élèves touchent successivement la même personne. Mais il existe des accoucheurs qui s'en servent dans un autre but; qui, garnis d'un tablier, l'habit bas, les manches relevées, s'asseyent entre les genoux de la femme, et font, disent-ils, leur *petit travail*, dilatent forcément et la vulve et le col, sous le prétexte d'accélérer la marche de l'accouchement. Les malheureuses qui se soumettent à de pareilles manœuvres, qui sont même les premières à les réclamer, ne savent pas à quels dangers on les expose. On doit plaindre ceux qui les mettent en pratique par ignorance ou par témérité ; mais que penser de ceux qui en usent par système et pour paraître plus habiles ou plus importans aux yeux du vulgaire ?

830. S'il est parfois utile ou seulement permis de porter plusieurs doigts dans le vagin, pour aider à la dilatation des parties, c'est dans les seuls cas où la rigidité et l'état d'irritation de quelque point du canal vulvo-utérin indiquent qu'il serait bon d'y porter du mucilage ou quelque pommade adoucissante, telle que le cérat de Galien ou la pommade de concombre, et non de l'huile comme le voulait Consell. Lorsque la tête, en s'engageant au détroit et même en parcourant l'excavation, pousse le col devant elle comme un bourrelet, il y a bien quelques avantages à

soutenir ce cercle avec l'extrémité d'un ou de plusieurs doigts pendant la douleur ; mais s'il n'est pas constamment dangereux, il est du moins toujours inutile de chercher à vaincre artificiéllement sa résistance.

831. *Soutenir le périnée.* Quand on se rappelle la forme du bassin et la direction de ses axes, il est facile de voir que la cloison périnéale, qui continue la paroi sacro-coccygienne, sans en offrir la solidité, doit être violemment distendue et courir les plus grands risques d'être déchirée à l'instant où la tête franchit le détroit inférieur. Aussi tous les accoucheurs ont-ils conseillé quelque moyen pour prévenir cet accident : les uns ont pensé, avec Mesnard, qu'il suffisait de repousser le coccyx en arrière, ou de placer deux doigts entre la tête et le périnée, lorsque l'occiput arrive à la vulve ; d'autres, qu'on atteindrait mieux le but à l'aide du levier de Roohuysen ou d'une large plaque de baleine ; enfin, actuellement, on se contente de la main appliquée à l'extérieur. Mais comme, malgré toutes les précautions, le périnée ne s'en déchire pas moins quelquefois, des chirurgiens modernes en ont conclu qu'il était tout-à-fait inutile de le soutenir d'aucune manière. Si j'en puis croire plusieurs jeunes médecins allemands et anglais, l'accoucheur de l'établissement public de Gœttingue et celui qui dirigeait la Maison d'accouchement de Dublin, en 1824, seraient de cet avis, et iraient même, m'assure-t-on, jusqu'à prétendre que les précautions recommandées à ce sujet sont toutes dangereuses. Comme ici le succès dépend moins des moyens que de

la main qui les met en usage, il est probable que de long-temps on ne sera d'accord sur la valeur de ceux qui ont été proposés.

832. Quoi qu'il en soit, la conduite avouée par l'expérience et le raisonnement est la suivante : on place la main nue ou, mieux, enveloppée d'un linge, en travers, de manière que son bord cubital corresponde à la pointe du coccyx, que son bord radial soit au-dessous de la commissure antérieure du périnée, que l'extrémité libre des doigts puisse se loger entre la grande lèvre et la cuisse d'un côté, ou s'étendre jusque sur la fesse, tandis que le thénar et le pouce écartés se trouvent entre l'autre lèvre et la cuisse du côté opposé. On transforme ainsi en paroi solide le plan incliné que doit parcourir la tête sur les parties molles en sortant du bassin ; la main est là comme pour continuer la face concave du sacrum et du coccyx, afin de forcer la tête à se mettre en rapport avec l'axe de la vulve ; l'effort que l'on exerce doit donc agir d'arrière en avant, du coccyx vers le pudendum, et non dans le sens inverse ni latéralement. Il faut obliger l'occiput à se relever vers les pubis, et non l'empêcher de descendre ; ce n'est d'ailleurs qu'au moment même où la tête commence à distendre la vulve avec une certaine force qu'il importe d'agir ; avant cette époque l'opération n'aurait aucun but, et l'accoucheur prouverait seulement qu'il n'en comprend pas le mécanisme. En essayant de fléchir un peu les doigts, comme on l'a conseillé, pour ramener les parties molles vers la ligne médiane, la main devient trop concave, ne soutient plus suffisamment la tête, et l'on

favorise précisément ce que l'on voudrait éviter; en plaçant la main, comme d'autres le recommandent, en supination, verticalement, les doigts vers le coccyx et le poignet du côté de la vulve, on manque encore le but, parce que les efforts s'exercent alors avec plus de facilité en avant qu'en arrière, tandis qu'on doit désirer le contraire. Enfin, pour prévenir le plus sûrement possible la déchirure, on peut, à l'instar de M. Flamant, saisir la peau des fesses ou de la portion postérieure du bassin avec les deux mains, afin de la ramener, autant que possible, en avant; il convient, il importe même, aussitôt que les bosses pariétales ont franchi le niveau des tubérosités ischiatiques, d'engager la femme à ménager ses efforts, au lieu de l'exciter à pousser de plus en plus, comme on le fait trop généralement. C'est dans cet instant que les parties surprises, étonnées, se déchirent, si la tête, poussée trop rapidement, ne leur donne pas le temps de céder et de se mouler sur elle. Donc plus la vulve sera lentement traversée, plus on aura de chances de maintenir la cloison périnéale dans toute son intégrité.

Je suis loin de dire que la déchirure du périnée soit un accident grave dans tous les cas; je crois, au contraire, qu'elle est très-rarement dangereuse; mais l'accoucheur n'en doit pas moins tout faire pour la prévenir, et je ne puis trop blâmer la négligence qu'y apportent un grand nombre d'entr'eux. S'il n'est pas en notre puissance d'empêcher la femme de souffrir, il est au moins de notre devoir de conserver la forme naturelle de ses organes, en tant que la chose est possible. La plaie se cicatrise sans doute ; mais l'orifice externe du vagin reste avec de trop grandes dimensions , et qui ne devine les troubles malheureux dont cet accident, si léger en apparence , peut devenir indirectement la cause !

833. *Soutenir la tête du fœtus.* Aussitôt que la tête a franchi la vulve , on doit la soutenir avec les deux mains ; les doigts écartés s'appliquent sous l'occiput , l'oreille et la mâchoire inférieure de chaque côté , en ayant soin de ne pas gêner le mouvement de restitution. A la rigueur, on pourrait se dispenser d'exercer la moindre traction ; car souvent le reste du fœtus est chassé d'un même jet avec la tête , et dans les autres cas une nouvelle douleur ne tarde pas à l'expulser en entier ; cependant, comme il n'y a plus aucun avantage à reculer la terminaison du travail , comme la femme n'a rien tant à cœur que d'être promptement délivrée , il est mieux de suivre l'impulsion donnée par la matrice , et , pendant qu'elle se contracte encore , de tirer avec prudence et très-modérément, sur la tête ou sur les aisselles, dans la direction de l'axe du détroit inférieur.

La conduite que je viens d'indiquer est particulièrement applicable aux trois variétés franches de la position occipito-antérieure. Elle peut , elle doit même être légèrement modifiée dans la plupart des autres présentations.

834. *Position occipito-postérieure.* Quand l'occiput regarde en arrière , l'accouchement étant, en général, plus difficile, il est naturel de profiter de sa tendance à se porter en avant pour le ramener peu-à-peu en position antérieure ; on y parvient quelquefois en imitant les procédés de la nature. Quand la tête est

descendue dans l'excavation, presque immédiatement après l'écoulement des eaux, on tâche de la faire dévier à droite ou à gauche, dans l'intervalle des contractions, en glissant deux ou trois doigts au-devant du sacrum. Pendant la douleur on l'empêche de revenir à sa position primitive, en laissant les doigts qui l'ont déplacée entre elle et la ligne médiane ; on répète ces tentatives autant de fois qu'on le juge nécessaire, et si l'on ne parvient pas toujours à convertir les quatrième ou cinquième positions de Baudelocque en première ou en seconde, du moins il est sûr qu'on ne fait courir aucun risque à la mère ni à l'enfant, quand cette manœuvre est bien exécutée. Dans cette position, le périnée est plus exposé que dans toute autre à se déchirer ; pour le soutenir avec efficacité on doit se garder d'incliner trop la main en avant, car le sommet de la tête tomberait perpendiculairement sur elle et se renverserait plutôt en arrière, vers l'anus, que de glisser du côté de la vulve. C'est ici qu'est surtout applicable le précepte de M. Flamant.

835. *Positions de la face.* Bien que les positions de la face ne rendent pas l'accouchement beaucoup plus difficile que celles du vertex, comme elles sont cependant moins exactement dans le vœu de la nature, dans l'ordre normal, il est toujours prudent de les changer en positions du sommet quand la chose paraît facile. Il n'est plus temps d'y songer dès que la tête est arrivée dans l'excavation ; c'est pendant qu'elle est encore mobile au détroit supérieur, qu'on peut l'essayer, et cela de deux manières différentes : ou bien, avec deux doigts, on se contente de repousser le menton vers la poitrine en agissant sur le

front; ou bien on tâche d'accrocher l'occiput pour l'abaisser et produire le même effet. Dans les deux cas, les doigts restent en place jusqu'à ce qu'une contraction survienne, afin de transporter sur la branche occipitale du levier que représente la tête, la puissance qui appuyait auparavant sur la branche faciale ou antérieure. C'est surtout dans la position mento-sacrée, si jamais elle se rencontrait, qu'il serait important d'opérer cette conversion. Du reste, quand la face sort la première, le périnée n'est pas aussi facile à soutenir que dans les positions du sommet; mais comme c'est le devant du cou, et non plus le bregma, qui porte contre le bord inférieur de la symphyse pendant que l'ovale supérieur de la tête parcourt l'arc de cercle coccy-périnéal qui l'amène dans la vulve, la déchirure de cette cloison est aussi moins à craindre. Il faut donc que la main n'appuie que modérément, et seulement à dater du moment où le front est déjà au-dehors; autrement, on pourrait augmenter les dangers que court le fœtus, ou, tout au moins, gêner la terminaison de l'accouchement.

836. *Positions inclinées de la tête.* Le front en entier ou l'un de ses côtés, la fontanelle antérieure, l'une des bosses pariétales, le haut de la nuque, le menton ou l'une des joues, à la place des positions franches de la face ou du vertex, n'empêchent pas toujours l'accouchement d'être spontané, parce que les efforts de la femme finissent ordinairement par faire descendre l'occiput ou le visage. Néanmoins, comme ces positions intermédiaires ou *bâtardes*, peuvent entraver plus ou moins la marche des dou-

leurs et du travail en général, on doit s'efforcer, dès qu'on les reconnaît, de les ramener à celle des positions régulières qui leur correspond. Tant que la tête est encore au détroit supérieur, et que la matrice n'est pas trop fortement resserrée sur l'enfant, on peut espérer, en introduisant deux doigts en arrière, au-devant ou sur les côtés de l'occiput, de le ramener au centre, ou bien d'y faire engager la face en plein, s'il n'est pas possible de réussir autrement.

837. *Positions des pieds.* En soutenant que l'accouchement par les pieds se termine habituellement sans secours, je n'ai pas voulu dire qu'il ne faut, en aucune façon, toucher au fœtus avant qu'il ne soit complètement sorti, mais seulement qu'il n'est pas nécessaire, que même il serait dangereux d'exercer sur lui des tractions.

Dès que les jambes se montrent, on les soutient en les enveloppant d'un linge ; on se comporte de la même manière pour les hanches, l'abdomen, les bras, la poitrine et les épaules ; quand la tête est seule dans l'excavation, on porte deux doigts au-devant du menton, dans la bouche, ou mieux, sur les côtés du nez ; deux ou trois doigts de l'autre main glissent sous la symphyse des pubis, pour aller soutenir l'occiput, et, aux moindres contractions qui surviennent, on entraîne le tout dans la direction des axes du détroit inférieur et de la vulve, comme si on voulait renverser le dos du fœtus sur le mont de Vénus et l'hypogastre de sa mère.

838. La tête n'ayant plus à franchir que le détroit périnéal, est hors de l'influence de l'utérus, et peut être

extraite sans inconvénient; mais, tant qu'elle n'a point encore traversé l'orifice utérin, ou l'ouverture abdominale du bassin, le moindre effort tenté pour en accélérer la sortie ne serait propre qu'à produire une véritable dystocie. Quant au périnée, il est facile de le ménager, puisqu'il dépend de l'accoucheur de tirer la tête avec plus ou moins de force, et de l'incliner plus ou moins en avant, en lui faisant franchir la vulve.

839. *Positions des genoux.* Les genoux offrent très-peu d'indications particulières; s'ils se présentent dans une position régulière, on les laisse sortir d'eux-mêmes, et quand ils arrivent à la vulve, on se contente d'aider le dégagement des jambes. Si l'un d'eux prend une direction vicieuse, arc-boute contre un point quelconque du bassin, ou est arrêté par le col ou quelques replis du vagin, on le décroche ordinairement sans peine, et on le ramène à côté de l'autre. Du reste, on se comporte comme pour les pieds, en ayant soin de ne point exercer de tractions sans nécessité.

840. *Positions du siége.* Quand les fesses descendent les premières, et que les pieds tendent à s'engager simultanément, il est quelquefois utile de repousser ceux-ci et de les maintenir un peu élevés pendant plusieurs douleurs; sinon, il n'y a rien à faire jusqu'à ce qu'elles soient au bas de l'excavation. Dans ce dernier cas, on ne tirerait pas non plus sur elles, sans inconvénient, si l'on agissait dans le moment où la matrice ne se contracte pas; cependant, quand leur volume est considérable, et qu'elles ont de la peine à traverser la vulve, un doigt, placé en

crochet sur l'aine qui regarde le sacrum , peut être de quelque avantage , en permettant d'aider à propos aux efforts de la femme ; à peine les hanches sont-elles dégagées , que déjà la constriction qu'elles éprouvaient se trouve transportée sur le ventre. Il importe donc de faire quelques tractions sur les cuisses et les jambes, qu'on étend pour diminuer cette pression dangereuse ; l'accouchement ensuite est en tout semblable, pour les soins qu'il exige, à celui qui se fait par les pieds ou les genoux. Au moment où les fesses s'échappent du détroit inférieur, elles distendent quelquefois le périnée avec autant de force que la tête d'abord ; mais comme elles sont beaucoup plus molles, et que la flexibilité du tronc leur permet de s'accommoder plus facilement à la direction des axes , ainsi qu'à la forme des espaces qu'elles sont obligées de franchir, elles en déterminent bien plus rarement la déchirure : en sorte qu'il n'est pas toujours indispensable alors de soutenir le périnée.

841. Dans les positions obliques du siége on fait comme pour les positions inclinées de la tête ; on cherche à les ramener en positions franches: si c'est la face postérieure du coccyx et de la pointe du sacrum qui est au centre, on fait coucher la femme de bonne heure ; on l'oblige à se tenir, autant que possible , sur le dos , en même temps que la main , appliquée sur l'hypogastre, repousse la matrice en arrière et en haut ; si cette précaution ne suffisait pas , on pourrait, avec deux doigts de l'autre main, accrocher les ischions, et les forcer à s'abaisser dans le détroit. Si l'une des fesses s'engageait seule, avec ou sans la hanche du même côté, il faudrait la soulever pendant

l'intervalle des douleurs, ou tâcher de l'atteindre directement en glissant quelques doigts sur sa face externe.

Quand au lieu d'une fesse ou du coccyx ce sont les parties génitales ou le devant des jambes qu'on rencontre au centre du col dilaté, il est généralement facile de faire descendre les pieds à la place du siége ; c'est une ressource qu'on doit mettre en usage toutes les fois que, les fesses et les pieds se présentant ensemble, on s'aperçoit qu'il serait trop difficile de forcer les premières à s'engager seules.

842. *Obliquités.* L'inclinaison antérieure de l'utérus est, on peut le dire, la seule qui exige quelqu'attention pendant le travail. Quand elle existe, le fœtus ne s'engage qu'avec peine ; les muscles abdominaux, trop fortement courbés, se contractent avec une faible énergie ; si la tête de l'enfant s'engage néanmoins dans l'excavation, l'orifice se relève en arrière, tandis que sa paroi antérieure, amincie, distendue, enveloppe la tête comme une coiffe, et descend au-dessous du détroit.

Cette disposition, d'ailleurs, ne laisse pas que d'être embarrassante pour les commençans. Elle peut leur faire croire que la dilatation est complète, dans quelques cas où elle est à peine commencée ; plus souvent, ne trouvant pas de col, ils rêvent des anomalies ou ne savent que penser. Voici ce que m'écrivait (3 janvier 1827) un jeune confrère de mes amis, qui pratique déjà depuis trois ans avec distinction dans la capitale. « J'ai passé la nuit près de Mme de » S. A....., le travail paraît marcher régulièrement, » mais je ne trouve point l'orifice ; j'ai porté le doigt

» vers le promontoire, puis du côté des fosses ilia-
» ques, puis en avant, derrière le pubis; partout je suis
» arrivé jusqu'au cul-de-sac formé par l'extrémité su-
» périeure du vagin, mais je n'ai point trouvé le col;
» qu'ai-je à faire, qu'est-ce que cela veut dire? » C'est
qu'en effet l'orifice était tellement porté en arrière et
en haut, sur la tumeur qui faisait saillie dans l'excavation, que, pour l'atteindre, il fallait recourber le doigt
en crochet tout-à-fait en avant.

Toutes les fois que j'ai rencontré cette particularité
qui, je le répète, est très-commune, le travail a marché avec beaucoup de lenteur jusqu'à la fin du premier temps, mais je l'ai constamment vu prendre ensuite beaucoup d'énergie et ne point réclamer de secours particuliers.

843. *Lenteur du travail.* Autrefois chaque médecin,
chaque sage-femme avait son remède oxytocique (1),
un moyen sûr pour faire terminer promptement la parturition; à ce sujet tous les arcanes, toutes les amulettes ont été vantés. Les uns mettaient un morceau
de pierre précieuse, de jaspe, de topaze, d'éme-
raude, etc., dans un petit sachet qu'ils suspendaient
au cou de la femme; d'autres l'engageaient à tenir un
morceau d'aimant dans la main droite; tantôt on lui
attachait une plume d'aigle à la cuisse, ou la première plume de l'aile droite de cet oiseau sous la
plante du pied correspondant; tantôt il fallait au
contraire lui frotter le ventre avec de la graisse de
vipère et du fiel d'anguille, ou lui couvrir l'ombilic
avec une peau de serpent ou de lièvre bien chaude;

(1) De ὠξύς, prompt, vite, et de τοκος, accouchement.

enfin du safran appliqué sur la hanche, des phrases cabalistiques placées sur le front, la poitrine ou le creux de l'estomac, et mille autres absurdités du même genre, étaient encore fréquemment usités. Comme le remarque M. Desormeaux, il serait presque puéril de faire la moindre mention de pareilles niaiseries, si par respect humain nous n'étions parfois obligé de répondre à des gens qui les tiennent pour de grands secrets, et s'il ne fallait, dans certains cas, à l'instar de Van-Swieten, avoir quelques condescendances pour les faiblesses des femmes. Ces remèdes, au moins, ne feront pas de mal, et peut-être auront-ils l'avantage d'empêcher l'emploi de quelque médication moins inoffensive.

Les eaux aromatiques, de mélisse, de menthe, les teintures de canelle, de girofle, toutes les compositions, tous les élixirs alcooliques ont été prônés, et ont rendu plus d'une fois les femmes qui en usaient victimes de leur imprudence. Les purgatifs et les vomitifs ont surtout joui d'une grande vogue, même parmi les médecins, et ne sont pas encore entièrement oubliés du vulgaire. Les préparations de manne ou de séné, auxquelles on ajoutait, à titre de correctif, du jus d'orange ou de citron, étaient fort usités du temps de Mauriceau; mais, sans refuser à de semblables médicamens la faculté de rappeler les douleurs dans quelques cas particuliers, sans redouter autant leur action sur le tube digestif que quelque médecins de nos jours, il est évident néanmoins que si jamais ils peuvent être dangereux, c'est principalement chez une femme en travail.

844. Donnés en clystère, les purgatifs n'ont plus les mêmes inconvéniens, et paraissent effectivement avoir

été employés sous cette forme avec quelqu'avantage ;
la décoction de séné, entr'autres, dont l'effet est, en
général, accompagné de coliques assez vives, n'est
peut-être pas tout-à-fait à négliger. Il est sûr, au
moins, qu'à la Maternité de Tours, je l'ai vue imprimer
aux contractions une énergie qu'il serait difficile
d'attribuer au simple hasard. La saignée, les bains,
les antispasmodiques, les opiacées, le borax, et beaucoup d'autres substances, aux yeux de quelques personnes, jouissent aussi de vertus oxytociques très-
prononcées ; mais, pour s'entendre sous ce rapport,
il faudrait ne pas confondre ce qui tient au temps,
aux circonstances, au hasard, avec l'effet réel des
moyens employés, et ne jamais perdre de vue la possibilité de ces singulières coïncidences qui déroutent
souvent les combinaisons des plus habiles.

845. Le travail marche quelquefois avec une lenteur
extrême, peut durer deux, trois, quatre, cinq et
même huit jours, sans qu'il y ait rien de particulier
à faire, et cela dans deux cas opposés : 1°. chez
les femmes jeunes, nerveuses, qui accouchent pour
la première fois et dont la fibre est rigide et très-
excitable ; 2°. chez celles qui sont d'une constitution
délicate, faible et lymphatique, ou dont le museau
de tanche avait offert une grande mollesse quelque
temps avant le terme. Chez les premières, le travail a
de la peine à se déclarer franchement, parce que l'orifice résiste trop ou jouit d'une sensibilité trop vive ;
alors une petite saignée, si l'état du pouls, la force du
sujet et la coloration habituelle le permettent d'ailleurs, un bain tiède, des onctions avec la pommade
de belladone, et des boissons légèrement narcotiques

ou calmantes, peuvent être parfois employés avec
avantage. Chez les secondes, il semble que la matrice
soit incertaine, qu'elle essaie ses forces, qu'elle ait
besoin de se préparer en silence avant d'entrer ouvertement en action ; j'en ai vu quelques-unes rester
deux, trois ou quatre jours dans cet état ; mais une
fois que les contractions acquièrent une certaine
énergie, l'accouchement se termine, en général, avec
une rapidité très-grande et qui contraste singulièrement avec sa première lenteur ; c'est même à cette
circonstance qu'une foule de moyens ont dû leur
vogue. Ici, la nature n'a pas besoin de secours ;
cette lenteur lui est nécessaire, on ne doit la troubler
d'aucune manière ; il est seulement permis de soutenir les forces en donnant quelques alimens analeptiques, ou, de temps en temps et toujours avec une
grande réserve, quelques cuillerées de bon vin.

846. D'autres fois, les douleurs, après avoir été
régulières et assez vives, ne reviennent plus qu'à de
longs intervalles ; tantôt c'est la faiblesse générale de
la femme ou la fatigue de l'utérus qu'il faut en accuser ; tantôt, au contraire, c'est à ce que les efforts
ont été mal dirigés, à ce que la matrice ne jouit pas
d'une grande excitabilité, qu'on doit s'en prendre.
Dans le premier cas, le repos, un consommé, s'il
y a de l'appétit, un peu de vin, si la soif et la chaleur
ne sont pas grandes, et de la résignation, voilà tout
ce que l'on peut conseiller. Dans le second, on recommande encore le repos, si la fatigue est grande,
autrement on fait promener la femme ; car, on ne peut
le nier, la marche et la position verticale accélèrent
positivement la marche du travail.

Le temps et la patience sont ici le grand remède, mais c'est une triste ressource pour un être qui souffre, et l'accoucheur doit s'attendre aux sollicitations les plus multipliées, aux propositions de toute espèce, aux instances de tous les assistans. Tant qu'on voudra bien se contenter d'amulettes et de topiques inertes, tant qu'on ne voudra point donner de substances actives à l'intérieur, il peut laisser dire et faire ; c'est une manière d'amuser les femmes ; quand elles voient qu'on s'occupe de leurs maux, elles les supportent avec plus de courage. S'il était forcé lui-même de prescrire quelque remède par condescendance, il devrait suivre les avis de Mauriceau, composer d'abord avec la personne souffrante, obtenir d'elle le plus de temps possible, lui promettre que si à telle heure le travail n'a pas repris toute son énergie, on le fera renaître ; ensuite, quand l'heure convenue est arrivée, si les douleurs restent toujours faibles, on s'arrange de manière à ce que la substance dont on veut se servir ne se trouve que dans un lieu fort éloigné ; à ce que le commissionnaire qui va la chercher soit une personne peu active et qui puisse s'égarer en chemin ; à ce que ce soit un bois, une écorce, une racine, ou du moins un corps dur quelconque. Lorsque le remède est enfin rendu, il faut le pulvériser ou le râper longuement ; après quoi on le soumet à une décoction qui doit durer plusieurs heures. Ensuite, il faut donner au liquide le temps de se refroidir ; puis on le passe à travers un linge ; on y ajoute quelqu'autre chose, on le fait bouillir encore ; on l'administre enfin ; et, comme il a besoin de deux ou trois heures pour produire son effet, chacun conçoit

qu'on peut gagner ainsi plus d'une demi-journée, et
que les douleurs doivent rarement manquer de reprendre naturellement leur cours dans cet intervalle.

847. Le travail se ralentit dans certains cas, parce
que les contractions sont difficiles, extrêmement
douloureuses, inégales ou partielles. Le premier cas
dépend ordinairement d'une pléthore locale ou générale qui fait que les fibres utérines, gorgées de
sang, comme engourdies, ne peuvent plus revenir
sur elles-mêmes avec toute l'énergie convenable;
les femmes fortes, robustes, sanguines, bien mus-
clées, sont les plus sujettes à cet état, qu'on reconnaît au malaise général, à la pesanteur, à l'embarras qui se font ressentir dans l'hypogastre et le bassin, à la coloration franche de la peau, et surtout au
pouls, qui est ou grand et large, ou serré, petit et
dur; alors la saignée du bras réussit souvent, par la
déplétion qu'elle opère, à redonner aux douleurs
toute l'acuité nécessaire.

Le second cas peut se rencontrer seul ou bien
en même temps que le premier; et, comme il a pour
cause une sensibilité exaltée, soit accidentelle, soit
naturelle, de l'organisme en totalité, ou des organes
génitaux en particulier, il convient, après la saignée,
si on l'a jugée utile, d'avoir recours aux bains, aux
anodins les plus doux, et même quelquefois aux préparations thébaïques.

Le troisième est beaucoup plus fréquent que ne
le pensent la plupart des praticiens, et j'ai peine
à comprendre pourquoi les auteurs en ont à peine fait
mention dans les Traités qu'on met entre les mains
des élèves. L'ouvrage de Wigan, qui jouit d'une

grande estime dans le nord, prouve que ces contractions partielles ont fixé l'attention des accoucheurs
allemands d'une manière toute spéciale : parmi nous,
il n'y a guère que Mme Boivin qui en parle ; mais
Burns et Dewees en traitent un peu plus au long.
Tantôt c'est le fond de la matrice qui se resserre ainsi
spasmodiquement, pendant que le reste de l'organe
se contracte à peine ; tantôt, au contraire, c'est
un de ses angles, un point de sa paroi antérieure,
de sa paroi postérieure ou de ses côtés ; les douleurs
ne sont pas moins aiguës que si la contraction était
générale, sont même, parfois, beaucoup plus vives ;
mais elles ont lieu presqu'en pure perte, ou du
moins, sont loin d'avoir autant d'influence sur les
progrès du travail que les contractions régulières.
En appliquant la main sur l'hypogastre, on sent, si les
parois du ventre n'ont pas trop d'épaisseur, que l'o-
voïde utérin n'est pas régulier, qu'il y a des bosselures, des inégalités, et cela indépendamment de la
forme des parties du fœtus. Wigan, qui donne le nom
de tétanos à cette disposition, me paraît avoir établi
de trop nombreuses divisions ; la pratique n'en peut
retirer aucun fruit, et la théorie n'y gagne que de la
confusion.

Toutes les fois que l'état général du sujet ne s'y
oppose pas, c'est encore à la saignée qu'il faut avoir
recours, puis aux bains, puis aux anodins simples,
aux antispasmodiques diffusibles, aux opiacés, etc.
Je me sers avec succès, par exemple, d'une po-
tion ainsi composée : ℞ Eau de laitue et de coquelicot ℥ iv, eau de fleurs d'oranger ou de menthe ℥ j, sirop d'œillet ou de pavot blanc ℥ j, ou

bien sirop de guimauve ℥ j, avec extrait d'opium
g^r. j, ou laudanum, g^{tes} depuis v jusqu'à x. Assez
souvent aussi de simples frictions long-temps conti-
nuées sur l'abdomen suffisent. On les pratique tantôt avec la main seule, tantôt avec une flanelle sèche et chaude, ou imbibée d'huile de camomille,
d'alcool camphrés, ou d'eau de Cologne, etc. Quoique la nature parvienne assez fréquemment à rétablir d'elle-même l'ordre normal, cet état n'est cependant point à négliger, d'abord parce qu'il prolonge
indéfiniment le travail, ensuite parce qu'on peut le
considérer comme un état morbide, ou du moins
comme la preuve d'une grande prédisposition aux
maladies, à l'inflammation de la matrice.

848. Les contractions spasmodiques du col ont
également été observées, et j'ai vu plusieurs fois sa
dilatation complètement arrêtée ou considérablement
ralentie pendant des heures entières par cette irrégularité, qui réclame en général le même traitement
que la précédente. Quelquefois l'orifice est en même
temps très-sensible, sec, chaud, vivement irrité et
douloureux, bien que régulier; un moyen précieux
en semblable occurrence, et bien plus efficace que
les bains de siége, les injections émollientes, muci-
lagineuses, narcotiques, que les onctions de toute
espèce, est la pommade belladonée, proposée par
Chaussier et M. Conquest, et mise en usage un grand
nombre de fois à la Maison d'accouchemens de Paris
par Mme. Lachapelle. Son emploi n'entraîne d'ailleurs
aucun inconvénient : quand j'en ai besoin, je fais tri-
turer un gros de suc ou d'extrait de belladone avec
une once de cérat ou d'axonge; j'introduis aisément

avec les doigts gros comme une aveline de cette pommade jusqu'au col, qui en est bientôt graissé dans toute sa circonférence. La belladone agit ici comme sur l'iris, quand on l'applique entre les paupières quelques heures avant de pratiquer l'opération de la cataracte, et souvent avec une promptitude vraiment surprenante.

Au printemps de 1825, une jeune femme, bien constituée, est prise pour la première fois des douleurs de l'enfantement le soir à cinq heures ; le travail marche régulièrement toute la nuit. Le lendemain matin, à six heures, le col est large comme une pièce de trois livres, au moins ; dès-lors la dilatation se fait avec lenteur, quoique la force des douleurs ne diminue pas ; on ouvre la veine du bras ; l'agitation ne fait qu'augmenter et l'orifice reste à-peu-près dans le même état. M. Ribail, qui soignait la femme, la fit venir à l'hôpital, où je la vis à six heures et demie du soir : le col était un peu moins large qu'une pièce de cinq francs et formait un cercle mince, comme tranchant, chaud, extrêmement sensible ; les douleurs s'étaient maintenues ; on appliqua la pommade à sept heures, et huit heures n'étaient pas encore sonnées que l'accouchement était déjà terminé.

Tout concluant que fût ce résultat, il me parut difficile néanmoins de le rapporter en entier à l'action de la pommade ; mais, depuis lors, j'en ai fait usage dans cinq cas différens, et, dans tous, l'effet a été, sinon tout-à-fait aussi prompt, du moins également incontestable.

849. J'ai dit ailleurs de quelle manière la rupture prématurée et l'intégrité trop long-temps conser-

vée de la poche des eaux pouvaient ralentir le travail ou le rendre fâcheux. Dans le premier cas, on doit tout faire pour favoriser la dilatation de l'orifice sans augmenter l'énergie des contractions utérines, car il importe de soustraire le fœtus le plus promptement possible à la pression dangereuse qu'il éprouve; pour remplir cette indication, il me paraît convenable de faire marcher la femme, d'humecter les parties d'une manière quelconque, et surtout d'avoir recours à la pommade dont je parlais tout-à-l'heure.

Dans le second, c'est-à-dire quand le sommet de l'œuf tarde trop à se rompre, il faut le déchirer. Pour être pratiquée sans inconvénient, cette petite opération exige la réunion des conditions suivantes : 1°. que la dilatation soit au moins très-avancée ; 2°. que les douleurs se maintiennent et qu'il n'y ait pas menace d'inertie ; 3°. que l'enfant soit en bonne position; et 4°. qu'il n'y ait point d'autre obstacle à l'accouchement.

850. Si le col n'était pas largement dilaté, on s'exposerait aux inconvéniens attachés à la déchirure anticipée des membranes; si la matrice ne se contractait plus on ne se contractait qu'avec lenteur, on pourrait faire naître l'inertie complète et toutes ses suites; si le fœtus était mal placé, on augmenterait les dangers de la présentation, et l'application des ressources de l'art serait beaucoup moins facile si elle devenait nécessaire. Bien entendu, toutefois, que ces règles générales ne sont point à l'abri d'exceptions: par exemple, si le fluide renfermé dans l'amnios est en surabondance, on peut lui donner issue, quoique l'ouverture du col soit encore peu considérable; il en est de même quand la position de l'en-

fant n'est pas fixe, quand on voit les hanches, l'épaule, la tête ou toute autre partie se présenter tour-à-tour au centre du détroit. Dans ce cas, on choisit le moment où la tête est bien placée pour rompre la poche, parce que cette rupture, abandonnée à la nature, pourrait tout aussi bien se faire lorsque la position est désavantageuse que quand elle est le plus favorable. Si la poche des eaux ne conserve pas la forme d'un segment de sphère, est très-allongée ou pyriforme, sa présence n'étant d'aucun secours pour le progrès de la dilatation, il faut la rompre sans trop faire attention au degré d'ouverture de l'orifice. On se conduit d'après les mêmes principes, eu égard à la force des douleurs ; leur absence ne doit pas toujours arrêter, car la déchirure des membranes est souvent le meilleur et même quelquefois l'unique moyen de les rappeler.

851. Pour effectuer cette rupture il existe mille procédés divers : la pointe d'un bistouri, de petits ciseaux, d'une aiguille à tricoter, d'une aiguille à coudre, d'une épingle, dirigée par la pulpe de l'indicateur, a bien des fois suffi et peut être effectivement employée avec avantage ; car il faudrait être bien maladroit ou bien inattentif, pour blesser gravement le fœtus ou la mère avec l'un ou l'autre de ces corps. Cependant, on procède généralement aujourd'hui d'une autre manière : on gratte les membranes avec l'ongle, pendant qu'elles sont le plus fortement tendues ; ou bien on cherche à les déchirer avec l'extrémité du doigt en déprimant brusquement la tumeur de son sommet vers sa base, et si la première tentative ne réussit pas, on en fait une seconde, une

troisième , etc. , toujours dans le fort de la douleur ; ou bien, et ce moyen est le plus sûr, on en pince solidement un repli pendant l'état de relâchement , et de telle sorte que la première contraction de l'utérus ne manque pas de les déchirer elle-même en essayant de reproduire la poche.

Lorsque les membranes se sont rompues spontanément , très-haut , au-dessus du col , et que la tumeur qui s'était engagée dans le vagin ne disparaît pas, qu'elle semble gêner la marche des phénomènes naturels du travail , on doit assez souvent en pratiquer la perforation , comme si la nature ne l'avait point encore opérée. Enfin, lorsque le sac membraneux ne permet la sortie du liquide amniotique qu'assez long-temps après la dilatation de l'orifice , comme il est d'observation qu'alors le reste du travail marche avec une très-grande célérité , il convient habituellement d'obliger la femme à garder la position horizontale à dater de cette rupture.

852. Une dernière cause qui fait que l'accouchement traîne en longueur , est la faiblesse , soit absolue , soit relative , des contractions utérines ; c'est presque toujours cette cause que les auteurs de remèdes oxytociques ont eu en vue ; cependant elle est loin d'être la plus commune , et , comme les moyens propres à la détruire sont le plus souvent nuisibles dans les autres cas , il devient facile d'expliquer la discordance qu'on rencontre dans les ouvrages , sur les effets des substances employées pour accélérer la parturition.

Quand l'inaction de la matrice est évidente et ne tient ni à la fatigue générale , ni à la fatigue locale, qu'elle seule empêche l'accouchement de marcher, et que les soins et le régime dont j'ai parlé au commencement de cet article ont été vainement tentés, quand elle augmente surtout au lieu de diminuer à mesure que les heures s'écoulent, on peut essayer les substances qui paraissent avoir une action spéciale sur l'organe gestateur. C'est alors que les demi-lavemens de séné sont indiqués ; que les excitans en général ont pu être suivis de quelque succès ; que le borate de soude, préconisé par les anciens, par Homberg entr'autres, et de nos jours par M. Lobstein, pourrait être administré ; mais on connaît actuellement un moyen qui paraît mériter la préférence sur tous les autres, et dont je vais parler avec plus de détails.

853. Le seigle ergoté, *clavus secalinus*, *secale luxurians, calcar, secale mater* (blé farouche, blé noir, blé cornu, blé ivre, ergot, seigle éperoné, clou de seigle, seigle de matrice), semble avoir été mis en usage de temps immémorial, par les commères et quelques sages-femmes de campagne, pour hâter l'accouchement ; il en est déjà fait mention dans les *Actes des Curieux de la Nature* pour 1668, et le nom de seigle de matrice, adopté par les Allemands, annonce assez qu'une pareille idée n'était pas nouvelle. Ces traditions vulgaires ont enfin fixé l'attention des gens de l'art, et M. Desgranges publia ses premières recherches sur les propriétés oxytociques du seigle ergoté dans la *Gazette de Santé* pour l'année 1777. Depuis cette époque, de nombreuses observations ont été recueillies et consignées dans les journaux américains, anglais et français. MM. Stearns,

Prescot, Chapman, Bordot, Goupil, Chevreul, Legras, Bigeschi, Gendrin, et surtout M. Villeneuve, ont rassemblé une infinité de faits qui prouvent d'une manière décisive que l'ergot de seigle est capable de rappeler les contractions de la matrice pendant le travail. Cependant MM. Desormeaux et Gardien ne paraissent pas lui accorder une grande confiance, et Mme Lachapelle a publié une longue série d'expériences desquelles il résulterait qu'il ne jouit d'aucune propriété sous ce rapport, soit qu'on le donne en poudre fine ou grossière, en infusion, en décoction, en extrait, ou en sirop. Depuis quatre ans, je l'ai employé plus de vingt fois ; M. Delanglar et M. Terreux y ont eu recours plusieurs fois à ma sollicitation, et, dans tous ces cas, son action m'a paru évidente, incontestable. C'est au bout de quelques minutes, d'un quart-d'heure, de vingt minutes au plus tard, qu'il force l'utérus à se contracter. Tout récemment encore, le 7 janvier 1828, j'ai eu la preuve la plus convaincante de son efficacité : chez une jeune dame, qui était en travail depuis vingt-quatre heures, j'en ai donné trois doses dans l'espace de quarante minutes ; cinq minutes après la première, les douleurs, très-faibles et très-lentes depuis plusieurs heures, devinrent tout-à-coup fortes et rapprochées, mais ne tardèrent pas à se ralentir de nouveau ; la deuxième les rappela de la même manière ; elles diminuèrent une seconde fois, et c'est après la troisième dose seulement qu'elles se maintinrent jusqu'à l'expulsion complète du fœtus, qui ne se fit pas long-temps attendre.

Je le prescris à la quantité de quinze ou vingt grains dans une cuillerée ou un demi-verre d'eau sucrée, et je renouvelle cette dose deux ou trois fois, à quinze ou vingt minutes d'intervalle. Peut-être serait-il permis d'en donner davantage sans inconvénient : Parmentier en a pris un demi-gros, M. Cordier jusqu'à deux gros, MM. Lapre et Campernon, un gros, un gros et demi, pendant plusieurs jours, sans en éprouver d'accidens sensibles ; il faudrait donc, pour faire craindre l'ergotisme, en continuer long-temps l'usage et à des doses considérables.

854. Les chimistes ne tarderont pas, il faut l'espérer, à séparer de cette substance le principe essentiellement actif ; déjà MM. Desgranges et Lapre ont observé que quatre à cinq grains de l'écorce produisent plus d'effet que douze à quinze grains de la graine entière. Je ne doute pas que d'ici à peu de temps on n'ait trouvé une préparation dont l'énergie soit constamment la même ; mais en attendant, la poudre fine de tout l'ergot me paraît préférable aux décoctions, aux extraits, etc.

855. Pour que le seigle ergoté puisse être donné avec quelque chance de succès et sans danger, il faut, 1°. qu'il n'y ait pas de tendance manifeste à l'hémorrhagie par excès d'irritation ; 2°. que l'accouchement soit possible par les voies naturelles ; 3°. que l'enfant soit en bonne position ; 4°. que le col soit souple et dilatable ; 5°. que l'irritabilité générale ne soit pas très-grande ; 6°. que les organes digestifs soient en bon état ; et 7°. que le peu d'action de la matrice tienne à son manque d'excitabilité. M. Legras veut encore qu'on le donne pour fixer la tête au détroit supérieur avant d'appliquer le forceps.

ARTICLE III.

DE LA DYSTOCIE,

Ou de l'Accouchement difficile (*Accouchement contre nature, laborieux, mécanique, manuel, artificiel*, etc.)

856. L'accouchement cesse de mériter le titre de spontané dès qu'en l'abandonnant à la nature il menace de devenir dangereux, soit pour la mère, soit pour l'enfant. Long-temps on a désigné ces sortes d'accouchemens par l'épithète simple de contre nature, ou de laborieux; mais l'acception distincte qu'on a tenté de donner à chacune de ces deux qualifications étant tout-à-fait arbitraire, il en est résulté trop de confusion dans les auteurs qui les ont adoptées pour qu'on ne cherche pas à les remplacer par d'autres. Le nom de dystocie (1), employé par Hippocrate, Sauvages et M. Desormeaux, exprimant l'ensemble des cas qui exigent les secours de l'art, me paraît plus convenable et sera sans aucun doute préféré un jour comme terme générique.

857. Quant aux subdivisions à établir, il est trop contraire aux règles du raisonnement de les fonder sur la nature des moyens qu'on emploie quand l'organisme est impuissant, pour se conformer plus long-temps aux principes professés par Solayrès, Baudelocque, etc. Les vices d'une pareille méthode sont trop sensibles pour qu'il soit nécessaire de les

(1) De Δυς, particule inséparable qui marque *difficulté, peine, malheur*, et de τοχος, accouchement.

énumérer; il doit suffire de rappeler qu'en la suivant, la même cause de dystocie, le même accident, une hémorrhagie, par exemple, peut faire ranger tour-à-tour le même fait dans la classe des accouchemens contre nature, laborieux, mécaniques, mixtes, manuels, etc., selon l'habileté ou le bon plaisir de l'accoucheur.

Il est donc infiniment mieux de les baser sur la nature des causes qui peuvent rendre l'accouchement difficile. Adoptée par Merriman et M. Desormeaux, cette marche offre des avantages réels et incontestables ; elle s'applique sans effort à tous les cas possibles, permet de réduire ou de multiplier les genres ou les espèces, sans nuire en aucune manière à la classification générale, et peut, en outre, se combiner avec toutes les méthodes imaginées par les auteurs. Après tout, l'accouchement difficile est caractérisé par l'accident qui le complique, et non pas par le genre de secours qu'il exige.

858. Les *causes* qui rendent l'accouchement difficile se rapportent à la femme ou à l'enfant. Les unes sont imprévues, n'arrivent qu'au moment du part ; on peut leur conserver le titre d'accidentelles. Les autres existent d'avance, font que le travail doit être nécessairement difficile ; elles méritent le nom de préexistantes.

Les causes *accidentelles* ou imprévues sont : une maladie grave, telle que l'inflammation de l'encéphale ou de ses enveloppes, du poumon ou des plèvres, du péritoine ou de l'utérus, etc., qui se déclare pendant le travail ; une hémorrhagie quelconque, assez abondante pour compromettre l'existence de la mère ou de son fruit ; des convulsions, des syncopes, une déchirure de la matrice, la sortie prématurée du cordon, une hernie, un anévrysme, l'asthme, une grande faiblesse, etc., et quelques positions qui ne deviennent vicieuses qu'après les premières douleurs.

Les causes *préexistantes* sont : les vices du bassin, les défauts de conformation ou quelque maladie des organes de la génération, l'existence de la pierre dans la vessie, de tumeurs fibreuses ou autres dans l'excavation, les difformités de la taille, les positions transversales du fœtus, ses monstruosités et ses maladies.

Ces différentes causes n'étant en réalité que des complications de l'accouchement, il en résulte que la dystocie comprend tous les accouchemens compliqués, comme l'eutocie tous les accouchemens simples.

SECTION PREMIÈRE.

Dystocie accidentelle.

§. I. De la Dystocie hémorrhagique.

Que l'hémorrhagie soit une épistaxis, une hémoptysie, une hémétamèse, une hématurie ou une métrorrhagie, tout le monde conçoit que les efforts de l'enfantement doivent en augmenter considérablement le danger. Dans les cinq premiers cas, on se comporte d'abord comme pour toutes les hémorrhagies en général ; et si le sang continue de couler ensuite, on doit songer à terminer l'accouchement le plus promptement possible ; le sixième, la perte utérine, se rencontre si fréquemment, forme un accident si grave, qu'il devient nécessaire de l'examiner ici, non seulement comme complication du travail, mais encore comme maladie essentielle et distincte des femmes grosses.

859. Cette hémorrhagie prend le nom d'*interne*, d'hémorrhagie *latente* ou *cachée*, quand le sang qui s'écoule des vaisseaux est retenu dans la matrice et ne s'échappe point au dehors ; on l'appelle *externe* ou *apparente*, au contraire, quand le fluide sanguin sort des parties génitales au fur et à mesure qu'il y est versé par les bouches vasculaires. Elle reconnaît deux genres de causes : des causes *efficientes* et des causes occasionelles ou *déterminantes*.

860. Depuis Puzos, les accoucheurs ont généralement placé la *cause efficiente* principale des pertes dans le décollement du placenta ; ils ont dit : le placenta se sépare de la face interne de l'utérus, et dès-lors le sang coule en abondance par les vaisseaux aussi larges que nombreux qui s'y ouvrent ; cette opinion me paraît mal fondée ; Puzos et ses partisans ont pris l'effet pour la cause. Ce n'est pas le décollement du placenta qui produit l'hémorrhagie, mais bien l'hémorrhagie, au contraire, qui décolle le placenta : les coups, les chutes, les grandes secousses, peuvent bien ébranler la matrice et son contenu ; mais comme l'œuf forme une vessie pleine, en contact immédiat avec toute l'étendue de la cavité de l'organe qui le renferme, les plus violentes commotions ne suffiraient pas pour le décoller. Tant que les membranes ne sont pas rompues, on ne conçoit pas que les adhérences du placenta puissent être détruites autrement que par l'effort d'un fluide qui cherche à s'épancher à l'inté-

rieur de la matrice. Il est étonnant qu'une pareille doctrine ait été soutenue si long-temps par tant d'hommes célèbres ; car, même en admettant le décollement préalable du placenta, on n'aurait point encore donné l'explication des pertes utérines. En effet, tous les jours ce décollement a lieu en tout ou en partie dès le milieu de l'accouchement le plus naturel, et pourtant il n'y a point d'hémorrhagie. D'ailleurs, on s'appuie sur une disposition anatomique qui n'existe pas ; l'œuf est tout simplement *plaqué*, et non point uni d'une manière intime à la surface de la matrice ; le placenta et l'organe gestateur ne communiquent l'un avec l'autre qu'au moyen de porosités, et non point par de grosses bouches vasculaires.

861. La cause efficiente des pertes me paraît être analogue à celles de toutes les autres hémorrhagies, à celle de l'épistaxis, par exemple. L'exhalation sanguine se fait dans la matrice, comme dans le nez, sous l'influence d'une congestion locale, d'un afflux, d'un état d'irritation particulier, du *molimen hémorrhagicum* dont Stahl a tant parlé. Lorsque cet afflux, ou ce *molimen*, est arrivé à un certain degré, le sang transsude avec plus ou moins de force, et par une surface plus ou moins étendue, comme dans le moment des règles ; seulement, il a besoin d'une impulsion plus grande, parce que, pendant la grossesse, l'œuf qu'il est forcé de décoller pour se frayer un passage, lui oppose nécessairement une certaine résistance ; du reste, il me semble que, dans son mécanisme intime, l'hémorrhagie utérine, qui ne dépend d'aucune lésion traumatique, est toujours la

même, à quelque époque et dans quelque condition qu'on l'observe, hors de la gestation, comme pendant et après l'accouchement.

L'idée que j'émets ici, à-peu-près semblable à celle qu'ont déjà professée Costa, M. Desormeaux, Mᵐᵉ Lachapelle et M. Dugès, mérite la plus sérieuse attention, doit avoir une grande influence sur la thérapeutique des pertes et sur quelques autres points de la science tokologique.

Les *causes déterminantes* sont aussi nombreuses que variées ; on peut les rapporter à l'état général de la femme, à l'état particulier des organes sexuels et aux accidens externes.

862. *État général.* Stoll, Finke et d'autres observateurs ont remarqué que, dans certaines épidémies, toutes les affections bilieuses étaient accompagnées de métrorrhagie ; on a mentionné les maladies vermineuses, diverses lésions du tube digestif, et toutes les indispositions qui s'accompagnent de réactions sympathiques sur l'utérus, comme pouvant aussi la produire. La fatigue, la fréquentation des bals, des spectacles, les nuits passées sans sommeil, un régime excitant, l'usage des liqueurs échauffantes, des purgatifs, des bains tièdes, des substances abortives, les commotions morales, enfin tout ce qui peut rendre le flux menstruel plus abondant et plus précoce est aussi capable de faire naître l'hémorrhagie ; de même qu'un ulcère, un polype au col, des tumeurs fibreuses ou autres dans l'épaisseur des parois ou dans les environs de la surface externe de l'utérus, des manœuvres criminelles, et tout ce qui peut attirer les fluides vers le bassin, les grands mouvemens, le cahotement d'une

voiture mal suspendue, l'exercice à cheval, les efforts
pour porter ou soulever un fardeau, la toux, le vomissement, des secousses imprimées au tronc par
une chute sur les pieds, les genoux ou le siége, des
coups portés sur l'abdomen ou le bassin, les maladies
du rectum et de la vessie; en un mot, toutes les conditions, soit de tempérament, soit de maladies, toutes
les circonstances, soit naturelles, soit éventuelles, qui
sont susceptibles d'amener une congestion sanguine,
un raptus vers les vaisseaux de la matrice, toutes les
causes d'avortement; en sorte que la grossesse et l'accouchement en forment déjà par eux-mêmes une des
causes les plus puissantes.

863. Dans quelques cas particuliers, une *cause
toute spéciale* d'hémorrhagie vient s'adjoindre aux précédentes, et peut, même à elle seule, produire la
perte; je veux parler de l'implantation du placenta
sur le col.

Que ce soit par son centre ou par un point plus ou
moins rapproché de sa circonférence, que le gâteau
placentaire corresponde à l'orifice, il n'en résulte pas
moins une hémorrhagie, qui offre pour caractère dis-
tinctif de ne se manifester que dans les derniers mois
de la gestation, qu'à dater du moment où le col commence à se dilater de haut en bas. En l'attribuant
à la rupture des vaisseaux utéro-placentaires, les auteurs ont certainement été trompés par des préventions théoriques ou de fausses apparences anatomi-
ques. Voici ce que plusieurs observations recueillies
avec tout le soin possible me permettent d'avancer:

Lorsque le placenta est inséré sur le col, ces deux
parties se développent ensemble jusque vers le cin-

quième, le sixième, le septième, et même parfois jusque vers le huitième mois et demi; mais à partir de là, les environs de l'orifice s'éloignent du centre avec une telle rapidité, qu'une portion de l'œuf de plus en plus considérable reste nécessairement sans adhérence aucune avec l'utérus, et cette portion, molle, vasculeuse, continuellement tiraillée, peut se gercer, se déchirer même et donner ainsi naissance à une hémorrhagie qui fait courir bien plus de risques à l'enfant qu'à la mère. D'un autre côté, ce déplacement ne s'opère point, en général, sans que la partie inférieure de la matrice n'en soit plus ou moins irritée, sans qu'elle ne devienne bientôt le siége d'un afflux, d'une congestion plus ou moins prononcés, et dès-lors la cause efficiente générale des pertes s'ajoute à la cause particulière, constituée par la présence du placenta sur le col. Est-il besoin de faire remarquer que ces deux causes, la rupture de quelques vaisseaux du parenchyme placentaire, et l'état de congestion de l'utérus, peuvent exister isolément; que si la première amène presque toujours la seconde, il n'est pas impossible cependant qu'elle reste seule, et que celle-ci préexiste, persiste même au point de faire naître le danger le plus imminent, sans se combiner nécessairement avec l'autre? On sait d'ailleurs que les coups, les secousses, les émotions vives et toutes les autres causes de l'hémorrhagie utérine ordinaire, sont également propres à la produire, dans le cas d'insertion du délivre sur l'orifice; il suit donc que ces deux espèces de pertes reconnaissent la même cause prochaine, le *molimen* hémorrhagique et les mêmes causes occasionelles;

mais que la présence du placenta sur le col forme une cause déterminante particulière, qui manque rarement d'être assez puissante à elle seule pour les produire.

864. *Vaisseaux du cordon*. On croit assez généralement aujourd'hui que les canaux vasculaires du cordon ombilical peuvent se rompre pendant le travail et donner lieu à une hémorrhagie des plus graves. Il ne serait pas sage sans doute de nier la possibilité d'un pareil accident; mais les observations sur lesquelles on se fonde pour l'admettre ne sont, on doit l'avouer, rien moins que concluantes. Celle que mentionne de La Motte n'est évidemment qu'un cas de perte ordinaire : avant la rupture des membranes le sang coulait déjà; la femme s'affaiblit très-rapidement, et l'auteur croit que l'hémorrhagie s'effectua par le cordon, parce qu'il trouva l'un des vaisseaux de cette tige comme *érodé*, au point de permettre la transsudation du sang. L'observation de Levret, analysée avec soin, ne prouve pas davantage en faveur de l'opinion du chirurgien de Valogne, et celle de Baudelocque, qui avait d'abord refusé de se ranger à l'avis de Levret, n'aurait certainement pas dû le porter à changer de manière de voir. Si la rupture du cordon eût été la cause de l'hémorrhagie, le fœtus ne serait pas venu vivant dans les cas rapportés par de La Motte et Baudelocque. Dans l'observation citée par Levret, le fœtus était mort, il est vrai; mais on avait employé le forceps, et le méconium s'écoulait lorsque le sang fluait encore. Enfin, dans les trois cas, la mère s'est tellement affaiblie que l'accoucheur a dû en concevoir des craintes sérieuses; ce qui démontre évidemment, il me semble,

que le sang venait de la matrice, et non de l'enfant. Si la nature de cet ouvrage le permettait, il me serait facile de faire voir qu'aucune des raisons invoquées par ces auteurs n'est propre à démontrer l'exactitude de l'opinion qu'ils ont voulu soutenir : qu'il me suffise de dire que, dans l'état actuel de nos connaissances, on peut admettre seulement comme possible, et non pas comme prouvée, l'hémorrhagie du cordon comme l'ont entendu de La Motte, Levret et Baudelocque. En cela, d'ailleurs, je suis complètement d'accord avec Mmes Boivin et Lachapelle.

865. Les vaisseaux ombilicaux et leurs branches épanouies sur la face fœtale du placenta se déchirent cependant quelquefois, et j'en possède plusieurs exemples ; mais c'est parce qu'ils étaient préalablement malades, et généralement dans les premiers temps de la grossesse. Alors le fœtus meurt promptement, l'avortement s'effectue, et ce n'est qu'en examinant l'œuf qu'on s'aperçoit de l'hémorrhagie. J'ai trouvé très-souvent des embryons de six semaines, deux mois, etc., encore enveloppés dans la coque membraneuse, séparés en tout ou en partie de leur cordon, tout près duquel on voyait un ou plusieurs petits caillots sanguins ; d'autres fois on observe de petites poches anévrysmales ou variqueuses, tantôt sur le cordon, plus souvent sur les divisions secondaires de ses vaisseaux, poches à parois excessivement minces et que le moindre effort peut rompre. J'ai vu de ces dilatations déchirées sur un délivre à terme et communiquant avec un caillot volumineux qui couvrait une partie du placenta, et qui n'avait pas rompu l'amnios ; mais il est facile de voir que ce genre d'accidens ne

ressemble que très-indirectement à celui dont les auteurs ont voulu parler.

866. *Diagnostic.* Les pertes utérines ont des symptômes communs et des signes particuliers ; parmi les signes généraux , il en est qui annoncent l'hémorrhagie , et d'autres qui l'accompagnent ou la suivent.

867. *Signes précurseurs.* Bien que , chez quelques femmes, la perte se manifeste tout-à-coup, sans symptôme avant-coureur , il n'en faut pas moins convenir que presque toujours cet accident est précédé d'un dérangement plus ou moins marqué d'une ou de plusieurs fonctions. Ainsi, une ou plusieurs heures, un ou plusieurs jours même avant l'apparition du sang , la personne éprouve du malaise, des inquiétudes dans les membres , de la pesanteur, de l'engourdissement dans le bassin , de la chaleur et des frissons alternatifs dans tout le corps, un peu plus de soif et moins d'appétit qu'à l'ordinaire ; des bouffées de chaleur lui montent à la tête ; elle a des étourdissemens et devient beaucoup plus rouge ou plus pâle que dans son état habituel ; le pouls acquiert de la force , de la fréquence et de la vîtesse ; assez ordinairement il existe un véritable mouvement fébrile.

868. *Signes qui annoncent l'existence de la perte.* Lorsqu'il s'est écoulé une assez grande quantité de sang pour inspirer des craintes, le pouls perd de sa force et de sa dureté , devient bientôt irrégulier, tremblotant ; la face pâlit , la peau se refroidit ; des éblouissemens, des tintemens d'oreilles , des *faiblesses d'estomac* , qui portent les femmes à demander des alimens , des bâillemens , des pandiculations , des nausées, des lipothymies , des syncopes et même des

mouvemens convulsifs se montrent successivement et quelquefois avec une rapidité effrayante.

Aux signes précurseurs succède l'écoulement du sang au-dehors, dans la perte externe, et ce caractère est trop évident pour qu'il soit nécessaire d'en indiquer d'autres ; cependant il a paru difficile à quelques-uns de ne pas confondre parfois une perte véritable avec une simple ménorrhagie. Baudelocque a fait tous ses efforts pour éclairer ce point de diagnostic : à l'en croire, la menstruation, pendant la grossesse, diffère d'une métrorrhagie proprement dite, en ce qu'elle se fait sans douleur, sans effort, sans dérangement notable de la santé, sans *molimen* préalable ; en ce que le fluide qui s'échappe est séreux, très-peu coloré, et ne se coagule point ; en ce qu'elle est peu abondante, se termine au bout de deux, trois ou quatre jours, se manifeste aux époques ordinaires du flux menstruel, et que, loin d'affaiblir, elle est au contraire suivie d'un bien-être général, et de plus de liberté dans l'exercice des fonctions, tandis qu'on remarque tout l'opposé dans l'hémorrhagie véritable. Mais, en y regardant de près, on voit bientôt que ces caractères sont pour la plupart tout-à-fait illusoires : d'abord il est constant que, chez plusieurs femmes, les règles sont souvent précédées des mêmes symptômes que les pertes les plus dangereuses, et que le sang des menstrues, loin d'être très-fluide et incolore, dans tous les cas, est, au contraire, quelquefois chargé de cruor et très-coagulable ; ensuite, la perte n'est pas toujours accompagnée ou annoncée par les signes généraux mentionnés précédemment ; elle peut être très-modérée dans le principe, formée par du sang séreux ou chargé de fibrine, et coïncider avec une époque cataméniale; au fond, le mécanisme de la menstruation étant le même que celui de la métrorrhagie, je ne vois pas qu'il soit possible de distinguer ces deux phénomènes l'un de l'autre par des signes spéciaux. Au surplus, ce diagnostic différentiel ne conduirait à rien; tant que la perte est légère, les précautions que l'art prescrit sont incapables de nuire à la fonction menstruelle; et dès que le sang s'échappe en quantité suffisante pour réclamer des soins plus actifs, il serait presque ridicule de chercher encore à séparer la ménorrhagie de la métrorrhagie.

869. Dans la *perte interne*, admise par Mauriceau, de La Motte, Levret, Baudelocque, Merriman, qui en ont rapporté des exemples, le sang s'accumulerait entre le placenta ou les membranes et la partie correspondante de la matrice; un coagulum lenticulaire se formerait avec une rapidité variable, en déprimant l'œuf d'une manière excentrique, et d'autre part en forçant l'utérus à se distendre mécaniquement pour recevoir le fluide qui s'épanche: je sais qu'en présence des faits le raisonnement doit se taire; mais alors il faut que ces faits soient incontestables, aient été bien observés et convenablement interprétés; or, peut-on reconnaître ces conditions dans la plupart de ceux qui ont été mentionnés en faveur des hémorrhagies internes? Est-il bien sûr que le sang trouvé dans quelques cas entre le placenta et la matrice s'y fût accumulé pendant la vie plutôt qu'immédiatement après la mort; que celui qui s'est écoulé à flots au moment de la rupture des membranes, ne fût pas épanché d'avance dans l'intérieur de l'amnios?

Comment concevoir, en effet, que le sang qui sort des vaisseaux utérins en quantité un peu considérable puisse dilater outre mesure et presque subitement la matrice, déjà si exactement remplie par l'œuf, plutôt que de glisser entre l'organe gestateur et son contenu pour s'échapper à l'extérieur, ou de déchirer les membranes pour s'épancher dans leur cavité? Comment admettre que les adhérences habituellement si faibles du placenta résistent davantage à l'effort du sang qui cherche à se faire une cavité, que l'utérus qui ne cède qu'avec tant de difficulté?

En attendant que ces diverses questions soient résolues d'une manière rigoureuse, je dirai, avec Mmes. Boivin et Lachapelle, qu'on ne doit admettre la perte interne, telle qu'on l'entend généralement aujourd'hui, pendant la grossesse ou lors de l'accouchement, qu'avec d'assez nombreuses restrictions, et que ce qu'on en a dit mérite confirmation.

En tous cas, elle serait accompagnée des mêmes symptômes que l'hémorrhagie externe, dont elle ne se distinguerait que par l'absence du sang à l'extérieur, ou par le développement anormal de la matrice et de l'abdomen.

870. *Perte avec implantation du placenta sur le col.* D'après Rigby, l'hémorrhagie produite par l'attache du placenta aux environs de l'orifice serait extrêmement fréquente; car, sur cent six cas, il l'aurait observée quarante-trois fois, et Mme. Lachapelle, va jusqu'à dire que l'hémorrhagie utérine qui survient dans les trois derniers mois de la gestation ne reconnaît presque pas d'autre cause. Quoi qu'il en soit, cette perte se distingue des autres en ce qu'elle ne se

manifeste point avant le cinquième mois ; que le sang coule d'abord en petite quantité, et s'arrête de lui-même, pour reparaître avec plus d'abondance au bout d'une semaine ou deux ; en ce qu'elle survient assez souvent sans cause appréciable, sans signes avant-coureurs ; en ce qu'elle revient à des époques d'autant plus rapprochées et est d'autant plus abondante, que le terme de la grossesse est plus avancé ; en ce que, lors du travail, le sang sort surtout pendant les contractions, et non pas dans l'intervalle comme dans les autres espèces. Quand elle commence de bonne heure, le sang ne coulant qu'en petite quantité, la femme ne s'épuise qu'avec lenteur, les muscles s'œdématient, il survient de la bouffissure au visage, les lèvres pâlissent, et la peau est bientôt d'un jaune blafard, couleur de cire, dans toute son étendue. Cependant ce ne sont-là que des signes rationnels, qui même peuvent ne pas se rencontrer dès l'origine de la perte ; toutes fois donc qu'il importe de lever tous les doutes, on est obligé d'avoir recours au toucher. L'orifice est ordinairement très-mou, plus ou moins dilaté ; à la place des membranes on sent un corps spongieux, engagé comme le serait la pointe d'un cône à large base, dans la partie supérieure du col ; mais il faut éviter de prendre un caillot sanguin pour le placenta, et se souvenir, afin de ne point la pratiquer sans nécessité, que cette exploration est susceptible de rappeler l'hémorrhagie en détruisant les concrétions à l'aide desquelles l'organisme était parvenu à la suspendre.

871. Au lieu de suivre la marche que je viens d'indiquer comme la plus générale, l'hémorrhagie s'en

écarte quelquefois considérablement. M. Duparcque l'a vue survenir dès le sixième mois, cesser d'elle-même et ne plus revenir qu'au moment du travail. M. Desormeaux l'a rencontrée une fois dès le cinquième mois, et dans le courant du sixième, elle devint tellement abondante qu'on fut obligé de forcer l'accouchement. Je l'ai vue ne se manifester qu'à la fin du neuvième mois, chez une femme près de laquelle me fit appeler M. le docteur Baroilhet, et ne devenir véritablement grave qu'aux approches de l'accouchement, quoique le placenta fût fixé par son centre sur l'orifice. Dans d'autres cas, surtout lors de la première grossesse, et quand l'utérus est fortement incliné en avant, le col est parfois si peu ouvert, et tellement élevé, que le sang peut s'accumuler au-dessous en certaine quantité, et produire en quelque sorte une hémorrhagie interne. Si la perte dépendait de la rupture de quelques vaisseaux du placenta ou du cordon, elle devrait avoir pour caractère de faire périr promptement le fœtus, et de n'affaiblir que secondairement la mère. Du reste, elle produirait sans doute, comme dans les cas où le sang s'est épanché dans l'intérieur des membranes, de la pesanteur dans le bassin et l'hypogastre, des tiraillemens dans les lombes, les aines, et vers l'estomac.

872. *Pronostic.* Les dangers qu'entraîne l'hémorrhagie utérine varient nécessairement selon une foule de circonstances, selon l'âge et la force du sujet, selon l'espèce et l'abondance de la perte, selon l'époque de la grossesse et selon l'habileté de la personne qui prescrit les secours. Dans les premiers temps de la gestation il est rare qu'on ne par-

vienne pas à sauver la femme; mais c'est aux dépens du fœtus, car l'avortement en est une suite à-peu-près constante. Dans les trois derniers mois, au contraire, la vie de l'enfant est assez souvent conservée, tandis que celle de la mère court beaucoup plus de risques. A ce sujet, on peut établir en règle générale, que, pour la femme, le danger est d'autant plus grand que la grossesse est plus avancée, et que c'est l'inverse pour le fœtus. L'hémorrhagie externe est toujours moins redoutable que l'interne, parce que dans celle-ci, le mal est souvent au-dessus des ressources de l'art quand on s'en aperçoit, tandis que l'autre est facile à reconnaître dès le principe. La vie du fœtus est plus fortement menacée que celle de la mère, dans le cas de perte par le cordon ou le placenta, *et vice versâ* pour la perte utérine proprement dite.

Ce n'est pas par la quantité du sang qui s'écoule qu'on doit mesurer le danger, mais bien par l'effet qui en résulte sur l'économie en général. Il est des femmes qui, toutes choses égales d'ailleurs, sont conduites au bord de la tombe par la perte d'une livre ou deux de ce fluide, tandis que d'autres en perdent une quantité double ou triple, sans en être sérieusement incommodées, et je n'ai pas besoin de dire que celles qui sont fortes, sanguines et robustes, en souffrent moins que les personnes lymphatiques, faibles et anémiques.

873. Quand même on serait assez heureux pour conjurer l'orage, pour prévenir la mort, dans un cas d'hémorrhagie abondante, il reste du moins à craindre des rechutes de plus en plus dangereuses, des in-

filtrations générales ou locales, des inflammations lentes de la matrice, du péritoine, des plèvres, du péricarde, et des maux de nerfs de toute espèce; quant aux dangers du moment, on en juge par la gravité des symptômes qui s'observent. Tant que la faiblesse n'est pas grande, que le pouls conserve de la force ou de la dureté, que la coloration de la peau et les traits de la figure se maintiennent sans altération trop manifeste, la perte ne doit pas donner d'inquiétude; au contraire, il n'y a pas un moment à perdre dès que la face pâlit, que les extrémités se refroidissent, que la vue se trouble, que le pouls faiblit, devient tremblotant et irrégulier; enfin, il reste bien peu d'espoir lorsque les lipothymies, les syncopes et les convulsions arrivent.

874. Bien que la mort du fœtus soit une des suites ordinaires de l'hémorrhagie des quatre ou cinq premiers mois de la grossesse, et que plus tard il faille le plus souvent vider la matrice, on aurait tort néanmoins d'en conclure qu'il n'est jamais possible d'obtenir une terminaison plus heureuse.

Tous les observateurs ont effectivement remarqué que les pertes légères, surtout celles des premiers temps de la gestation, arrêtées de bonne heure par une pratique bien entendue, permettent quelquefois à l'œuf de continuer son évolution, au fœtus de vivre et de se développer jusqu'à son terme naturel; on a vu même le sang couler au point d'inspirer des craintes pour la vie de la femme, et l'avortement ne pas avoir lieu (460); j'ai soigné une jeune dame qui fut prise d'une hémorrhagie abondante au troisième mois de sa seconde grossesse, perdit

plus de deux livres de sang dans l'espace de trente-
six heures et n'avorta cependant point ; M. Desormeaux en cite une autre, chez laquelle le sang coulait avec tant de force, qu'on fut obligé d'avoir recours au tampon, et qui n'en conduisit pas moins sa
grossesse jusqu'à terme.

875. L'hémorrhagie utérine se guérit de trois manières.

1°. Le sang qui s'échappe au dehors devient quelquefois lui-même le remède du mal qu'il constitue,
dégorge l'utérus, détruit le *molimen*, fait cesser la congestion, et l'équilibre se rétablit naturellement; alors
le flux peut s'être effectué aux dépens du col, du
vagin, ou bien de la partie inférieure de la matrice,
et n'avoir pas détruit les adhérences principales de
l'œuf, qui reste intact, et n'est ainsi que légèrement
entravé dans son développement; ou bien le placenta,
quoique décollé en partie par le sang qui suinte à sa
surface externe, résiste néanmoins, l'hémorrhagie
s'arrête, et, comme dans l'autre cas, la vie de l'enfant est conservée.

2°. D'autres fois, la perte cesse après avoir duré
plus ou moins long-temps; l'œuf, quoique détaché,
plus ou moins altéré, n'est point expulsé, et reste dans
l'utérus pendant un temps variable.

3°. Le plus souvent les contractions de la matrice
sont mises en jeu, et, dans ce cas, c'est seulement sur
l'avortement, l'accouchement, la version, ou l'application du forceps, que l'on peut compter pour sauver la malade du danger qui la menace.

Puzos a soutenu que, la perte une fois arrêtée, les
parties pouvaient contracter de nouvelles adhérences :

une observation recueillie par Noorthwyck, sur sa
propre épouse, a paru confirmer cette opinion ; mais
en y réfléchissant avec soin, des doutes nombreux ne
tardent pas à naître dans l'esprit de tout homme im-
partial et non prévenu, sur la valeur de ce fait.

Selon Pasta, toutes les fois que l'union de l'œuf
avec la matrice a été détruite par le flux sanguin,
il lui est tout-à-fait impossible de se rétablir, et quand
l'avortement ou l'accouchement, ou tout au moins
la mort du fœtus, ne suit pas la perte, c'est que
l'excitation hémorrhagique s'est opérée hors des
limites du placenta.

876. Voici ce que l'observation démontre : pendant que le sang s'efforce de glisser vers le col, un
point plus ou moins étendu de la masse placentaire
ou de la membrane anhiste s'en imbibe ; un premier caillot se forme, puis un second, puis un troisième, et ces diverses couches, plus ou moins épaisses, sont bientôt assez nombreuses, si l'énergie de la
fluxion hémorrhagique se ralentit, pour exercer une
pression qui aide à retenir le sang dans ses propres
vaisseaux ; ce n'est point en bouchant de larges ouvertures, en remplissant de gros troncs vasculaires,
mais en se plaquant contre les porosités de la matrice,
que les caillots suspendent l'hémorrhagie, par le
même mécanisme qu'ils arrêtent l'épistaxis quand ils
s'accumulent dans le nez.

877. S'ils n'occupent pas un espace très-étendu,
l'œuf continue de vivre, comme un arbre auquel on
vient d'enlever une ou plusieurs racines ; l'imbibition en fait disparaître la partie fluide, et des con-

ches fibrineuses, de plus en plus sèches, de moins en moins évidentes, persistent jusqu'à ce que l'accouchement ait lieu, sans que pour cela le point qui les supporte se soit véritablement recollé. J'ai observé, à la Maternité de Tours, une jeune femme qui fut prise trois fois d'une hémorrhagie légère, à quinze jours d'intervalle, dans les deux derniers mois de sa première grossesse. L'accouchement n'offrit rien de particulier; mais il y avait à la surface du placenta trois plaques distinctes, de la largeur d'une pièce de trois livres environ; l'une de ces plaques, très rapprochée du bord placentaire, était formée par un caillot encore rouge, lenticulaire, et qu'il fut difficile de séparer du délivre; la seconde était constituée par une concrétion fibrineuse, beaucoup plus ferme et à peine colorée; la troisième ressemblait plutôt à une sorte de cicatrice. N'est-il pas évident que ces trois points correspondaient au siége des trois hémorrhagies qui avaient eu lieu avant le travail?

878. *Traitement.* On peut le dire avec vérité, les hémorrhagies utérines des femmes enceintes sont les maladies qui exigent le plus de sang-froid, le plus de connaissances et le plus d'habileté; en présence de semblables accidens, en effet, quelques secondes de plus ou de moins décident souvent de la vie ou de la mort de deux êtres également chers; c'est là qu'il importe de savoir choisir le remède et l'appliquer à propos, qu'une timidité craintive peut devenir funeste, aussi bien que l'imprudence et la témérité.

Les moyens auxquels on peut avoir recours sont extrêmement nombreux; il en est qu'on applique en quelque sorte à tous les cas indistinctement, et d'autres qui ne doivent être employés que dans quelques circonstances particulières.

879. Le repos, la diète, la position horizontale sur un lit de crin plutôt que sur un lit de plume, dans une chambre obscure plutôt que vivement éclairée, calme et non bruyante, fraîche, bien aérée, plutôt que chaude et renfermée, des boissons délayantes ou acidulées froides, suffisent assez souvent quand on y a recours dès le principe, et que l'hémorrhagie est modérée : si la femme est forte ou sanguine, si, surtout, les symptômes précurseurs ont existé, s'il y a des frissons, et que l'état du pouls le permette, on pratique une saignée du bras de six à huit onces. Quand ces légers secours ne réussissent pas tout d'abord, quand il n'y a point eu de *molimen* avant-coureur, et que la femme est naturellement faible, on s'adresse aux révulsifs et aux réfrigérans externes. On prescrit des manuluves simples ou sinapisés, des frictions sèches sur les membres thoraciques, la poitrine et le long du rachis ; on applique de larges ventouses sur les seins ; on fait des aspersions d'eau froide, pure, vinaigrée, éthérée ou ammoniacée, etc., sur l'abdomen, la partie interne des cuisses ; on peut y appliquer aussi des compresses imbibées des mêmes liquides ou d'eau à la glace. Burns vante beaucoup l'alun ; Duncan et Rigby paraissent avoir retiré de grands avantages de l'opium, et le sucre de saturne (acétate de plomb), déjà conseillé par Etmuller, etc., est fréquemment employé par Dewees ; la digitale est aussi préconisée par plusieurs médecins anglais, mais ces divers moyens sont rarement usités en France.

Rhodiom, Hamilton et quelques autres ont conseillé
de placer des ligatures fortement serrées sur les
membres. Un moyen qui me paraît mériter l'attention des praticiens est l'application d'un sinapisme
entre les épaules; j'en ai fait usage un assez grand
nombre de fois, et dans des cas assez variés, pour
affirmer que c'est un des révulsifs les plus puissans et
les plus utiles que l'on puisse recommander. MM. Tras-
tour, Laroche, Nivert et plusieurs jeunes médecins
qui me l'ont vu essayer, ou l'ont mis eux-mêmes en
pratique, en ont déjà fait mention dans leur thèse.
J'ai dit ailleurs d'après quelles considérations anato-
miques et physiologiques j'avais été conduit à l'employer. J'y ai eu recours dans les premiers mois de la
grossesse et pendant le travail, comme dans l'intervalle de ces deux époques; et toujours l'effet en a été
extrêmement prompt. Une jeune femme, de dix-neuf
ans, fut amenée à la clinique externe de l'École de
Médecine, vers la fin de 1825; enceinte d'environ
trois mois, elle était dans le sang depuis douze heures;
nous tentâmes les secours indiqués plus haut; la perte
n'en continua pas moins d'augmenter jusqu'au soir;
c'est alors qu'effrayé par la faiblesse extrême et les
menaces de syncope, je fis placer un cataplasme de
moutarde dans le dos; un quart-d'heure après, la diminution de l'hémorrhagie était déjà sensible; elle se
réduisit bientôt à un simple suintement, qui persista
jusqu'au lendemain, époque à laquelle l'œuf fut expulsé.

Un pareil résultat n'a d'ailleurs rien qui doive sur-
prendre, quand on se rappelle avec quelle facilité
les gens de la campagne arrêtent quelquefois l'épis-

taxis, en plaçant une clef, des linges ou tout autre corps mouillé d'eau froide, entre les épaules, et avec quelle rapidité la moutarde met en jeu les irradiations sympathiques. Toutefois, il serait déraisonnable de penser que ce médicament est infaillible, et qu'il faille l'employer dans tous les cas. Le raisonnement indique qu'il serait plutôt nuisible qu'utile, lorsque la perte est accompagnée de réaction générale, et que les symptômes du molimen hémorrhagique sont encore dans toute leur force ; pendant la grossesse et le travail, lorsque l'œuf est en grande partie décollé et que son expulsion est décidée, il pourra diminuer l'impétuosité de l'afflux, mais il serait peu sage de compter sur lui pour faire cesser en entier une hémorrhagie déjà grave et inquiétante.

880. *Le tampon.* Une des premières idées qui dut se présenter à l'esprit, en voyant le sang couler de la matrice, fut sans doute de boucher l'orifice de cet organe ; cependant, quoi qu'en dise Pasta, il n'a guère été fait mention du tamponnement dans les annales de la science, que depuis Mme Bourgeois, P. Portal, F. Hoffmann, Smellie. Si on en croit Leroux, le tampon est un remède héroïque, presque constamment suivi de succès ; selon les classiques modernes, au contraire, c'est un moyen rarement utile, et le plus souvent dangereux, qu'il faut proscrire de la saine pratique. M. Demangeon, entr'autres, avantageusement combattu par M. Gardien, s'est élevé avec force contre l'usage du tampon, qui, d'après lui, ne peut qu'augmenter les dangers de la maladie. Rigby, Merriman en parlent à peine. Des argumens spécieux, des préventions théoriques, des cas

exceptionnels généralisés, et de faux raisonnemens, sont, néanmoins, à-peu-près tout ce qu'on a pu opposer aux faits sans nombre rapportés par une infinité d'auteurs : en effet, il est impossible de partager les craintes que cherchent à faire naître les antagonistes du tampon, quand on a lu l'ouvrage de Leroux, et de ne pas le regarder avec Burns, Mme Boivin, Mme Lachapelle, Dewees, comme un des plus puissans moyens de soustraire les femmes aux dangers d'une perte grave.

881. Ce n'est pas à dire, pour cela, qu'il ne puisse jamais nuire. Le tampon, comme toutes les ressources thérapeutiques importantes, est une arme tutélaire dans les mains d'un homme habile, mais il peut devenir un instrument meurtrier dans celles d'un ignorant. Par exemple, il serait imprudent d'en faire usage dans le commencement d'une perte, lorsque les symptômes de pléthore ne sont pas encore dissipés, ou que le sang s'épanche dans l'intérieur des membranes et que l'utérus est dans l'inertie ; parce qu'alors il ne manquerait pas d'augmenter l'excitation, ou bien, en retenant le fluide sanguin à l'intérieur, de favoriser la distension indéfinie des parois de la matrice. Cependant il n'est pas encore bien positivement démontré qu'alors même il ne soit pas plus souvent utile que nuisible ; le raisonnement, d'accord avec un assez grand nombre de faits, me porte à croire, avec M. Chevreul, que c'est peut-être un des moyens les plus sûrs d'obliger l'utérus à se rétracter, à sortir de son engourdissement ; c'est même par suite de cette propriété qu'il est redoutable, quand on craint de faciliter l'expulsion de

l'œuf, et qu'on ne doit en faire usage qu'après avoir constaté l'insuffisance des autres modes de traitement.

882. On le fabrique de manières assez diverses : beaucoup de personnes se contentent de remplir le vagin avec de l'étoupe, de la charpie, de vieux linge, de l'éponge, etc. Dewees dit qu'il n'est jamais nécessaire de porter le tampon jusque dans le col. D'autres roulent une ou plusieurs compresses en cylindres, qu'on introduit jusque dans l'orifice; il en est qui préfèrent un sachet ou une sorte de bourse remplie de substances astringentes; mais la méthode la plus simple, celle aussi qu'adopte M. Desormeaux, consiste à faire une espèce de chemise avec un linge fin enduit de cérat, chemise qu'on introduit vide jusque dans le sommet de l'utérus, qu'on remplit ensuite de boulettes de charpie ou de filasse, ou de tout autre corps analogue, et qu'on fixe à l'aide d'un bandage en T. L'huile dans laquelle Burns veut qu'on immerge le tampon ne me paraît guère propre qu'à en favoriser l'introduction. Le vinaigre et l'oxicrat, conseillés par d'autres, sont moins à dédaigner, quoique leur action styptique soit promptement anéantie par les caillots et la sortie du sang; au surplus, c'est une digue mécanique et non une substance pharmaceutique qu'on oppose à l'hémorrhagie. C'est un véritable bouchon, qui, fermant le passage au sang, le force à se coaguler de proche en proche, à comprimer en se concrétant, à fermer les bouches exhalantes qui le fournissent; d'un autre côté, en sa qualité de corps étranger, il agace le col, change la vitalité de l'utérus, dont il réveille la con-

tractilité, dont il appelle la réaction, au point de déterminer bientôt l'expulsion de l'œuf.

S'il doit réussir, le sang cesse de couler par la vulve, les symptômes généraux se calment peu-à-peu, l'hypogastre devient plus ferme sans augmenter de volume, et, si la déplétion de l'utérus ne doit pas s'ensuivre, la femme éprouve seulement quelques ténesmes, des épreintes, de la pesanteur dans le bassin et parfois des coliques légères ; tandis que, dans le cas contraire, des douleurs assez vives, de véritables contractions utérines se manifestent, et font que les caillots, le tampon et le produit de la conception finissent par être chassés l'un après l'autre ou tous ensemble, hors des organes génitaux.

Chez quelques femmes il en résulte une telle gêne, bien qu'il n'y ait nulle apparence de contractions utérines, qu'elles demandent avec instance qu'on les en débarrasse ; en général, il faut résister à leurs prières, tant qu'il n'y a point de signes de perte interne, à moins que les douleurs ne soient assez aiguës pour faire naître des accidens nerveux, des convulsions ; leurs plaintes, dans ce cas, sont plutôt à désirer qu'à craindre. Au bout de quelque temps on voit l'ordre se rétablir dans les fonctions ; et, pour ne pas s'exposer à renouveler l'hémorrhagie, on laisse le tampon en place le plus long-temps possible, au moins plusieurs heures, une journée même ; puis, quand on ne le croit plus indispensable, il suffit d'ôter le bandage en T, parce que n'étant plus maintenu dans les organes par une force extérieure, il s'en échappe spontanément et avec lenteur.

883. *Dilatation du col et déchirure des membranes.* Avant d'arriver à l'accouchement forcé, Puzos veut qu'on tente une pratique qui lui semble beaucoup plus simple et surtout beaucoup plus conforme au vœu de l'organisme : Portez, dit-il, un doigt, puis deux, puis trois, etc., dans l'orifice, que vous titillerez, que vous irriterez avec douceur ; et souvent vous verrez que c'en est assez pour faire cesser l'hémorrhagie, pour engager l'utérus à se resserrer. Si cela ne suffit pas, commencez à dilater le col, élargissez-le avec tous les ménagemens et toute la lenteur que la gravité des accidens vous permettra d'y mettre, et, si vous ne réussissez pas encore, perforez les membranes, et le vide qui s'opérera dans l'œuf manquera rarement d'être suivi des contractions expulsives de la matrice. Vous aurez, il est vrai, un accouchement avant terme, mais qui sera moins dangereux pour la mère et pour son fruit que si l'homme de l'art se fût chargé d'extraire le fœtus.

884. Cette conduite convient principalement lorsque l'hémorrhagie arrive pendant le cours du travail, ou lorsque la grossesse est très-avancée et que le placenta n'est point attaché aux environs du col. Toutefois, il est clair qu'à l'exception de la rupture des membranes, le tampon remplit à-peu-près les mêmes indications, et que si la perte était violente, on aurait tort d'agir avec cette réserve et de ne pas terminer l'accouchement aussi vite que possible.

3°. *L'accouchement forcé.* Quand le travail marche avec une certaine régularité, nonobstant l'hémorrhagie, et que les forces ne s'épuisent pas avec trop de rapidité, il suffit ordinairement d'accélérer les contrac-

tions, comme il vient d'être dit, et d'engager la
femme à redoubler de courage, à faire valoir ses
efforts pour que la matrice seule réussisse à se débarrasser de son contenu, ainsi qu'à suspendre la perte.
Dans le cas, au contraire, où la rareté des douleurs
ne permet pas de s'en rapporter aux ressources de
l'organisme, l'accoucheur doit se hâter d'aller chercher le fœtus. Si déjà la tête était engagée au détroit
supérieur, et que le col fût suffisamment ouvert,
si, à plus forte raison, elle était arrivée dans l'excavation, c'est avec le forceps qu'il conviendrait de
la saisir; autrement on fait la version; mais pour
porter la main dans l'utérus, il faut que l'orifice ait
un certain degré de dilatation, ou qu'il soit au moins
très-dilatable. Ce n'est donc que dans les derniers
temps de la grossesse, et lorsque la nature ou les
moyens précédemment indiqués ont déjà forcé le
travail à commencer, qu'on peut avoir recours à cette
dernière ressource, qui est surtout applicable aux
hémorrhagies par implantation du placenta sur le col.
Heureusement que l'ouverture en est ordinairement
très-molle et se laisse facilement traverser quand il y
a perte. Au surplus, il est évident que, le danger
pressant, il vaudrait encore mieux vaincre avec quelque violence la résistance de l'orifice, que d'abandonner la femme aux chances si souvent funestes d'une
perte foudroyante.

885. Sous aucun prétexte on ne doit laisser à la
nature le soin de terminer seule l'accouchement,
lorsque le délivre, attaché sur l'orifice même, est la
cause incontestable de l'hémorrhagie.

Dans ce cas particulier, divers praticiens ont donné

l'avis de chercher, quand les doigts sont arrivés dans le col, le point de la circonférence du placenta qui en est le plus rapproché, afin de faire pénétrer la main dans cette direction; d'autres ont pensé que dans les cas embarrassans, ou qui ne permettent pas de temporiser, il serait mieux de négliger cette recherche minutieuse, et de perforer, de déchirer le point de l'œuf qui correspond à l'orifice, pour saisir à l'instant les pieds de l'enfant. La première de ces deux pratiques conduirait à des longueurs nuisibles; la seconde ne manquerait pas d'augmenter singulièrement la violence de l'hémorrhagie, et de compromettre gravement la vie du fœtus, pour peu que son extraction fût rendue longue ou difficile. En outre, on serait obligé d'entraîner l'enfant à travers l'ouverture du délivre, qui, poussé par les épaules ou la tête, apporterait nécessairement d'assez grands obstacles au reste de l'opération.

La méthode suivie par P. Portal, M. Dubois, etc., est préférable sous tous les rapports. Sans égard pour la circonférence du placenta, la main, une fois dans le col, se porte en avant d'abord, puis à droite de la femme, si c'est la main gauche, à gauche, au contraire, si c'est la main droite, et en moins d'une seconde on arrive à la partie membraneuse de l'œuf, que l'on perfore; on saisit promptement les pieds, et le fœtus peut sortir avant le délivre.

886. Dans les autres espèces d'hémorrhagies, lorsque la version est opérée, et que les hanches sont à la vulve, si l'utérus n'est pas resté dans l'inertie, il paraît très-sage d'abandonner la fin de l'accouchement à la nature, tandis que, pour l'implantation sur le col, l'opération

une fois commencée ne saurait être terminée trop vite. La raison de cette différence saute aux yeux : dans le premier cas, la circulation omphalo-placentaire continuant de se faire, la vie de l'enfant n'est pas compromise, et celle de la mère n'est plus en danger dès que le sang cesse de couler ; dans le second, les fonctions du placenta ne pouvant plus être remplies, quelques instans de retard pourraient amener la mort du fœtus.

Ai-je besoin d'avertir, en terminant, que c'est aux articles de l'avortement et de la délivrance que le lecteur devra chercher les détails que je n'ai pas cru devoir consigner ici ?

S. II. De la Dystocie convulsive.

L'agitation, les angoisses d'une femme en travail, au moment des plus violentes douleurs, sont quelquefois portées si loin, qu'il suffit d'en avoir été témoin pour sentir qu'un pareil état touche de près aux affections convulsives, pour être convaincu que les convulsions doivent se rencontrer fréquemment chez les femmes en couche.

Les convulsions des femmes grosses, comme celles des autres femmes, peuvent être générales ou locales, n'affecter qu'un membre, ou que les membres, la face, ou quelqu'autre partie que ce soit, isolément, ou bien mettre en jeu simultanément tous les muscles de la vie de relation ; le plus souvent elles n'envahissent que les muscles qui sont habituellement soumis à la volonté ; mais dans certains cas les viscères où la nature a fait entrer une membrane charnue en sont également pris. C'est ainsi que le pharynx, l'œsophage, l'estomac, les intestins, la vessie, l'utérus lui-même, le cœur, et surtout le diaphragme, en sont parfois violemment tourmentés.

L'hystérie, l'épilepsie, la catalepsie, et les convulsions produites par une lésion matérielle, telle qu'une phlegmasie, ou une maladie quelconque de l'encéphale ou des méninges, du système nerveux en général, se montrent assez fréquemment et s'aggravent quelquefois pendant le cours de la grossesse; mais il est à remarquer que les trois premières se manifestent rarement au moment du travail. Au surplus, dans ces cas, ce serait l'état de gestation qui viendrait compliquer la maladie, et ce n'est pas là ce qu'on entend généralement par convulsions des femmes enceintes.

887. Les convulsions puerpérales, encore appelées convulsions *apoplectiques*, *apoplexie hystérique*, *apoplexie laiteuse*, *sympathique*, *éclampsie* de l'accouchement, diffèrent des autres maladies convulsives, en ce qu'elles sont évidemment attachées à l'état de grossesse qu'elles compliquent.

888. Leur *cause prochaine* est toujours dans le cerveau, et je ne vois pas, par conséquent, qu'il soit utile de les diviser en convulsions sympathiques et en convulsions idiopathiques. Cette cause prochaine est sans aucun doute une irritation, un stimulus, qui réagit sur tout le système nerveux, mais dont la nature paraît être extrêmement variable : tantôt c'est un point préalablement irrité du cerveau, qui appelle les fluides dans cet organe et qui devient ainsi un centre de fluxion; tantôt, au contraire, ce sont les fluides qui, se portant vers l'encéphale en trop grande quantité, y déterminent une congestion et par suite la réaction

convulsive. Dans un cas comme dans l'autre, ses *causes éloignées* sont très-multipliées. Il en est de prédisposantes et de déterminantes. Bien qu'on observe l'éclampsie dans toutes les saisons, à tout âge, dans toutes les classes de la société, sous toutes les températures, il est cependant vrai de dire que les personnes fortes, pléthoriques, qui ont la fibre sèche, la face très-animée, le cou court, qui sont abondamment et fréquemment réglées, nerveuses, délicates, irritables, sujettes aux *maux de nerfs*, que les femmes jeunes ou qui se trouvent enceintes pour la première fois y sont plus exposées que les autres.

Un air impur, chargé d'odeurs, trop rarement renouvelé ; les chaleurs de l'été, une température artificielle trop élevée, la colère, la tristesse, les chagrins, une nouvelle inattendue, la joie et toutes les émotions vives ; le défaut de sommeil, la fréquentation des bals, des spectacles ; le travail de la nuit, l'abus des bains, des boissons chaudes, du café, du thé, des liqueurs spiritueuses, des mets épicés ou de haut goût ; un régime succulent, et tout ce qui augmente l'afflux du sang vers la tête ; la présence d'une grande quantité d'eau dans les membranes, de plusieurs enfans dans la matrice ; la rigidité, ou l'extrême sensibilité des fibres de cet organe ; la dureté, le resserrement spasmodique de son col ; la compression qu'il exerce sur les nerfs et les vaisseaux environnans ; le refoulement de l'estomac ; le coït ; la suppression d'un cautère, d'un écoulement habituel quelconque ; l'usage des corsets, des vêtemens trop serrés ; le manque d'exercice, etc., ont été rangés parmi les causes de l'éclampsie. On y a joint aussi l'infiltration des membres ou la leuco-phlegmatie, l'habitation des pays chauds, le sommeil trop long-temps prolongé, l'oisiveté, l'usage des élixirs, des teintures alcooliques; l'habitude de rester au lit trop long-temps; les variations atmosphériques, et presque toutes ces causes banales que les auteurs ne manquent jamais de rappeler à l'occasion de chaque maladie qu'ils décrivent, de ces causes qui semblent produire tous les maux, parce qu'elles n'en font naître nécessairement aucun.

889. Personne ne peut nier que de telles circonstances n'aient quelquefois déterminé l'éclampsie; mais il est incontestable aussi qu'elle survient souvent sans qu'il soit possible d'en donner une raison satisfaisante. C'est vers la fin de la grossesse que les convulsions apparaissent le plus ordinairement, et c'est le travail qui en est la cause occasionelle la plus commune; alors elles peuvent dépendre d'un obstacle qui, en s'opposant à la sortie facile du fœtus, produit bientôt un ébranlement général; ou bien d'un simple agacement qui réagit sur toute l'économie; ou, encore, d'un refoulement des fluides à l'intérieur, par suite des efforts auxquels la femme est obligée de se livrer. Elles peuvent également être la suite d'une hémorrhagie ou de l'épuisement, le symptôme de quelque rupture, etc. Beaucoup de praticiens, M. Desormeaux et Mme. Lachapelle, entr'autres, ont observé que l'éclampsie règne quelquefois presque épidémiquement. « Quand une de nos femmes était prise de convulsions, nous manquions rarement, dit Mme. Lachapelle, d'en avoir, bientôt après, plusieurs autres dans le même état. » La tendance à l'imitation ici serait

insuffisante pour rendre compte du fait, et, d'ailleurs, elle ne serait plus d'aucun secours hors des établissemens publics, dans la pratique purement civile, où ces singulières épidémies ont été souvent remarquées.

890. *Signes.* L'accès d'éclampsie est annoncé, chez quelques femmes, par divers symptômes avant-coureurs, tels que des bouffées de chaleur à la tête, des étourdissemens, du trouble dans les idées, des hallucinations, de la gêne dans les mouvemens, des *inquiétudes* dans les membres, un air d'hébétude, un regard effrayé, de la rougeur à la conjonctive, à la face tout entière, un certain degré de gonflement du cou et du visage, de la céphalalgie, des vertiges, de l'embarras dans la parole, un éclat vif des yeux, de l'irrégularité dans le pouls, de légers mouvemens convulsifs des muscles de la figure, des soubresauts dans les tendons des membres; mais on le voit bien souvent aussi paraître d'une manière brusque et inopinée, et débuter tout-à-coup par les symptômes les plus alarmans. La femme tombe subitement sans connaissance, et semble ne se réveiller un instant que pour entrer dans la plus violente agitation; les membres se tordent, se contractent, se fléchissent et s'étendent avec une rapidité, avec une force étonnante; le tronc se renverse sur son plan postérieur, comme pour rapprocher l'occiput des talons; les mains se portent avec énergie vers la poitrine ou l'épigastre, qu'elles frappent et semblent parfois déchirer avec colère; les traits de la face se décomposent, se *convulsent*; les lèvres, tiraillées en sens divers, se meuvent de la manière la plus bizarre; les yeux roulent, s'agitent, se renversent dans les orbites; les

battemens des carotides et des artères temporales se voient à travers la peau ; les jugulaires se gonflent ; le cou et le visage se tuméfient, se colorent au point de devenir pourpres ; il semble que les yeux vont sortir de la tête ; la bouche se remplit d'eau, qu'elle lance quelquefois au loin sur les assistans ; la langue, irrégulièrement agitée, est souvent pincée et même violemment mordue, par suite des grincemens de dents et des mouvemens spasmodiques des mâchoires. Dans ces momens terribles, la femme est véritablement un être effrayant et bien digne de pitié ; le diaphragme, par ses contractions précipitées, amène les sanglots, les menaces de suffocation, et chasse hors de la bouche et du nez les matières qui s'y étaient accumulées ; l'estomac et les intestins, la vessie et l'utérus lui-même, quand ils deviennent le siége de pareils mouvemens, produisent les vomissemens, l'expulsion involontaire des matières fécales, des urines, et parfois celle de l'œuf, avec une promptitude extrême ; enfin, on dirait que tous les viscères participent aux mouvemens désordonnés des membres. D'autres fois, la face et le reste du corps passent, pour ainsi dire, avec la rapidité de l'éclair, de cet état d'agitation et de vive coloration, au calme le plus absolu, et tombent dans une pâleur mortelle ; à la fin, et plus ou moins promptement, la congestion cérébrale amène le coma, qui succède en général aux syncopes et à la perte de connaissance.

891. La durée de l'accès n'est pas moins variable que son intensité ; elle est, dans quelques cas, de dix minutes, d'un quart d'heure ou d'une demi-heure seulement ; tandis que, dans d'autres, elle est d'une demi-

journée, et même de vingt-quatre heures ; si le coma survient, il peut prolonger la perte de connaissance au-delà de plusieurs jours, et se terminer par un rétablissement complet et prompt de la santé ; mais on le voit aussi revêtir tous les caractères de l'apoplexie et déterminer la mort. Il arrive encore que certaines fonctions restent perverties après la disparition des accidens convulsifs ; tantôt, c'est la vision, ou l'audition, ou l'olfaction, ou quelques-unes des facultés intellectuelles, qui ont subi les plus graves atteintes ; tantôt, ce sont des déchirures internes, des épanchemens particuliers, qui éloignent l'organisme de son état normal, etc.

Quand la femme revient à elle, fatiguée, abattue, les membres brisés, comme après un long et violent exercice, étonnée de l'état où elle se trouve elle ignore quelquefois tout ce qui vient de se passer, a de la peine à croire ce qu'on lui raconte, n'a nulle notion des mouvemens extraordinaires exécutés par toutes les parties de son corps, des cris violens qu'elle a proférés ; on en cite même qui sont accouchées sans s'en apercevoir, et qui, après l'accès, ne pouvaient comprendre qu'elles fussent réellement délivrées !

Des taches noires, de véritables contusions, des douleurs plus ou moins vives, se manifestent graduellement sur toutes les parties qui ont été frappées avec une certaine force.

Quand la connaissance revient dans l'intervalle des accès, on a donné le titre d'*épileptiformes* aux convulsions ; dans le cas contraire, et surtout lorsqu'il y a de la sterteur et du coma, on les a nommées *apoplectiformes* ou *éclampsiques*. Cette division ne pourrait être utile qu'en ce que les premières, plus faciles à confondre avec l'épilepsie ou l'hystérie, sont rarement aussi dangereuses que les secondes ; mais, au fond, ce ne sont que des nuances diverses d'une même affection.

892. Après la mort, l'examen des cadavres est loin de donner toujours une explication satisfaisante de la gravité des symptômes. Une petite quantité de sérosité dans les ventricules du cerveau ; les veines et les sinus encéphaliques plus ou moins engorgés ; les méninges et la substance cérébrale un peu rouges ou dans l'état naturel ; quelquefois des traces évidentes de congestion, un léger épanchement sanguin ; plus souvent aucune lésion appréciable, voilà tout ce que l'observateur, non prévenu, rencontre dans le crâne. Les autres cavités splanchniques n'ont jamais offert, non plus, d'altération constante ; le cœur flasque, presque vide ; les poumons engoués ou pâles ; quelques onces de sérosité citrine ou rougeâtre dans les membranes séreuses, sont les traces principales que la maladie laisse dans le ventre et la poitrine.

Sans être rare, l'éclampsie n'est pas cependant une maladie très-commune, puisque Mᵐᵉ Lachapelle ne l'a observée que soixante-cinq fois sur près de quarante mille femmes ; le pronostic en est en général défavorable, car, de l'aveu de la sage-femme en chef de la Maternité, malgré le traitement le plus rationnel et le mieux entendu, la mort a eu lieu dans un tiers des cas. Plus fréquente dans le dernier tiers de la grossesse et pendant le travail que hors de ces deux époques, elle est aussi moins dangereuse après l'accouchement et jusqu'au sixième ou septième mois de la gestation. Moins grave, toutes choses égales d'ailleurs, pendant qu'avant le travail, elle l'est d'autant moins que la parturition se trouve plus avancée au moment du premier accès. Comme la déplétion de l'utérus est souvent le seul moyen de faire cesser les accidens, il est évident que le danger des convulsions sera, sous ce rapport, en raison directe des dangers et des difficultés attachés à cette déplétion ; si le col utérin et la tête du fœtus, par exemple, sont disposés de telle sorte qu'il soit facile d'extraire l'enfant, la maladie sera beaucoup moins inquiétante que si l'orifice est encore dur et non effacé. Celles qui se manifestent chez les femmes hystériques, épileptiques ou d'une grande susceptibilité nerveuse, ou qui se rapprochent le plus de ces deux affections par leur forme ; celles dont les accès sont courts, ou séparés par des intervalles bien tranchés de calme et le rétablissement de toutes les fonctions, sont toujours moins redoutables que celles qui n'ont aucune analogie avec l'état nerveux antérieur de la femme, qui surviennent chez les personnes sanguines, pléthoriques, ou dont tous les organes sont surchargés de sérosité ; qui sont accompagnés de phénomènes apoplectiques, de coma, de sterteur, ou de perte entière de connaissance dans l'intervalle des accès ; que celles encore qui ne seraient que le symptôme d'une maladie organique plus ou moins ancienne du cerveau, du poumon, du cœur ou de quelqu'autre organe important, et que la grossesse aurait fortement aggravée.

893. L'enfant ne court guère moins de danger que la mère ; d'abord il meurt souvent au milieu des mouvemens extraordinaires qui caractérisent chaque accès ; ensuite, toutes les fois que l'avortement arrive,

sa vie ne peut se maintenir ; il en est souvent de même lorsque l'accouchement prématuré ne peut pas être évité, et dans les accouchemens forcés, même à terme, le fœtus succombe encore fréquemment ; néanmoins il n'est pas exact de dire avec quelques auteurs que les convulsions un peu graves des femmes enceintes entraînent presque toujours la perte de l'enfant. Mauriceau, De la Motte, Levret, Smellie, Baudelocque, les faits rassemblés ou recueillis par MM. Bouteilloux, J. C. Baudelocque, Mme Lachapelle, etc., sont là pour démontrer le contraire.

894. *Traitement.* Une maladie qui se présente sous des formes si diverses et à des degrés si variés, ne peut être guérie par une médication toujours semblable ; il n'est donc pas étonnant que tant de remèdes aient été vantés pour la combattre. Il est peu de substances, parmi les antispasmodiques, les calmans, les narcotiques, les révulsifs et les antiphlogistiques, qui n'aient eu leur vogue ; mais comme on s'empresse toujours trop de généraliser, en thérapeutique aussi bien que dans les autres branches de la médecine, on n'a pas manqué de faits pour prouver que tel ou tel remède, prôné sans mesure par quelques praticiens, était en réalité plutôt nuisible qu'utile dans l'éclampsie.

L'éther, l'eau de mélisse, de fleurs d'oranger, de menthe, mêlés en diverses proportions aux infusions de fleurs de tilleul, de coquelicot, de feuille d'oranger, à l'eau de laitue, etc., avec un sirop adoucissant, ne seront point à négliger dans nombre de cas où les convulsions ont plus d'analogie avec l'hystérie ou l'épilepsie qu'avec l'apoplexie, surtout si le sujet est nerveux, très-excitable ou lymphatique, plutôt que pléthorique et sanguin.

C'est alors encore que le sirop d'œillet, le sirop de pavot blanc, le sirop diacode, les pilules de cynoglosse, l'extrait, les teintures d'opium peuvent être utilement donnés, soit seuls, soit ajoutés aux véhicules précédens, soit sous quelqu'autre forme, et combinés de quelqu'autre manière.

895. La rigidité du col, sa dureté squirrheuse et son resserrement spasmodique étant quelquefois l'unique ou du moins la principale cause des convulsions, on ne doit pas omettre de l'examiner avec attention. En cas qu'il paraisse être le point de départ du mal, on y portera du cérat opiacé, dont M. Schweighaeuser affirme avoir obtenu de très-bons résultats, ou mieux de la pommade belladonée. S'il était réellement trop dur pour céder aux efforts de la matrice, je ne vois pas qu'il soit possible de se dispenser alors d'en faire l'incision. A ce sujet, les craintes de Mme Lachapelle sont au moins exagérées; car je n'ai point appris que, dans aucun cas, le passage de la tête, après cette opération, ait agrandi la plaie au point de perforer le péritoine. Cependant, quoi qu'en dise M. Bodin, c'est une ressource qui n'est pas sans danger et à laquelle on ne doit, sous aucun prétexte, avoir recours sans une indispensable nécessité.

896. La saignée a de tout temps joui d'une grande faveur parmi les accoucheurs : Mauriceau, De la Motte, Puzos, etc., l'ont pratiquée 6, 8, 10, 17 et jusques à 86 fois pendant le cours d'une grossesse chez la même femme! Les émissions sanguines sont toujours utiles

quand il y a des signes de congestion vers la tête, de la force dans le pouls, ou quelque symptôme de pléthore. Tantôt on tire du sang d'une veine superficielle, tantôt au moyen des sangsues ou des ventouses, tantôt de ces trois manières simultanément. A moins de contr'indication particulière, on débute par une saignée générale de 6, 8, 10 ou même de 12 à 15 onces, selon la gravité du mal et la constitution de la femme. Après cette première phlébotomie, si elle produit quelque amélioration, on en fait une seconde, une troisième et même une quatrième, à des distances plus ou moins considérables, en se rappelant toutefois que de cette manière on épuise très-rapidement les forces de la malade. Lorsque la saignée générale ne peut plus être répétée avec espoir d'en obtenir des avantages marqués, on peut employer les sangsues, qu'on place au nombre de 15, 20, 30, 40 ou 50, derrière les oreilles ou sur le cou, ou même aux environs de la vulve, s'il paraissait y avoir une irritation ou une congestion manifestes dans le bassin. Si le coma était profond et qu'il ne fût plus possible de tirer de sang, en quantité un peu notable, les ventouses scarifiées à la nuque, sur les apophyses mastoïdes, devraient être aussi tentées. Quant à l'artériotomie de la temporale ou même de la radiale proposée par quelques-uns, je ne pense pas qu'elle mérite aucune préférence sur l'ouverture des veines; mais quelle est la veine qu'il est le plus convenable d'ouvrir?

Dans la théorie actuelle des émissions sanguines, la saignée du pied passe pour être essentiellement révulsive, tandis que celle du cou est plutôt déri-

vative, et que celle du bras est tout simplement dé-
plétive; mais la pratique ne justifie guère ces dis-
tinctions : Baudelocque a vu la saignée de la saphène
aggraver les accidens que l'ouverture d'une veine du
bras diminuait toujours, et d'autres praticiens ont observé l'inverse. Dans l'éclampsie, on a pour but de dégorger le système vasculaire, et dès que la saignée est
jugée nécessaire, il importe peu, je crois, qu'on la
pratique sur une veine plutôt que sur une autre. Si la
congestion cérébrale était fixe et trop forte, s'il
paraissait indiqué d'ouvrir les jugulaires, les sangsues ou les ventouses devraient d'ailleurs obtenir la
préférence, attendu que la phlébotomie du cou n'est
pas toujours facile, ni même praticable, surtout chez
une personne atteinte de convulsions.

Une raison du même genre suffira long-temps encore pour rendre la saignée du bras beaucoup plus
générale que celle du pied; il est constamment ou
presque constamment possible, dans quelque agitation que soit la malade, d'ouvrir la veine au pli du
coude, tandis qu'on ne peut pas en dire autant des
veines de la jambe : par la saignée du bras on agit
à l'instant, quand on veut, comme on veut, on
tire du sang peu ou beaucoup, sans difficulté; par
la saignée du pied, au contraire, on a besoin de
préparatifs; il faut saisir un instant de calme, la veine
est souvent trop petite ou trop profondément située,
et fréquemment on n'obtient pas une assez grande
quantité de sang.

897. Les *bains tièdes* calment l'irritation, soit
sympathiquement par leur action adoucissante sur la
peau, soit en diminuant les qualités excitantes des

fluides par l'eau qu'ils font passer dans le système circulatoire, soit en diminuant la force de rayonnement du calorique. On les administre avec succès quand les symptômes apoplectiques ne prédominent pas; mais ils ne doivent être prescrits qu'après la saignée, si la malade est dans un état à pouvoir perdre du sang sans danger; autrement, ils pourraient favoriser l'afflux et la congestion vers l'encéphale ; on doit les rejeter quand les convulsions dépendent d'une perte, d'une pléthore séreuse, et quand il y a menace d'inertie ; la femme peut y rester immergée une demi-heure, une heure et même davantage, suivant le soulagement qu'elle en éprouve.

898. *L'eau froide* appliquée sur le ventre, d'après le conseil de Sigaud, n'a pas en sa faveur un assez grand nombre de faits pour qu'on puisse la recommander, en thèse générale, sous cette forme. Les ablutions et l'eau à la glace sur la tête, soit seules, soit au moment même où le reste du corps est plongé dans un bain chaud, que Denman et la plupart des accoucheurs anglais, que M. A. C. Baudelocque, Mme Lachapelle, etc., ont vantées, semblent, en effet, pouvoir être utilement combinées avec les autres moyens rationnels, lorsqu'on a lieu de craindre une vive réaction cérébrale ; néanmoins, leur emploi me paraît exiger beaucoup de prudence et une grande circonspection.

899. Des *lavemens huileux* ou irritans de toute espèce sont fréquemment usités en Angleterre, et non sans succès. En France, on préfère les révulsifs externes, des sinapismes ou des cataplasmes sinapisés aux pieds, aux jambes, aux cuisses, un large vésicatoire à la nuque, des frictions sèches le long du

rachis et sur les membres. M⁰ᵉ Lachapelle, qui ne leur accorde pas une grande confiance, les redoute même quand il y a menace d'inflammation dans quelque organe, repousse aussi l'emploi de la digitale, du camphre, auxquels Hamilton attribue de très-grandes vertus, blâme la pratique de nos voisins d'outremer, qui consiste à recourir aux purgatifs et même aux vomitifs après la saignée. Sans me charger de défendre les idées des accoucheurs de la Grande-Bretagne, je ne puis omettre cependant de faire remarquer que sur vingt-deux femmes traitées par la saignée, le calomel à dose purgative, les sels neutres par la bouche ou en lavement, et des lotions faites avec l'acétate d'ammoniaque liquide, l'esprit de romarin, sur la tête, Merriman n'en a perdu que six, tandis que malgré l'énergie du traitement mis en usage à la Maternité, on a presque autant de morts que de guérisons!

La digitale pourprée, conseillée par *Hamilton*, pourra être essayée dans les convulsions précédées d'œdème aux membres. Le séton à la nuque, recommandé par M. C. Baudelocque, ne doit être employé que dans le cas où les autres moyens ont été insuffisans; les moxas et les ventouses scarifiées n'offrent pas assez de chances de succès pour qu'on les préfère à l'application des sangsues et aux révulsifs ordinaires.

900. En résumé, la saignée du bras, du pied ou de la jugulaire, est utile et souvent même indispensable, pendant la grossesse et l'accouchement, que les convulsions soient légères ou intenses, chez toutes les femmes jeunes, fortes, bien constituées,

et qui ne sont point épuisées par des pertes antérieures. La saignée locale est la seule qu'on puisse
tenter quand les convulsions se manifestent à la
suite d'une hémorrhagie, chez des personnes affaiblies d'une manière quelconque, douées d'une constitution lymphatique, etc. Alors, si c'est après l'accouchement, et que les lochies aient cessé de couler,
on peut placer les sangsues près des grandes lèvres ou
à l'aine, comme le veut M. C. Baudelocque, autrement on les met aux apophyses mastoïdes, d'après le
conseil de Chaussier.

Lorsqu'on a désempli le système vasculaire, si
l'état de la malade le permet, on prescrit un bain
tiède; si le col utérin, irrité ou resserré spasmodiquement, paraît être la cause des accidens, on peut porter sur lui de la pommade opiacée, ou du cérat de
belladone. A la suite d'une perte, après la délivrance
ou un travail pénible et fatigant, des bouillons analeptiques et quelques cuillerées de bon vin sont
quelquefois les meilleurs moyens que l'on puisse
mettre en usage. Quand la femme est délicate et
nerveuse, on a recours aux infusions, aux eaux calmantes, aux préparations narcotiques, etc. Les sinapismes, les vésicatoires, les scarifications et les
autres révulsifs sont particulièrement utiles dans les
cas graves, comme accessoires des saignées, ou
comme supplémentaires de ces évacuations, s'il n'est
pas permis de les mettre en usage. Enfin, s'il y avait
des symptômes évidens d'embarras de l'estomac ou
des intestins, avec absence de signes d'irritation inflammatoire, je ne vois pas qu'il fût si téméraire de
favoriser le vomissement ou les évacuations alvines,

à l'aide d'émétiques ou de purgatifs doux ; mais, au moment du travail, le meilleur remède est sans contredit la terminaison de l'accouchement.

901. Toutes les fois que la maladie survient avant la fin du sixième mois, on doit tout faire pour en triompher sans solliciter l'expulsion du fœtus ; plus tard la viabilité étant possible, on n'a plus besoin d'autant de précautions sous ce rapport.

Pour aller chercher l'enfant, soit avec la main, soit avec le forceps, il faut nécessairement que la dilatation du col soit déjà très-avancée, ou tout au moins que l'orifice soit assez souple pour permettre de pénétrer dans la matrice sans beaucoup d'efforts. Cependant, si les pommades, les injections, les bains avaient été tentés inutilement, si la femme ou l'enfant étaient dans un danger imminent, et que l'accouchement forcé fût la seule voie de salut ; dans un cas où le cercle utérin aminci, mais dur et non dilatable, résisterait avec force aux contractions utérines, il ne faudrait pas balancer à suivre le conseil de M. Bodin, à pratiquer une ou plusieurs incisions sur sa concavité, à mettre en usage ce que, depuis Simson et Lauverguat, on est convenu d'appeler opération césarienne vaginale.

§ III. Dystocie causée par la sortie prématurée du cordon ombilical.

902. Sans être rare, la procidence du cordon n'est pourtant pas très-fréquente, puisqu'elle n'a été observée que quarante-une fois sur 15,652 accouchemens, à la Maternité de Paris ; si dans la pratique

particulière on la rencontre plus souvent, cela paraît tenir bien plus aux manœuvres empressées des gens qui assistent les femmes qu'à toute autre cause; Black a même avancé, mais à tort évidemment, que la chute du cordon est toujours l'effet de tentatives faites dans le but de hâter la délivrance. Pendant que je faisais ma leçon, une femme fut amenée à mon amphithéâtre; on la fit attendre une demi-heure chez le portier; personne ne la toucha, et quand elle fut montée à la salle, le cordon formait en dehors de la vulve une anse de plusieurs pouces, bien que le col ne fût encore que très-peu dilaté. D'ailleurs, il est peu d'accoucheurs un peu répandus qui n'aient eu plusieurs fois l'occasion d'observer la même chose.

903. Les causes de cet accident peuvent être rapportées, 1°. à la quantité trop considérable du liquide amniotique; 2°. à la longueur trop grande de la tige omphalo-placentaire ; 3°. à la sortie trop brusque des eaux au moment où la poche se rompt.

904. La procidence du cordon a, de tout temps, été notée par les auteurs comme un accident dangereux. Ce n'est pas qu'elle rende l'accouchement plus difficile, ou fasse courir des risques à la femme, mais bien parce qu'elle expose le fœtus à périr avant de naître. La mort, dans ce cas, est incontestablement produite par la cessation du cours du sang dans les vaisseaux du cordon, et toutes les raisons rassemblées dans le mémoire de Thouret ne peuvent en aucune manière infirmer cette proposition; mais l'obstacle à la circulation n'a pas été compris de la même manière par tous les accoucheurs.

Jusqu'à De la Motte, qui fit justice de cette idée, on avait généralement pensé que le sang, refroidi par la température extérieure, se coagulait, se concrétait dans l'anse pendante hors de la vulve.

De nos jours, c'est à la seule compression qu'on rapporte les accidens. En effet, dès que les eaux sont écoulées, si le cordon descend avant la tête, ou le siége, etc., ses vaisseaux sont presque nécessairement aplatis pendant les efforts expulsifs. Toutefois, si le bassin est large, le fœtus peu volumineux, s'ils sont placés vers l'une des échancrures sacro-iliaques, quand le front ou l'occiput est du côté opposé, la compression de ces vaisseaux peut être assez légère pour que le cours du sang n'en soit pas intercepté.

905. La mort survient par excès de sang, par apoplexie, si on en croit M. Chambon; par anémie, par syncope, selon Baudelocque, MM. Capuron, Deneux, etc.; par asphyxie, ou par défaut d'oxigénation du sang, d'après Muller. Mais ces trois hypothèses ne sont exactes ni l'une ni l'autre. Il est impossible de soutenir avec Fréteaux, que la veine est moins comprimée que les artères, ou avec d'autres que c'est justement le contraire. La compression est égale pour les trois vaisseaux, et ce n'est pas dans la quantité, mais bien dans la qualité du sang que reçoit le fœtus qu'il convient de chercher les causes de sa mort.

906. *Pronostic.* Si le cordon est froid, sans battemens, flétri, verdâtre, la mort de l'enfant est indubitable; si le travail est encore loin de se terminer, si la tête est fortement engagée, et qu'il soit difficile d'en changer la position, le pronostic doit encore

être très-fâcheux. Au contraire, si les pulsations se maintiennent avec une certaine force, si l'accouchement marche avec rapidité, quand même le cordon serait grêle et flétri, sa sortie prématurée peut n'amener aucun inconvénient.

907. *Traitement.* On remédie de différentes manières à cette procidence. Si l'enfant se présente en travers, par l'épaule ou la hanche, et que le col ne soit pas suffisamment dilaté pour permettre de tenter la version, il faut s'efforcer de reporter dans l'utérus l'anse vasculaire échappée; si le travail est assez avancé, on va chercher les pieds, et même il serait dangereux d'attendre une dilatation entière pour agir, quand on s'aperçoit que les pulsations s'affaiblissent sensiblement.

Si l'extrémité pelvienne vient la première, dès que les contractions ont assez de force, on en favorise l'effet en tirant convenablement sur les membres abdominaux. Mais c'est surtout quand il sort au devant de la tête, que le cordon réclame de prompts secours.

En pareil cas, les anciens se bornaient à le repousser et le maintenir enveloppé d'un linge dans le vagin; les chirurgiens actuels se servent tout simplement de leurs doigts, d'une tige de baleine surmontée d'une éponge ou d'un anneau. Ducamp a conseillé une espèce de pince renfermée dans une canule presqu'en tout semblable au porte-nœud de Desault; M. Dudan veut qu'on se contente d'une sonde de gomme élastique n°. 9, garnie de son mandrin qui sert à fixer l'extrémité d'un ruban, passé par l'un des yeux de l'instrument. Avec ce ruban M. Dudan maintient le cordon au bout de la sonde, sans le comprimer, le reporte dans la cavité utérine, où il l'abandonne ensuite, en retirant le mandrin d'abord, puis la sonde elle-même. La canule à charnière, proposée par Wellemberg, serait au fond plus dangereuse qu'utile, et je doute qu'aucun accoucheur soit jamais tenté d'en faire l'application. On a aussi recommandé d'introduire et de fixer des compresses graduées ou des morceaux d'éponges entre la tête du fœtus et les parties de la mère. Enfin, M. Croft trouve plus expéditif et plus sûr de porter la main toute entière dans la matrice, afin de pouvoir accrocher l'anse ombilicale sur l'un des membres du fœtus.

La plupart de ces moyens ont pu réussir sans doute; mais il n'en est aucun qui doive être exclusivement adopté, car la conduite à tenir varie nécessairement suivant l'état des choses.

908. Si l'enfant est mort, la présence du cordon n'exige aucune manœuvre particulière. S'il est vivant, la tête peut être 1°. sur le point de franchir le détroit inférieur, et dans ce cas il suffit d'engager la femme à faire valoir ses douleurs avec force; 2°. dans l'excavation, et le travail ne marcher qu'avec lenteur; alors la réduction est souvent impossible, et si, après l'avoir tentée, on reconnaît que les pulsations perdent de leur force, il faut se hâter d'appliquer le forceps; 3°. enfin, à peine engagée; ici, on saisit la tige vasculaire, on en fait un peloton, qu'on tâche de faire rentrer, de repousser sur les côtés ou même au-dessus de la tête, si la chose est possible, et, pour

peu qu'il ait de tendance à retomber, on le maintient dans cette position, jusqu'à ce que les contractions aient solidement fixé le crâne dans le détroit. Si l'introduction des doigts présentait trop de difficultés, était insuffisante, il serait permis de tenter quelque moyen mécanique, tel que l'instrument de Ducamp ou celui de M. Dudan, ou mieux encore le porte-cordon en forme de fourche imaginé par M. Guillon. Avant d'en venir à la version, on devrait même avoir recours à la manœuvre conseillée par M. Croft.

A cet égard, Mme Lachapelle dit, avec plusieurs modernes, que le précepte du chirurgien anglais ne doit pas être suivi, attendu que la main une fois arrivée dans l'utérus aura tout aussitôt fait d'entraîner immédiatement les pieds. Pour moi, je ne suis pas de cette opinion ; la vie de l'enfant est trop fortement compromise, dans l'accouchement forcé par le pelvis, pour ne pas préférer l'accouchement par la tête toutes les fois qu'il est possible.

Lorsqu'on est obligé d'extraire le fœtus avec la main ou le forceps, il importe de se conformer au précepte de Boer, c'est-à-dire qu'avant d'agir sur les pieds ou sur la tête, on n'en doit pas moins tâcher de faire rentrer le cordon, qui, sans cette précaution, ne manquerait pas le plus souvent d'être fortement comprimé, soit par la main de l'accoucheur, soit par les hanches, les épaules ou quelque autre partie solide de l'enfant.

§. IV.. *Dystocie par excès ou par défaut de longueur du Cordon.*

909. *Brièveté.* Jusqu'à Baudelocque on a cru que la sortie du fœtus pouvait être empêchée ou du moins assez long-temps retardée par un cordon très-court. Quand le placenta tient au fond de l'utérus, si le cordon a moins de six à huit pouces, dit De la Motte, la tête, poussée vers le détroit inférieur pendant les contractions, remonte dans l'intervalle des douleurs ; on voit l'occiput s'engager dans la vulve, être sur le point de franchir le détroit à chaque effort que fait la femme, puis rentrer aussitôt après, et cela pendant plusieurs heures.

Ce dernier fait est vrai, mais tout-à-fait étranger au cordon ombilical ; c'est chez les femmes jeunes, fortes et robustes, celles qui accouchent pour la première fois, qu'on l'observe principalement. Il dépend de l'élasticité du périnée : ce plancher cède, pendant que la matrice, aidée des muscles du ventre, pousse la tête et la fait saillir au-dehors ; mais aussitôt que la contraction a cessé, sa résistance naturelle reporte le vertex à l'intérieur du bassin.

Cependant on aurait tort de soutenir, avec Baudelocque, qu'un cordon trop court ne peut jamais nuire à l'accouchement ; le placenta est alors exposé à se détacher prématurément, ce qui peut favoriser le renversement de la matrice, faire naître une hémorrhagie, et mettre l'enfant en danger de perdre la vie si le travail se prolonge ; les tiraillemens qui en résultent doivent être capables de ralentir, d'arrêter même, ou tout au moins de troubler les contractions utérines et de suspendre le travail ; mais, dans aucun cas, cette brièveté n'empêchera mécaniquement l'expulsion du fœtus.

910. *Excès de longueur.* Quand le cordon est trop long, au lieu d'être trop court, il en résulte ordinairement une grande tendance à la procidence, et surtout à la formation d'une ou plusieurs anses autour des membres ou du tronc de l'enfant. Ces *circulaires* se rencontrent très-fréquemment dans la pratique, et plus souvent sur le cou que partout ailleurs; s'il en existe plusieurs, la portion du cordon qui reste libre peut être réellement trop courte, et dès-lors on doit craindre les mêmes accidens que dans le cas précédent. On a pensé qu'elles pouvaient aussi gêner le cours du sang dans les jugulaires, agir à la manière des ligatures et produire l'asphyxie. J'ai vu bien des fois l'enfant naître avec des anses vasculaires autour du cou, et jamais il ne m'a semblé qu'une pareille disposition lui eût fait éprouver le moindre danger. D'ailleurs, dans la strangulation, c'est le défaut de respiration qui fait périr; et, chez le fœtus, la mort ne peut pas arriver de cette manière : d'un autre côté, je ne comprends pas que le cordon puisse être serré au point d'oblitérer les jugulaires internes ou les carotides; c'est donc tout au plus dans les vaisseaux ombilicaux eux-mêmes que la circulation pourrait alors être gênée. Il paraîtrait cependant que ces circulaires peuvent exister plusieurs mois avant le terme de l'accouchement, et devenir ainsi cause d'anomalies assez singulières. Un fait récemment observé par M. Monod, interne à la Maternité, prouve qu'elles peuvent agir à la manière d'une branche de lierre collée sur un arbre, laisser sur les membres des rainures extrêmement pro-

fondes, et produire des étranglemens, etc., auxquels
les os eux-mêmes ne seraient pas étrangers. Au surplus,
il est heureux que ces causes de dystocie n'existent pas
ou que rarement, car il est impossible de les reconnaître tant que la tête n'a pas franchi le détroit inférieur; sauf quelques cas où l'extrémité pelvienne
vient là première et dans lesquels on peut sentir le
cordon fortement tendu, soit entre la racine des
cuisses, soit autour d'un membre, soit tout simplement le long de l'abdomen, on ne peut en soupçonner l'existence qu'en s'appuyant sur des conjectures
trop vagues et trop incertaines pour mériter la moindre confiance.

911. Si cependant on parvenait à reconnaître la brièveté du cordon, on devrait s'empresser de le couper, en
cas que l'enfant fût réellement en danger, et le travail
encore loin de se terminer; on aurait soin, ensuite,
de délivrer la femme le plus promptement possible,
soit avec la main soit avec le forceps. Quand on ne
s'en aperçoit qu'au moment où la tête sort, il est en
général très-facile d'y remédier : s'il existe une anse
très-lâche avec une tige ombilicale très-longue, le
plus souvent le fœtus n'en sort pas moins bien, et il
n'y a rien à faire; dans le cas contraire, on dégage ou
bien on coupe cette anse, afin que la respiration ne
tarde pas plus long-temps à s'établir (1).

(1) M. Smith, qui cite un cas d'inversion utérine, produite par la
brièveté du cordon, recommande avec raison, pour relâcher les circulaires de cette tige, de tirer d'abord sur sa portion placentaire, et
de la faire glisser ensuite du côté des épaules plutôt que par dessus la
tête.

§. V. Dystocie anévrysmale.

912. Un anévrysme à l'intérieur des cavités splanch-niques ou même sur les grosses artères externes, est toujours une maladie grave; mais elle est rendue bien plus dangereuse encore par les efforts du travail. Les contractions musculaires et le refoulement du sang qui en est la suite, détermineraient facilement une rupture de la tumeur sanguine, si on ne s'empres-sait de vider la matrice. Il faut donc, dans ces cas, engager la malade à n'aider ses douleurs que le moins possible, et, dès que le col est suffisamment dilaté ou dilatable, extraire l'enfant avec la main ou le for-ceps.

§. VI. Dystocie par suite d'asthme, d'hydro-thorax, de gibbosité, d'hydropisie, etc.

913. Toutes les maladies qui rendent la respira-tion difficile, peuvent obliger à ne pas abandonner l'accouchement aux seules ressources de l'organisme. Tout le monde sait que les asthmatiques sont bientôt menacés de suffocation, dès qu'ils se livrent à quelque exercice un peu violent; qu'il en est de même de ceux qui sont affectés d'un épanchement dans la poitrine ou chez lesquels la libre expansion des poumons est gênée par une déviation du rachis, etc. Aussi tous les praticiens sages ont-ils conseillé dans ces circons-tances de ménager les efforts de la femme et de la délivrer artificiellement aussitôt que l'état des parties permet d'aller saisir l'enfant, sans danger.

914. Le même précepte a été donné lorsque l'ac-couchement est compliqué par la présence de quel-

que tumeur volumineuse dans l'abdomen, ou d'une hydropisie de cette cavité ; et cela parce qu'alors, comme dans les cas précédens, les efforts de la malade pourraient faire craindre l'asphyxie, ou seraient du moins le plus souvent suivis d'un colapsus dangereux.

915. Cependant je dois faire remarquer que plusieurs femmes hydropiques accouchent presqu'aussi facilement que celles qui jouissent de la meilleure santé. J'ai vu, à l'hôpital de Perfectionnement, en 1824, une ascitique qui était à sa trente-sixième ponction et qui n'en accoucha pas moins très-naturellement dans l'espace de quelques heures. En 1826, il en vint une autre, dans le même établissement, qui était hydropique depuis quatre ans, et dont le travail ne dura que deux heures, bien que son ventre fût énorme et que pendant sa grossesse on lui eût tiré plusieurs fois, par la paracenthèse de l'abdomen, dix et quinze litres de liquide.

Toutefois, dans l'ascite, les muscles du ventre, en général très-affaiblis et séparés de la matrice par une couche épaisse de liquide, n'ont plus qu'une action médiate très-peu énergique, comme puissance expultrice.

§. VII. Dystocie herniaire.

916. Quand la hernie, n'importe de quelle espèce, est réductible, on la fait rentrer avant que les douleurs soient très-fortes, et, lors de chaque contraction, on en prévient la sortie, en tenant le pouce, une pelote ou la main sur l'ouverture qui lui avait livré passage. C'est l'accoucheur ou tout au moins un aide sur l'in-

telligence duquel on puisse compter, et non la femme,
qui doit se charger de cette manœuvre. Quand elle
est ancienne et irréductible, il faut se contenter de
la soutenir exactement, afin d'empêcher son étranglement et que de nouvelles portions de viscères
viennent s'ajouter à celles qui sont déjà dans la tumeur. Du reste, l'accouchement ne réclame aucun secours particulier, et l'on doit se borner à diminuer
la tendance qu'ont les femmes à faire valoir leurs
douleurs; néanmoins, si la violence des efforts était
telle que rien ne pût contenir la descente, que déjà
il y eût étranglement et que le travail fût avancé, il
faudrait extraire l'enfant avec les précautions convenables, aussitôt que la dilatation du col le permettrait.

§. VIII. Dystocie syncopale.

917. Il est des femmes tellement délicates ou tellement irritables et nerveuses, qu'elles tombent en
syncope aux moindres douleurs; d'autres fois les
syncopes et les défaillances sont dues à la distension
extrême de l'utérus, à la force des contractions, à
l'inanition, à une hémorrhagie, etc. Chez une dame
enceinte de deux enfans, M. Desormeaux les a vues
durer pendant tout l'intervalle des contractions et la
femme ne sortir d'un pareil état qu'au moment où la
matrice réagissait avec violence sur son contenu. Les
antispasmodiques, les opiacés, soit sur le col utérin,
soit à l'intérieur, par la bouche ou l'anus, les teintures et autres médicamens cordiaux, quelques cuillerées de bon vin, de bouillon, des alimens légers,
etc., pourront être tentés tour-à-tour, ou successivement, selon les circonstances; mais, dit M. Desor-

meaux, si la vie de la femme est menacée on ne peut
pas attendre l'effet des remèdes, si bien choisis qu'ils
aient été; temporiser alors, serait une faute grave;
il faut s'empresser de terminer l'accouchement pour
prévenir un épuisement fatal.

918. Il est rare que la faiblesse proprement dite
rende l'accouchement difficile; tous les jours on rencontre dans la pratique des femmes valétudinaires,
phthisiques, qui ont peine à se soutenir, accoucher
sans secours. Il en est d'autres qu'un état léthargique, d'asphyxie, etc., n'empêche point de se délivrer naturellement, et plus d'une fois on a vu la
matrice conserver assez de contractilité chez des
femmes mourantes ou qui venaient d'expirer, pour
déterminer l'expulsion de l'œuf. Deux raisons principales font que, dans ces cas, les secours sont le plus
souvent inutiles : 1°. si les muscles et l'utérus ont en
grande partie perdu leur faculté contractile, les parties molles du bassin et le périnée offrent aussi beaucoup moins de résistance; 2°. les femmes les plus
faibles, celles même dont la vie semble être sur le
point de s'éteindre, retrouvent ordinairement en elles
un courage et une énergie qui contrastent d'une manière frappante avec leur épuisement extrême.

919. Cependant il n'est pas rare de voir ces
efforts momentanés suivis d'un accablement, d'un
affaissement dont les femmes ne se relèvent qu'après
avoir couru les plus grands dangers; plusieurs même
sont à peine délivrées qu'elles tombent dans un colapsus mortel, ou s'éteignent insensiblement au bout
de quelques heures; comme si, en réagissant avec
quelque violence, la nature n'avait eu pour but que

de terminer heureusement le grand acte de la reproduction, au risque d'épuiser en un instant le peu de
forces qui restaient encore dans les organes ! Une
jeune femme enceinte de six mois, au treizième jour
d'une phlébite et d'un état adynamique très-prononcé, est prise des douleurs de l'avortement à quatre
heures du matin ; à dix heures, le col est souple et
large comme une pièce de trois livres ; à chaque contraction, les cris, les angoisses et l'agitation ramènent
des forces qu'on eût été loin de soupçonner quelques
heures auparavant : on engagea cette malheureuse à
redoubler de courage, à faire valoir ses efforts ; l'enfant sortit en effet vers onze heures ; mais une heure
plus tard elle n'existait plus.

En conséquence, dès que le col est suffisamment
dilaté, toutes les fois qu'en abandonnant la femme
à ses propres ressources on a lieu de craindre un épuisement trop considérable, la prudence exige qu'on ait
recours à l'accouchement forcé. Alors le forceps doit
être préféré, si la version n'est pas rigoureusement
indiquée, attendu qu'il en résulte moins de fatigue
pour la femme.

SECTION II.

Dystocie essentielle.

L'accouchement est essentiellement difficile, quand
le passage du fœtus, rendu impossible ou fortement
gêné par un obstacle mécanique, réclame les ressources de l'art. De ces obstacles, les uns dépendent
de la femme ; les autres, au contraire, tiennent à
l'enfant lui-même.

§. I. Dystocie produite par l'état des organes de la Femme.

Les difficultés qui naissent des organes de la femme se rapportent tantôt aux parties molles, tantôt aux parties dures. Les premières seules nous occuperont ici, attendu que les secondes ont été exposées à l'article *Vices du bassin.*

920. Diverses *tumeurs* ont été observées dans l'*excavation* pelvienne, et, plus d'une fois, il en est résulté des difficultés très-grandes pour l'accouchement.

C'est assez souvent dans l'épaisseur du périnée ou de la cloison recto-vaginale, qu'elles se développent : variables pour leur volume, leur consistance, leur nature, etc., elles sont loin de réclamer toujours les mêmes secours ; peu volumineuses, ou susceptibles d'être aplaties par la pression, si tout est bien disposé d'ailleurs, elles n'empêchent pas toujours l'organisme de se suffire pour terminer le travail. Les masses squirrheuses ou fibreuses de l'ovaire, des intestins ou des épiploons, assez mobiles pour venir se loger entre l'utérus et les parois du bassin, présentent une indication particulière ; il faut les déplacer, les reporter au-dessus du détroit supérieur ; pour cela on fait d'abord coucher la femme sur le dos ou le côté, de manière que le bassin soit plus élevé que la poitrine, que tous les muscles se trouvent dans le relâchement ; ensuite à l'aide de la main ou des doigts, on tâche de repousser la tumeur hors du passage ; enfin, lorsque toutes les tentatives de réduction ont été inutiles, il peut être indispensable de l'extraire en pratiquant des incisions à tra-

vers le vagin ou le rectum, ou même d'avoir recours
à l'opération césarienne.

921. Les *tumeurs sarcomateuses*, scrophuleuses,
fibreuses ou autres, qui ont leur siége dans le tissu
cellulaire du bassin et ne peuvent pas être dépla-
cées, sont beaucoup plus dangereuses que les précédentes; en résistant à la tête de l'enfant, elles
exposent l'utérus et les autres organes contenus dans
l'excavation à des contusions, des perforations, des
déchirures qu'il n'est pas toujours facile de prévenir;
elles amènent aussi l'inertie, l'épuisement, et déterminent assez souvent des hémorrhagies, des convulsions ou des inflammations diverses.

922. Celles de la *cloison recto-vaginale* sont le
plus souvent de simples tumeurs enkystées; c'est, du
moins, ce qui semble résulter des observations de
Plenck, de M. Pelletan, et d'un fait récemment observé dans le service de M. Roux, à la Charité de
Paris. La matrice est plus d'une fois parvenue à les
expulser, soit par l'anus, soit à travers le périnée
déchiré. Dans quelques cas, les efforts musculaires en
ont déterminé la rupture, et cela sans inconvénient,
quand le fluide qu'elles contenaient a pu se faire jour
dans le rectum, le vagin, ou tout simplement se dissé-
miner dans le tissu cellulaire environnant. Mais il peut
en résulter aussi des abcès, la gangrène, et même une
péritonite mortelle, si la déchirure comprend la membrane séreuse abdominale. Il est donc beaucoup plus
prudent de les vider ou de les extraire, dès qu'on a
la certitude qu'elles sont capables d'empêcher ou
de rendre dangereuse la sortie du fœtus. En pareil
cas, il n'est pas toujours facile de distinguer la tu-

meur hydatique ou enkystée des tumeurs solides ; mais, ainsi que le fait remarquer M. Desormeaux, une ponction avec un petit trois-quarts suffira pour lever tous les doutes.

923. *Calculs dans la vessie.* On conçoit qu'une pierre volumineuse puisse, au moment du travail, se placer derrière ou au-dessous de la symphyse des pubis, et de cette manière raccourcir le diamètre antéro-postérieur du bassin. Mais c'est surtout à la contusion, à la déchirure de la vessie ou de la cloison vagino-vésicale, ainsi qu'à la douleur et aux autres accidens qui peuvent la suivre, qu'un calcul pressé avec force de haut en bas, par la tête de l'enfant, donnerait presque nécessairement lieu. Au commencement du travail, il serait aisé de repousser la pierre et de la retenir au-dessus de la symphyse jusqu'à ce que la tête vînt se placer au-dessous. Si l'homme de l'art est appelé plus tard, et que le calcul descende avant la tête, il faut également essayer de le déplacer et de le reporter au-dessus du détroit. En cas que la chose soit impossible, il reste une dernière ressource ; c'est d'inciser sur la pierre la partie antérieure du vagin, de pratiquer la lithotomie vaginale.

924. Les *grandes* ou les *petites lèvres* peuvent s'être agglutinées depuis la fécondation, et fermer en tout ou en partie le vagin. L'hymen peut être dur, fibreux ou cartilagineux, ne laisser qu'un très-petit orifice, et gêner la sortie de l'enfant (145). Ce n'est pas que l'accouchement soit impossible ici : d'aussi faibles digues sont incapables de contrebalancer les contractions énergiques de l'utérus ; mais il vaut mieux diviser avec l'instrument les parties qui doivent l'être, que

d'exposer la femme à des lacérations, des déchirures irrégulières qu'on n'est pas maître de limiter, et qui pourraient être dangereuses.

925. Quand l'extrémité vulvaire du vagin est complètement *oblitérée*, il n'y a point eu de conception possible par les voies naturelles ; mais il n'est pas rare de rencontrer des *brides* ou des rétrécissemens partiels dans l'un des points de la longueur de ce canal. Si de pareilles brides ne sont pas très-anciennes ou très-dures, elles se ramollissent ordinairement et cèdent aux seuls progrès du travail ; si elles résistent, de manière à faire craindre la déchirure de la matrice, l'inertie, des convulsions, l'épuisement, ou leur rupture, on doit les diviser en pratiquant sur leur bord un certain nombre de petites incisions. Une femme, en travail pour la troisième fois, accouchée deux ans auparavant au moyen des instrumens, fut amenée à l'hôpital de Perfectionnement par M. Dubourguet, étant dans les douleurs depuis trois jours ; je voulus appliquer le forceps ; mais je fus bientôt arrêté par une large bride semi-lunaire, dure et comme fibro-cartilagineuse, qui existait à deux pouces audessus de la vulve, et que j'incisai sur trois points de son bord libre.

926. Quand le vagin s'ouvre dans la *vessie*, la fécondation étant évidemment impossible, il devient, par cela seul, tout-à-fait inutile de ranger cette déviation parmi les causes de dystocie.

Plusieurs auteurs, Barbaut entr'autres, et plus récemment M. Marc, ont fait mention de femmes dont le vagin venait s'ouvrir dans le *rectum*, qui sont

devenues enceintes, et qui n'en sont pas moins accouchées sans secours étranger.

Stegmann cite une fille chez laquelle le vagin s'ou-
vrait *au-dessus des pubis*, et Morgagni parle, d'après
Gianella, d'un cas semblable qui n'empêcha pas la
fécondation de s'effectuer : en pareille circonstance,
il faudrait d'abord tenter de dilater l'ouverture anormale, à l'instar de l'accoucheur italien, et, si cette
manœuvre était insuffisante, faire une ou plusieurs
incisions excentriques, sur l'orifice, en ne perdant
point de vue la proximité du péritoine et de la vessie.

Des *squirrhes* ou des tumeurs fibreuses, capables de
mettre obstacle à l'accouchement et d'exiger des opérations graves, se développent rarement à la vulve ;
mais on y observe quelquefois des phlegmons chro-
niques ou aigus, qui pourraient être singulièrement
aggravés par le passage du fœtus, et qu'il importe
par conséquent de traiter avec beaucoup d'énergie
chez les femmes qui approchent de leur terme.

Les grandes lèvres sont parfois le siége de *tumeurs
sanguines* d'un genre particulier que j'ai mentionnées
depuis long-temps, dans mes leçons, que M. Dewees
a décrites aussi dans les journaux d'Amérique, et sur
lesquelles je reviendrai en parlant des accidens de la
parturition ; pour le moment, je me contenterai de
dire que si elles étaient assez volumineuses pour gêner
sensiblement la sortie de l'enfant ou exposer la mère
à des souffrances beaucoup plus vives, je ne balancerais pas à plonger un bistouri dans leur centre, afin
de les vider complètement.

927. Quelques femmes, quoique robustes d'ailleurs,

sont affectées, vers la fin de leur gestation, d'une *in-filtration* considérable des membres abdominaux et même de tout le corps. Alors les replis cutanés et muqueux de la vulve peuvent acquérir un volume énorme, et fermer complètement le vagin ; la fin du travail en est nécessairement rendue beaucoup plus difficile, et surtout beaucoup plus douloureuse ; en abandonnant l'organisme à lui-même, on ne peut se dissimuler que la gangrène et des ruptures plus ou moins profondes ne soient à craindre ; malheureusement, en face de pareils dangers, l'accoucheur n'a presque rien à faire ; de simples mouchetures, des lotions émollientes ou calmantes, et quelques précautions relatives à la disposition des parties, aux efforts musculaires, sont tout ce qu'il peut conseiller.

928. Le *renversement du vagin* peut avoir lieu pendant la grossesse et même au moment du travail. Au printemps dernier, madame Bevalet me fit appeler près d'une femme qui souffrait depuis trente heures pour accoucher. La tête du fœtus était tout entière dans l'excavation ; mais le vagin, complètement renversé, formait, hors de la vulve, un bourrelet fongueux et livide, plus volumineux que les deux poings. Il fallut appliquer le forceps pour délivrer la malade.

929. On a beaucoup parlé de *l'oblitération du col utérin* au moment de l'accouchement ; mais s'il n'est pas certain, il est au moins très-probable que la plupart des auteurs qui en ont parlé ont été induits en erreur par quelque déviation du museau de tanche. J'ai vu tant de fois déjà des praticiens, même assez exercés, affirmer que l'orifice vaginal de l'utérus n'existait pas, quand il était tout simplement relevé vers

l'angle sacro-vertébral, qu'il me paraît facile de rapporter à cette méprise la grande majorité des cas de prétendue oblitération du col. Il n'y a évidemment qu'une maladie grave, une inflammation très-aiguë, qui puissent fermer ainsi le sommet de la matrice, entre la fécondation et le terme de l'accouchement ; mais, dans ce cas, les parties seraient nécessairement le siége d'altérations concomitantes, propres à lever tous doutes ; les signes anamnestiques auraient d'avance éveillé l'attention, et l'avortement manquerait rarement de s'ensuivre.

Toutefois, si l'on manque d'exemples authentiques d'oblitération complète au moment du travail, on en possède, au moins, plusieurs de coarctation, d'induration partielle ou totale, et de plus nombreux encore de rétrécissement de quelque autre point de l'étendue du col.

Si ce canal était fermé par une masse spongieuse ou *polypeuse*, comme Denman et M. Evrat en ont rencontré, on devrait attendre qu'elle fût descendue dans le vagin pour en tenter l'extraction, après quoi on se comporterait comme dans tout autre accouchement.

930. Une *induration* squirrheuse partielle peut n'exiger aucun secours particulier. Dans un cas cité par M. Desormeaux, la dilatation se fit aux dépens des deux tiers de la circonférence de l'orifice, et la sortie de l'œuf en fut à peine retardée ; mais si la totalité du col était prise, soit à son extrémité vaginale, soit sur un point plus rapproché de la cavité utérine, l'opération césarienne vaginale serait alors indiquée, en admettant, bien entendu, que la dilatation forcée avec

les doigts ou le *speculum* ne pût pas être tentée, ou qu'elle l'eût été vainement.

931. Une tumeur fibreuse, un squirrhe, un polype, des cicatrices, un ulcère, un abcès dans l'épaisseur de l'utérus, ou bien à sa surface interne, mériteraient aussi des précautions spéciales, s'il était possible d'en reconnaître l'existence. D'abord, le point malade reste, en général, étranger à l'extension de l'organe pendant la grossesse, ou ne revient pas sur lui-même après l'accouchement; ensuite il gêne, entrave nécessairement les contractions pendant le travail, et favorise par là les convulsions, la déchirure de l'utérus, l'hémorrhagie, l'inertie et l'épuisement général. Il faudrait donc, pour soustraire autant qu'il est au pouvoir de l'art, la femme à de pareils dangers, extraire l'enfant, sans trop attendre, avec la main ou les instrumens.

932. Les *déplacemens* et les *déviations* de la matrice ne laissent pas non plus que de rendre quelquefois l'accouchement fort difficile et même tout-à-fait impossible.

On a des exemples de *prolapsus* complet qui n'ont pas empêché la fécondation de s'opérer; témoin cette paysanne citée par Morgagni. D'autres fois, la chute de l'utérus s'est effectuée pendant la grossesse: dans les deux cas, si la gestation arrive à son terme, il est possible que la matrice, qui ne peut pas être secondée par les muscles du ventre, se débarrasse toute seule; mais il est possible aussi que ses efforts soient insuffisans, et dès-lors la prudence veut qu'on mette successivement en usage les décoctions, les mucilages, les pommades émollientes, la dilatation ou l'incision

des bords de l'orifice, et que l'on aille ensuite chercher le fœtus.

Sennert, Ruysch et d'autres ont rapporté des observations de *hernies* de matrice qui ont permis aux
femmes de devenir enceintes; mais tout porte à croire
que plus d'une fois on s'en est laissé imposer sur ce
point par une inclinaison antérieure très-prononcée.

Ce genre de déplacement forme, selon plusieurs
auteurs, un obstacle insurmontable à la terminaison
spontanée de l'accouchement; en sorte qu'ils n'ont
rien trouvé de mieux à conseiller, en pareille circonstance, que l'opération césarienne; cependant
ce moyen extrême sera rarement employé par l'homme
qui sait interpréter justement les ressources de l'organisme. Si la réduction est possible, l'accoucheur
la tentera; dans le cas contraire, on doit se contenter de conseiller la position horizontale et de
recommander à la femme de ne point faire d'efforts.
Pendant les contractions, et même dans leurs intervalles, il est bon de repousser la matrice avec les
mains appliquées sur l'hypogastre, comme pour le
faire rentrer dans l'abdomen; avec ces précautions
qui ne sont pas même toujours indispensables, le col
se dilate, s'ouvre, et le travail se termine, le plus
souvent, sans autre secours et sans danger, même
dans les cas, en apparence, les plus difficiles. Un accoucheur de Copenhague fut appelé près d'une femme
qui portait depuis long-temps une hystérocèle crurale,
et qui éprouvait quelques symptômes de grossesse;
le terme de la délivrance arriva, le chirurgien avait
porté le plus fâcheux pronostic, et pensait être obligé
de pratiquer l'hystérotomie. Mais rien de tout cela

n'eut lieu, et l'accouchement se termina seul. Ruysch et Simon citent deux cas de hernie utérine non moins remarquables : dans l'un on pratiqua l'opération césarienne, la femme mourut; dans l'autre, on ne fit rien, la mère et l'enfant furent sauvés!

Les simples déviations de la matrice peuvent aussi gêner la marche de la parturition et réclamer des soins particuliers. A ce sujet, je crois devoir faire remarquer qu'il importe beaucoup plus que les auteurs ne semblent l'avoir pensé, de ne pas confondre les déviations du col avec les obliquités de la matrice proprement dite. En effet, bien que l'inclinaison de l'orifice coïncide assez fréquemment avec celle du fond de l'organe, il est incontestable, cependant, que l'une se rencontre souvent sans l'autre.

933. Quand l'utérus est incliné latéralement ou en arrière, il ne peut pas en résulter de grandes difficultés pour l'expulsion de l'enfant, s'il n'existe pas d'autre cause de dystocie. Dans l'obliquité antérieure, au contraire, surtout quand elle est portée très-loin, les secours de l'art peuvent devenir indispensables. On fait coucher la femme dès le commencement du travail, en lui recommandant de garder la position horizontale, et en ayant soin de lui tenir le siége fortement élevé; on repousse l'hypogastre en arrière, pendant qu'avec un ou deux doigts introduits dans le vagin on tâche de ramener le col au centre du bassin. Ces dernières tractions, utiles quand l'orifice se trouve relevé vers l'angle sacro-vertébral, n'ont pas besoin d'être tentées lorsque l'organe gestateur, au lieu de s'incliner, comme par un mouvement de bascule, s'est coudé sur son plan antérieur, à l'instar d'une

cornue de chimiste. Mais alors il faut obliger la femme à modérer, à suspendre même ses efforts; car, pendant les douleurs, l'action du diaphragme et des muscles du ventre tend continuellement à augmenter l'obliquité, et annulle ainsi les efforts que l'accoucheur exerce en sens inverse. Je fus appelé, au printemps de 1825, par M. Majesté, près d'une jeune femme dont le travail n'avançait pas depuis pusieurs heures, quoique les douleurs fussent très-vives. La matrice courbée en forme de cornue était tellement disposée qu'à chaque contraction sa face postérieure devenait complètement horizontale. Je fis comprendre à la malade que ses efforts étaient non-seulement inutiles, mais encore qu'ils suffisaient pour empêcher son accouchement de se terminer. Elle fut docile aux conseils que je lui donnai, et résista de toutes ses forces aux sensations qui l'excitaient à pousser. La matrice ne tarda pas à se relever d'elle-même pendant la contraction, la tête s'engagea promptement, et l'expulsion du fœtus s'effectua deux heures après. Il est donc des cas d'inclinaison où l'accouchement doit être abandonné presque entièrement aux seules contractions utérines.

934. Moschion et Deventer ont eu tort, sans doute, de soutenir que l'obliquité utérine détermine le plus souvent une position transversale du fœtus; mais il serait tout aussi peu raisonnable de prétendre que cet effet n'a jamais lieu. Si les inclinaisons de la matrice suffisent rarement pour amener les positions franchement transversales ou de l'épaule, elles me paraissent au moins très-fréquemment la cause des présentations de la face, du front, de la nuque, des

bosses pariétales, des hanches, etc., et sous ce rapport, mériter l'attention de l'accoucheur.

935. Je dois mentionner ici un genre de déviation,
que je n'ai rencontré qu'une fois, dont je n'ai pas
trouvé d'exemples dans les auteurs, et qui ne doit
pas être confondue avec l'obliquité antérieure.

Sur une femme qui vint faire ses couches à mon
amphitéâtre, au mois de mai 1828, le fond de
l'utérus était plutôt incliné en arrière qu'en avant ; la
tête du fœtus formait, au dessus du détroit, une saillie
considérable qui descendait jusqu'auprès de la vulve
et se trouvait au devant de la symphyse des pubis ; le
col, qu'il fallait aller chercher au niveau du détroit
supérieur, semblait être creusé dans l'épaisseur de la
paroi postérieure de la matrice, ce qui lui donnait
beaucoup plus de longueur en arrière que dans le sens
contraire ; pour trouver l'orifice et pénétrer vers la
tête de l'enfant, je fus obligé de recourber le doigt
de manière à le faire passer horizontalement au-dessus
des pubis, Une pareille disposition me surprit, et j'en
fis part aux élèves qui en constatèrent facilement l'existence. La marche du travail en fut tellement entravée,
qu'après sept jours de douleurs et de contractions
assez fortes, le col, quoique très-mou et très-dilatable,
ne s'était que légèrement entr'ouvert. M. Desormeaux, que j'invitai à venir examiner ce fait remarquable, avoua n'avoir encore rien observé de semblable, et pensa, comme moi, qu'il fallait, à l'aide
de la position et de l'action de la main convenablement combinées, tâcher de reporter la tête dans le
centre du détroit supérieur, en la faisant glisser de
bas en haut et d'avant en arrière par-dessus les pubis.

Je commençai à exécuter cette manœuvre à huit heures
et demie, et la continuai, en alternant avec plusieurs
élèves, jusqu'à neuf heures. De ce moment il n'y eut
plus de tumeur au-devant de la symphyse, et le travail marcha si rapidement, qu'en moins d'une heure
on vit l'enfant sortir, et la délivrance elle-même se terminer.

Un pareil état semble se rattacher, 1°. à l'inclinaison postérieure de la matrice; 2°. à l'inclinaison
outrée du détroit supérieur; 3°. à quelque position
déviée de la tête du fœtus, et peut-être à l'épaisseur,
à la densité inégale des parois de l'utérus; c'est à ce
déplacement qu'il convient de rapporter les positions
décrites sous le nom de sus-pubienne par Mme. Lachapelle et M. Dugès.

936. Maintes fois j'ai trouvé l'orifice tourné de telle
sorte en arrière ou de côté, que son plan était presque parallèle à l'axe du corps de la femme, quoique
le reste de l'utérus fût à peine dévié. L'excès d'amplitude du bassin, une grande inclinaison de son détroit
supérieur, et les présentations de l'occiput sont probablement les causes qui favorisent le plus cette obliquité : en touchant, on sent tantôt presqu'au bas de
l'excavation, tantôt un peu plus haut, une tumeur en
général fort régulière, et qui est formée par la tête de
l'enfant, que recouvre la paroi antérieure du col utérin
distendu ; cet état m'a paru donner une lenteur toute
particulière à la marche de l'accouchement, et coïncide souvent avec ce qu'on appelle *douleurs de reins.*
Les écrivains les plus habiles, et Baudelocque lui-
même, ont conseillé, pour y remédier, d'accrocher
l'orifice avec un ou deux doigts, de l'abaisser vers le

centre du bassin, dans l'intervalle des douleurs, et de l'y maintenir pendant les contractions; ou bien d'avoir recours à l'hystérotomie vaginale, seul moyen d'éviter la gangrène ou la déchirure de l'utérus, etc. Si je m'en rapportais à ma propre expérience, je serais porté à penser qu'ici l'art est rarement nécessaire, et que plus d'une fois on s'est trop empressé d'agir, au grand détriment de la mère ou de son fruit. Longtemps je me suis conformé aux préceptes exposés dans les livres; je tirais sur le col et faisais tout pour le ramener au centre de l'excavation; je réussissais, il est vrai, mais assez souvent ce n'était qu'après être resté plusieurs heures près de la femme. Un jour je fus obligé de me faire remplacer par un élève, qui négligea les instructions que je lui avais données; après une absence de trois heures je revins et trouvai le col complètement dilaté, la poche rompue et la tête fortement engagée. Depuis cette époque je n'ai plus rien fait en pareil cas, et l'organisme est toujours parvenu à rétablir les choses dans l'état naturel. Mon intention n'est pas de conclure de là qu'on ne doit jamais sortir de l'expectation, mais bien seulement de faire remarquer que, à part un petit nombre de cas, la nature peut se suffire à elle-même, et qu'il ne faut pas se décider légèrement à mettre en usage des opérations sanglantes.

937. Les gibbosités, les maladies aiguës, ne deviennent cause de dystocie qu'en ce qu'assez souvent elles ne permettent pas à la femme de se livrer sans danger aux efforts que réclame la délivrance; mais il est une autre cause d'accouchement difficile fort remarquable, et qu'aucun auteur n'a mentionnée. Une femme forte

et robuste, enceinte pour la première fois à quarante-cinq ans, était en travail depuis quarante heures, quand M. Morisse me fit appeler près d'elle. La présentation était bonne ; la tête occupait l'excavation depuis douze heures sans avancer, malgré l'énergie des contractions utérines. La peau du devant des cuisses et de l'abdomen, toute couverte d'anciennes cicatrices dures et fibreuses, bridait tellement la partie inférieure de l'hypogastre, que la matrice en était comme étranglée immédiatement au-dessus des pubis et que l'enfant ne pouvait plus descendre. J'appliquai le forceps, et le fœtus fut amené vivant.

§. II. **Dystocie dépendante du Fœtus. (Monstruosités.)**

938. *Excès de volume.* Nul doute, dit M. Dugès, qu'une *taille* considérable de l'enfant ne puisse rendre l'accouchement plus lent, plus douloureux et plus pénible, surtout si les passages sont peu souples et peu ouverts, comme dans un premier travail ; mais il n'est pas encore prouvé que de grandes dimensions, dans le corps bien proportionné d'un fœtus à terme, aient jamais formé à elles seules un obstacle insurmontable à la parturition spontanée.

Si Baudelocque, Chaussier, M. Capuron, etc., ont vu des enfans nouveau-nés peser près de treize, douze ou dix livres, toujours est-il qu'on n'en voit plus maintenant dont le poids s'élève à quinze, vingt et vingt-cinq livres, ni qui atteignent au-delà de vingt-deux à vingt-trois pouces de longueur. Or, comme il est facile de s'assurer que la tête d'un fœtus de vingt-deux pouces n'offrira pas tout-à-fait quatre pouces dans ses diamètres occipito-bregmatique et bi-pariétal, on voit aussitôt que, même dans le cas de volume extrême, l'accouchement spontané n'est pas impossible. Je ferai remarquer cependant qu'alors le moindre rétrécissement de la cavité pelvienne, surtout dans son détroit périnéal, deviendrait promptement cause de dystocie.

D'un autre côté, l'homme de l'art doit savoir qu'en pareille circonstance la version par les pieds ne convient jamais. En effet, si, quand la tête vient la première, ses diamètres et sa circonférence les plus courts se mettent presque constamment en rapport de direction avec les diamètres les plus grands du bassin, il est rare qu'en faisant l'extraction de l'enfant par les pieds on ne force pas l'occiput à se renverser plus ou moins vers le dos, et le diamètre occipito-frontal, qui, dans ce cas, serait long de près de cinq pouces, si ce n'est même l'occipito-mentonnier, qui en aurait au moins cinq et demi, à prendre la place du diamètre occipito-bregmatique.

Le mieux est de s'en rapporter aux ressources de l'organisme, de tenter plutôt l'application du forceps que la version, quand il devient indispensable d'agir, et, si l'extrémité pelvienne s'était présentée la première, ou si on l'avait été chercher, de mettre tout en œuvre pour que l'un des bras ne se renverse pas derrière le cou.

939. L'*infiltration* des tégumens craniens, des tumeurs sanguines, augmentent quelquefois sensiblement le volume de la tête, mais rarement au point d'apporter un obstacle réel à sa sortie. Harnier a bien fait observer que si les trombus, les infiltrations sont parfois assez considérables pour mériter l'attention

du praticien, c'est tout simplement parce qu'on s'engageant dans le vide de l'arcade pubienne, de semblables tumeurs s'opposent au mouvement de rotation que doit exécuter la tête pour traverser le détroit inférieur.

940. L'*hydrocéphalie* est une cause de dystocie beaucoup plus réelle et surtout beaucoup plus grave; on la reconnaît à différens signes : le doigt sent une tumeur large et tendue; les os sont très-écartés les uns des autres et très-mobiles, les fontanelles offrent des dimensions considérables; quelquefois on trouve des os wormiens plus ou moins larges au milieu d'espaces complètement membraneux; quant à l'infiltration des membres et de l'hypogastre de la mère pendant la gestation, à l'ascite, à l'hydramnios, à l'anasurque, à la constitution lymphatique et les signes rationnels qu'on a voulu tirer du volume de la tête, de la langue, du front de la femme, ils ne peuvent donner lieu qu'à des conjectures tout-à-fait insuffisantes quand il s'agit d'établir un diagnostic positif. Il faut d'ailleurs ne pas s'en laisser imposer par un défaut accidentel d'ossification, une fontanelle, des sutures anormales ou une grande flexibilité des os, et se rappeler que l'hydrocéphalie pendant la vie intra-utérine est tellement rare que, d'après Mᵐᵉ Lachapelle et M. Dugès, sur 43,555 accouchemens on ne l'a rencontrée que quinze fois.

941. Pour comprendre les dangers de cette espèce de dystocie, il est bon de savoir que la sérosité peut s'accumuler dans le crâne en quantité très-variable et que si la tête est molle, ou que ses dimensions n'en soient pas considérablement augmentées, les

seules forces de la femme suffisent en général à son expulsion. Quand son volume n'est pas excessif, et que la matrice menace de tomber dans l'inertie, on a recours au forceps, en ayant soin de presser avec lenteur et modération, afin de ne rien rompre et que l'instrument ne fasse pas d'échappées. Lorsque l'enfant est mort, ou lorsque la tête est trop grosse pour traverser les détroits, la céphalotomie forme une dernière ressource qu'on est obligé d'employer.

Toutefois, je ne dois pas taire que cette opération a fait et fait encore le sujet d'une question fort importante parmi les praticiens. Quand on a la certitude que le fœtus a cessé de vivre, tout le monde est d'accord; mais, dans le cas contraire, on a dit qu'il n'était pas permis de le tuer, qu'il valait mieux pratiquer l'opération césarienne, ou la symphyséotomie. D'autres ont objecté qu'un enfant ne devait pas être l'assassin de sa mère; que les fœtus hydrocéphales succombant peu d'instans après leur naissance, il serait contraire à l'humanité autant qu'à la morale de sacrifier une femme saine et bien portante à un être dont l'existence est si précaire. Ces raisons sont, selon moi, de la plus grande force; car, s'il est vrai, comme le soutient M. Dugès, qu'un léger degré d'hydrocéphalie ne doive pas nécessairement amener la mort, n'empêche pas toujours la viabilité et qu'on puisse quelquefois en obtenir la guérison, il est également certain qu'alors la tête n'est pas assez volumineuse pour exiger absolument l'opération, et que, dans tous les cas où la maladie est portée assez loin pour rendre l'accouchement impossible, on ne doit nullement compter sur la viabilité de l'enfant. Mais de quelle manière faut-il évacuer le liquide? est-ce avec les ciseaux de Smellie, avec le perce-crâne de Stein, avec un bistouri ordinaire, ou bien est-il mieux, à l'instar de MM. Maygrier et Dugès, de se contenter d'un trois-quarts? Puisqu'au rapport de Holbrock, Vose, etc., on a fait la ponction avec succès après la naissance, puisque de larges dilacérations sont inutiles pour donner issue au sérum de l'hydrocéphalie, je ne vois aucun inconvénient à suivre cette dernière conduite, attendu qu'elle satisfait tout-à-la-fois à la prudence et aux besoins de la pratique. Seulement si la tête ne se vidait pas, par une aussi petite ouverture, assez complètement pour que sa sortie devînt facile, je ne balancerais plus à plonger dans le crâne un des autres instrumens mentionnés tout-à-l'heure.

Après la céphalotomie, les contractions utérines suffisent, en général, pour terminer l'accouchement; au reste, quand il en est autrement, on a recours au forceps, à la version, ou bien aux crochets.

942. Je n'ai point connaissance que l'*hydrorachis* ait jamais apporté un obstacle réel à la terminaison de l'accouchement. C'est une maladie dangereuse pour le fœtus, et voilà tout; au surplus, rien ne serait plus facile que de vider la tumeur en y enfonçant un trois-quarts, si elle paraissait gêner la marche du travail.

943. Il est rare aussi que l'*ascite* et surtout l'*hydrothorax* soient assez considérables pour s'opposer à la sortie de l'enfant, ainsi qu'il conste des remarques de Baudelocque, M. Lamoureux et de M. Dugès. En tous cas on devrait proscrire ces lacérations, ces

éviscérations qu'employait Deventer, aussi bien que les perforations avec le doigt porté sur l'ombilic ou dans les environs, que conseille Mauriceau ; de simples ponctions avec le trois-quarts ou le bistouri suffiront toujours pour produire l'effet qu'on veut obtenir.

944. Des *tumeurs* solides, développées sur quelques points du tronc, une difformité très-prononcée pourraient, comme dans un exemple rapporté par Baudelocque et dans un autre publié par M. Nivert, réclamer quelques soins particuliers ou même rendre l'accouchement tout-à-fait impossible. Des cas de ce genre sont d'autant plus fâcheux que le plus souvent il est tout-à-fait impossible de reconnaître l'état des choses avant la terminaison du travail. Ainsi, dans le fait observé par M. Nivert, le fœtus offrait une gibbosité solide et très-saillante, comme accrochée au-dessus du pubis ; le forceps fut appliqué, mais inutilement, il fallut vider la tête; encore ne parvint-on qu'à l'aide du crochet aigu et des tractions les plus fortes à extraire le tronc de l'enfant. Qui eût pu soupçonner la nature d'un pareil obstacle ? quand même on l'aurait reconnu, que fallait-il faire? faudrait-il tenter la version ? tirerait-on quelqu'avantage d'une pression convenablement dirigée sur la partie inférieure de l'hypogastre? C'est à l'expérience future qu'il appartient de résoudre ces questions.

945. La présence simultanée de *plusieurs fœtus* dans la matrice est loin d'être toujours une cause de dystocie, surtout quand ils sont indépendans l'un de l'autre, et qu'ils se trouvent renfermés dans chacune poche amniotique séparée. Mais il n'en est plus

de même lorsqu'ils sont contenus dans le même sac membraneux, ou qu'ils ont contracté des adhérences qui les forcent à se présenter ensemble aux détroits du bassin.

Dans ce dernier cas, l'union des enfans peut offrir des degrés et des nuances extrêmement variées. Tantôt c'est par un point très-circonscrit de la partie inférieure, moyenne ou supérieure, tantôt par la presque totalité du dos, de l'un des côtés ou du plan antérieur, que ces petits êtres se tiennent; d'autres fois, ils sont collés par la tête, ou placés bout à bout par le siége. La fusion est quelquefois beaucoup plus complète : ou bien il n'y a qu'un seul tronc pour deux têtes, et deux ou quatre bras; ou bien, au contraire, c'est une seule tête pour deux troncs et des membres plus ou moins complètement isolés.

946. Les signes de ces monstruosités sont tellement vagues, qu'ils ne méritent réellement pas d'être rappelés ici; on ne peut avoir la certitude, ou même de simples probabilités de leur existence, qu'autant qu'il y a déjà quelques portions du fœtus au dehors; encore est-il alors, le plus souvent, fort difficile de caractériser la nature du monstre qu'on a sous les yeux.

On possède assez d'exemples d'enfans monstrueux par excès de parties, nés vivans et sous la seule influence des forces de la mère, pour engager à ne pas trop s'empresser d'agir en pareille circonstance. Qu'un fœtus double, avec une seule tête, se présente par le vertex ou même par les pieds, si le bassin est bien conformé l'accouchement n'exigera pas de secours particuliers; il en serait de même de deux fœtus placés à l'extrémité l'un de l'autre, soit par le siége, soit par la tête, ainsi que le prouvent les faits mentionnés par Meckel, Palfyn, Duverney, Home, etc. Il y a plus, M. Dugès en a vu un, complètement double, à terme, volumineux, naître sans aucun secours. Mais aussi les observations de Plenk, de Smellie, etc., démontrent que des monstres beaucoup plus petits ont plus d'une fois rendu l'accouchement bien pénible, et pour la mère et pour l'accoucheur, surtout quand on a voulu les avoir vivans.

947. Quand il y a deux têtes pour un seul tronc, si celle qui est en avant parvient à s'engager la première, la seconde pourra suivre sans trop de difficulté, et, poussées l'une par l'autre, elles franchiront la vulve presqu'aussi facilement que s'il n'y en avait qu'une seule. Lorsqu'un tel monstre vient par les pieds, c'est la tête postérieure qui doit descendre d'abord dans l'excavation, pendant que l'autre reste au-dessus des pubis; ensuite, cette dernière s'engageant à son tour, le reste de l'accouchement est aussi facile que dans le cas précédent. Mais enfin elles peuvent s'engager dans un autre ordre; l'une d'elles peut se renverser sur l'angle sacro-vertébral, ou bien au-dessus des pubis; la femme peut s'épuiser en vains efforts et l'intervention de l'accoucheur devenir indispensable. Alors, avant d'opérer, plusieurs questions se présentent au praticien; le monstre est-il mort, est-il vivant? Dans ce dernier cas, est-ce sur la femme, est-ce sur le foetus qu'on doit agir? Je sais qu'un enfant double, ou simplement bicéphale, peut vivre et croître hors du sein de sa mère; que plusieurs ont vécu jusqu'à sept, dix, vingt ans, et même jusqu'à

un âge très-avancé; qu'un fœtus, né aux Indes, observé par Ev. Home, mort à l'âge de trois ans, des suites d'une piqûre de serpent, et qui avait deux têtes collées par le vertex, se développait aussi régulièrement que l'enfant le mieux conformé. Qui ne connaît l'histoire de cet autre monstre, observé en Chine, et dont M. Geoffroi Saint-Hilaire a entretenu l'Académie des Sciences dans le courant de l'année dernière? Je ne veux donc pas soutenir que de semblables êtres sont, de nécessité, inaptes à la viabilité; mais est-il vrai qu'ils aient les mêmes droits que tout autre fœtus à nos ménagemens, à notre sollicitude; que leur vie soit assez précieuse pour que, dans le but et avec les chances peu nombreuses de les conserver à l'existence, on doive pratiquer sur la mère une opération des plus dangereuses et trop fréquemment mortelle? Par l'opération césarienne on peut, je ne l'ignore pas, sauver l'enfant et ne pas faire périr la mère; mais qui ne sait aussi qu'on a la douleur de perdre la moitié des femmes qui s'y soumettent, et que presque tous les fœtus ne tardent pas à succomber eux-mêmes? Je n'hésite pas à le dire, et, en cela, je crois me conformer aux lois sacrées de l'humanité, si j'avais à choisir entre l'hystérotomie et le meurtre d'un monstre, je ne balancerais pas un instant, je sacrifierais le fœtus. Heureusement, l'accoucheur habile ne peut guère se trouver dans cette fâcheuse alternative; des manœuvres bien entendues, soit avec la main, soit avec le forceps ou le levier, parviennent presque toujours à débarrasser la femme par les voies naturelles, sans nuire à l'enfant.

948. La version par les pieds, mise en usage par

Pen, Walter, Walgen, M. Évrat, M. Brez, Regnoli, etc., conseillée par Asdrubali, MM. Desormeaux, Dugès et autres, que l'enfant soit exactement double ou simplement bicéphale, vivant ou mort, n'importe à quelle époque de son terme, suffira neuf fois sur dix, au moins, s'il n'y a pas d'autres causes de dystocie. On doit donc la tenter dans tous les cas. Toutefois, si déjà l'une des têtes était assez fortement engagée pour qu'il ne fût pas possible de la repousser, on pourrait, à l'instar de Plenk, tenter l'application du forceps. Si le forceps lui-même était insuffisant, on aurait pour dernière ressource l'enlèvement des parties descendues dans l'excavation, c'est-à-dire de la tête seule ou de la tête et des bras; après quoi on irait à la recherche des pieds, pour terminer par la version, ainsi que l'a pratiqué M. Retel en 1818, dans un cas pareil. On aurait d'autant moins à craindre alors, que le fœtus meurt, en général, bien long-temps avant qu'on en soit réduit à cette extrémité. La difficulté de séparer deux enfans, unis dans une certaine étendue, quand ils sont hors de la matrice, et les dangers auxquels on les expose, font assez sentir combien il serait imprudent de suivre le conseil de Smellie, et de tenter une semblable opération dans l'intérieur même de l'utérus.

949. Quand, dans une grossesse multiple, deux fœtus se présentent simultanément aux détroits, l'intervention de l'art est presque toujours nécessaire, et quelquefois indispensable. Si on s'aperçoit que les deux têtes tendent à s'engager en même temps, ce qui est excessivement rare, il convient de repousser la plus mobile avec les doigts afin que l'autre puisse

prendre le devant; on en fait autant pour les pieds, les genoux ou le siége; si les enfans se présentent en travers ou de toute autre manière que par la tête ou le pelvis, c'est à la version qu'on doit avoir recours; mais il peut se faire que l'un d'eux vienne par la tête, tandis que l'autre descend par les pieds et qu'en arrivant au détroit supérieur le menton de ce dernier accroche celui de l'autre, que les deux têtes finissent par rester immobiles, s'entre-opposer une résistance insurmontable, et constituer un des cas les plus embarrassans de la pratique; alors on ne peut effectivement songer ni à la version, ni à l'application du forceps; l'opération césarienne elle-même, recommandée par quelques auteurs, ne permet pas toujours de dégager les fœtus; en sorte que la détroncation de celui qui est au-dehors forme à-peu-près la seule ressource que l'on possède pour sauver la mère et l'un des enfans.

Section III.

Dystocie par suite des présentations vicieuses du Fœtus.

On a vu, dans un autre article, que la présence de l'une des extrémités du diamètre occipito-coccygien du fœtus au détroit supérieur est une des premières conditions de l'eutocie. Tous les cas dans lesquels un autre point que la tête ou le pelvis se présente, doivent donc être rangés parmi les cas de dystocie. J'ajouterai qu'il convient d'y joindre les positions déviées de la tête et du siége.

§. I. Positions déviées de la tête.

Je comprends sous ce titre les positions des côtés de la tête, des oreilles ou des tempes, admises par Mauriceau, Deventer, de La Motte, Baudelocque, et celles de l'occiput, en tant qu'elles existent réellement comme l'avait entendu ce dernier auteur; quant aux positions du front et de la face, comme elles n'empêchent pas, en général, l'accouchement de se terminer sans secours, je n'ai rien à en dire ici.

950. Les positions *de l'occiput* ou de la partie supérieure de la nuque sont rares et n'ont guère lieu que dans les cas d'inclinaison antérieure très-prononcée de la matrice. Alors le vertex peut être tourné vers l'un des points de la circonférence du bassin, au lieu de correspondre au centre du détroit; s'il ne suffisait pas de renverser l'utérus en arrière, d'obliger la femme à rester sur le dos, ou si les efforts seuls de l'organisme n'étaient pas assez puissans pour rétablir la position naturelle, il faudrait, avec les doigts, le levier, ou l'une des cuillers du forceps, aller accrocher la partie supérieure du crâne et l'abaisser vers la partie centrale de l'excavation, après quoi l'accouchement rentrerait dans l'ordre normal.

951. Les positions *latérales* de la tête n'étant autres que des positions légèrement modifiées du sommet, sont en même nombre que ces dernières; on les reconnaît à la présence de l'oreille, de l'angle de la mâchoire ou de la bosse pariétale: on les distingue les unes des autres, en considérant le point du détroit vers lequel le bord postérieur et le lobule

du pavillon auriculaire se trouvent tournés ; elles sont
rares, d'ailleurs, et finissent le plus souvent par se
transformer, d'elles-mêmes, en positions correspondantes du vertex ou de l'épaule.

On doit, en conséquence, s'en rapporter aux efforts
de la matrice, tant que le col n'est pas encore suffisamment dilaté ; ensuite, si elles persistent, il faut,
comme dans les positions de l'occiput, essayer de
ramener le vertex au centre, à l'aide des doigts, du
levier, ou d'une branche de forceps, ou faire la version quand c'est l'épaule qui s'est trop avancée.

§ II. Positions déviées du siége.

952. Comme le sommet, le pelvis peut s'incliner
plus ou moins, soit dans un sens, soit dans l'autre,
et donner naissance à ce que les auteurs ont décrit
sous le titre de position des hanches, du sacrum, du
devant des cuisses et des parties génitales. Produites,
tantôt par l'inclinaison de l'enfant, qui n'est plus en
rapport avec l'axe vertical de la matrice, tantôt, ce
qui est plus ordinaire, par les obliquités utérines,
les positions déviées du siége ne sont pas toujours un
obstacle insurmontable à l'accouchement spontané.
Souvent la nature parvient seule à les transformer en
position directe, de façon que si le travail marche
d'ailleurs régulièrement, les secours de l'art sont assez rarement indispensables.

Toutefois, il ne faudrait pas, dans la crainte d'agir
sans nécessité, rester inactif en présence d'accidens
ou de souffrances qu'il serait facile de prévenir ou
d'alléger par une manœuvre bien entendue. Tant que
la poche des eaux n'est pas rompue, on doit se cou-

tenter de rapprocher, autant que possible, la matrice de sa position naturelle, soit en la repoussant avec les mains dans l'axe du détroit, soit en obligeant la femme à garder telle situation plutôt que telle autre. Mais si, les membranes étant déchirées, le col, quoique mou, ne se dilatait qu'avec une extrême lenteur, si les douleurs portaient avec beaucoup de force dans les *reins*, si les forces menaçaient de s'épuiser, si un accident quelconque, enfin, se manifestait, l'accoucheur ne devrait pas attendre davantage : alors on tente d'atteindre la partie déviée avec les doigts ou même avec le levier, si c'est la hanche ou le sacrum, et de la ramener au centre du bassin ; ou bien on va de suite à la recherche des pieds ou des genoux.

§. III. Positions du torse.

Il est incontestable que le tronc se présente quelquefois au détroit supérieur autrement que par la tête ou le pelvis ; de tout temps les praticiens l'ont admis et l'observation l'a mille fois prouvé ; mais est-il vrai que ces présentations offrent des nuances aussi diverses, aussi multipliées que les auteurs l'ont avancé ? D'abord est-il possible que les positions franchement transversales aient lieu, soit avant, soit après l'écoulement du liquide amniotique, quand le fœtus est à terme et bien développé ? Pour cela il faudrait que les diamètres horizontaux de la matrice l'emportassent sur le diamètre perpendiculaire ; quand même cette disposition existerait avant le commencement du travail, conçoit-on qu'elle pût se maintenir pendant les contractions de l'organe gestateur ? Ces contractions ne forceraient-elles pas nécessairement la

tête ou le siége de l'enfant à descendre vers le col utérin? Mauriceau, Deventer, Smellie, Rœderer, etc. ,
ont donné des dessins qui représentent de semblables
positions, il est vrai, mais aucun d'eux n'a dit les
avoir pris d'après nature, et un simple coup-d'œil
suffit pour convaincre qu'ils sont tous d'imagination.
Si de nos jours les idées de ces auteurs ont été re-
produites avec de nouveaux développemens, n'est-ce
pas plutôt pour se conformer à ce qu'avaient dit les
anciens, que d'après l'observation directe? Solayrès
et Baudelocque pouvaient-ils juger une question que
personne n'avait encore agitée, quand, surtout, ils
avaient tant besoin de la maintenir comme elle avait
été posée, pour rehausser l'importance d'une classification qui fit en grande partie leur réputation et leur
gloire?

Je désire qu'ici, comme dans les articles qui vont
suivre, on ne se trompe pas sur mes intentions, qu'on
ne m'accuse pas d'irrévérence envers tant de noms fa-
meux; j'émets des doutes et ne porte aucun jugement;
mais, s'il fallait combattre l'opinion et les raisons des
accoucheurs anciens ou modernes, qui ont admis les
positions transversales, par des autorités non moins
respectables, je rappellerais, sans parler de l'expérience qui m'est propre, que sur plus de quarante
mille faits observés par Mᵐᵉ Lachapelle, que sur vingt
mille cas mentionnés par Merriman, on n'a pas vu
une seule de ces présentations; enfin que M. Dubois et M. Dugès les rejètent comme chimériques ou
superflues.

953. Ensuite, est-il démontré que l'enfant puisse
présenter également ses trois plans principaux à

l'entrée du bassin, qu'on n'ait pas pris des positions inclinées du côté pour des positions du plan dorsal ou du plan abdominal ? On trouve dans les livres une foule d'observations qui porteraient, si on les prenait à la lettre, à répondre affirmativement à ces questions ; mais en les analysant avec quelque soin, on ne tarde pas à voir qu'elles sont accompagnées de détails trop mal circonstanciés pour servir de preuve irrécusable à ce que leurs auteurs ont affirmé. D'après Mme. Lachapelle, les positions des régions antérieure et postérieure n'ont jamais lieu, et celles du côté sont les seules que l'on conçoive, si ce n'est chez quelques avortons ; elle soutient que les positions de la face dorsale ne manqueraient pas de se transformer, sous l'influence des contractions utérines, en positions de l'épaule, si elles ne finissaient pas par se réduire à quelques positions de la tête ou du *pelvis* ; que celles de la face abdominale exigeraient un renversement de l'occiput, des membres pelviens et du rachis, incompatible avec la vie du fœtus. Pour moi, je pense que *le dos* et le plan *antérieur* de l'enfant peuvent se présenter au détroit supérieur ; que ces positions ont été observées, qu'on en trouve la preuve dans les œuvres de Deventer, de De la Motte, etc., mais qu'elles sont rares, et qu'elles diffèrent assez peu des positions du côté pour n'obliger qu'à de très-légères modifications dans la manœuvre propre à ces dernières.

954. Baudelocque admet, en outre, que, dans la surface postérieure, il faut distinguer l'occiput, la nuque, le dos, les lombes et la face postérieure du bassin ; que les plans antérieur et latéraux exigent

les mêmes subdivisions. Mais, en accordant que le fœtus puisse effectivement se présenter par ces différens points, il n'en serait pas moins inutile d'adopter d'aussi nombreuses positions, car elles ne sont d'aucune application dans la pratique, surchargent sans but la mémoire et ne servent qu'à décourager les élèves.

955. Le simple bon sens, les observations de Denman et de Mme. Lachapelle prouvent que la nuque est incapable de se maintenir au détroit supérieur, qu'elle serait bientôt remplacée par la tête ou l'épaule, et que les positions de la hanche ou des lombes ne manqueraient pas de se transformer en position directe ou inclinée du siége. Il est évident ensuite qu'on a souvent cru trouver une position de l'abdomen, quand il n'y avait en réalité qu'une position inclinée des fesses, des pieds ou des genoux, compliquée de celle des bras ou de la sortie prématurée du cordon. Mme. Lachapelle prétend que les contractions utérines ne permettraient pas au devant du cou de rester à l'orifice, et qu'elles y pousseraient bien plus facilement la face. Je n'ai point de faits à invoquer contre l'opinion de cet auteur, et je sais qu'à cet égard le toucher a pu tromper nombre de praticiens ; cependant je conçois que, l'occiput étant fortement renversé en arrière, le menton puisse arc-bouter contre l'un des points du cercle pelvien et forcer la partie antérieure de la poitrine et du cou à se fixer sur l'orifice, pendant que le siége, tout en conservant ses rapports naturels avec les membres abdominaux, reste vers le fond de l'utérus. J'admettrai donc, au moins comme possibles, et pour ne pas mériter le reproche

de n'avoir abandonné un extrême qu'afin de me rejeter dans l'autre, les positions du dos et de la face antérieure du thorax.

956. Quant aux présentations *du côté*, elles se voient trop fréquemment pour que leur existence ait jamais fait le sujet d'un doute ; mais la classification de Baudelocque, bien que reproduite récemment en Amérique par M. Dewees, l'un des accoucheurs les plus distingués du Nouveau Monde, réclame ici la même réforme que pour les surfaces antérieure et postérieure. Les côtés du cou forment une échancrure trop profonde entre les épaules et la tête pour ne pas céder le passage à l'une de ces deux parties ; le côté de la poitrine, moins arrondi et surtout moins glissant que le moignon de l'épaule, ne pourra point empêcher celle-ci de s'engager dans le col ; enfin, les flancs ameneraient promptement une position de la hanche ou du siége.

957. *Causes.* Les inclinaisons de la matrice ou des détroits du bassin, les mouvemens brusques et désordonnés du fœtus, certaines attitudes longuement prolongées de la femme, telles sont les causes principales auxquelles on peut, dans l'état actuel de nos connaissances, attribuer les mauvaises positions du fœtus.

958. Hippocrate, l'un des premiers, a dit que l'enfant, dans la matrice, était en quelque sorte semblable à une olive, à un bouchon renfermé dans une bouteille à long col ; que, pour sortir des organes génitaux, il fallait qu'il présentât l'une des extrémités de son grand diamètre ; que toute autre présentation était dangereuse, rendait l'accouchement impossible, et réclamait impérieusement les secours de l'art.

Cette doctrine, reproduite par tous les auteurs qui ont écrit après le père de la médecine, et contre laquelle personne ne s'est élevé, même de nos jours, n'est pourtant pas à l'abri de toute objection.

La comparaison établie par Hippocrate n'est exacte qu'autant que le fœtus reste en position normale ; dans les autres cas l'enfant ne représente plus ni un ovoïde, ni un cône, placé transversalement ou obliquement : pendant que la tête se renverse de côté, en arrière ou en avant, que l'épaule, la poitrine ou le dos tendent à s'engager, le reste du tronc n'en occupe pas moins le fond et ne s'en trouve pas moins en rapport avec l'axe vertical de l'utérus, toutes les fois que les contractions se font avec quelque énergie ; et, dès-lors, le fœtus n'est plus comparable au bouchon qui se présente en travers au goulot d'une phiole.

959. Nul doute que la main de l'accoucheur ne soit souvent nécessaire et même indispensable lorsque ce n'est ni la tête, ni le pelvis, qui se présente ; mais il est certain aussi que, dans beaucoup de cas, l'organisme seul triompherait de cette difficulté si on abandonnait l'accouchement à lui-même. On a raisonné, en pratique, comme si les positions du tronc, une fois déterminées, ne devaient jamais changer. Or, l'observation prouve chaque jour que, pendant le travail, différens points du fœtus, quoique fort éloignés les uns des autres, peuvent s'offrir alternativement à l'orifice ; que les positions du dos ou de l'épaule peuvent se transformer en positions de la tête ou du siége ; que les positions en apparence les plus désavantageuses, seraient quelquefois remplacées par des

positions normales, si tous les accoucheurs étaient *assez instruits pour savoir attendre.*

960. Ces mouvemens passifs qu'exécute le fœtus dans la cavité utérine, que Denman a mentionnés sous le titre d'*évolution spontanée*, et que M. Murat appelle *version spontanée*, ont été bien observés par Mme. Lachapelle, et notés par Garthshore, Martineau, etc. Les anciens ne les avaient pas tout-à-fait méconnus non plus, puisqu'ils conseillent, pour ramener la tête au détroit supérieur, d'imprimer certaines secousses, ou de donner certaines positions à la femme. La plupart des auteurs modernes les ont également remarqués, puisqu'ils ont établi en principe que la position de l'enfant encore renfermé dans l'amnios est tellement variable, que, pour la fixer, il devient nécessaire de rompre les membranes, en ayant soin de choisir le moment où c'est la tête qui correspond au centre du bassin ; mais il en est de ce point comme de tous les phénomènes qui n'ont pas encore été l'objet d'une attention spéciale, on a peu songé aux conséquences pratiques qui pouvaient en résulter.

961. Bien que l'évolution spontanée ait plus souvent lieu quand l'eau de l'amnios surabonde, quand le fœtus est d'un volume peu considérable, quand la matrice est fortement inclinée, ou quand le bassin est mal conformé, elle s'observe néanmoins quelquefois dans des conditions entièrement opposées. Quoiqu'elle soit plus facile et plus fréquente avant, on la voit cependant aussi après la déchirure de la poche : une jeune femme, enceinte pour la seconde fois,

entre à l'hôpital de l'École de Médecine, au mois d'août 1825, à dix heures du matin. Le col était encore peu dilaté; toutefois je pus reconnaître l'épaule gauche en seconde position. Les eaux ne s'écoulèrent qu'à trois heures de l'après-midi; quatre élèves, déjà instruits, exercèrent le toucher, et reconnurent, comme moi, la présence de l'épaule. Je ne voulus point aller à la recherche des pieds; les douleurs n'étaient ni très-fortes, ni très-fréquentes, et je n'étais pas sans quelque confiance dans les assertions de Denman. A huit heures, l'épaule est sensiblement déjetée vers la fosse iliaque gauche, et je puis facilement sentir l'oreille à droite. A onze heures, la tempe est presque au centre de l'orifice; l'énergie des contractions est augmentée, et le col complètement effacé. A minuit, l'occiput s'abaisse, la tête s'engage, et, dans l'espace d'une heure, l'enfant est expulsé en position occipito-cotyloïdienne droite.

962. L'explication de l'évolution spontanée me paraît facile à donner : la tête du fœtus, qui en est la partie la plus solide, la plus volumineuse, la plus régulièrement arrondie, et, par cela même, la plus glissante, tend naturellement à se porter vers l'une des deux extrémités du grand diamètre de l'utérus, vers le vide du bassin; si, sous l'influence d'une cause quelconque, elle a pris une autre position, il est tout simple que, pressée par l'organe qui la renferme, elle reprenne peu à peu et sans trop de difficulté la place qu'elle occupe dans l'état naturel. Quand la matrice se contracte, si l'ovoïde fœtal est bien situé, il se trouve partout également comprimé; mais s'il

est, au contraire, dans une position déviée, ses extrémités supportent presque seules tout l'effort des contractions, et sans l'épaule qui, de son côté, est assez saillante pour s'arrêter au détroit, la tête ou le pelvis y seraient presque toujours amenés.

Pour éviter cette conséquence il faudrait, ce qui est à peu près impossible, que le milieu du corps de l'enfant correspondît exactement au centre du bassin, afin que ses deux extrémités n'eussent pas plus de disposition l'une que l'autre à glisser vers le fond ou l'orifice de l'utérus; encore la différence de forme qui existe entre le siége et la tête rendrait-elle cette sorte d'équilibre excessivement difficile. L'évolution ou la version spontanée n'a donc rien d'extraordinaire; c'est un phénomène tout naturel, qu'expliquent très-bien l'action de l'utérus et ses rapports avec la forme de l'œuf et du fœtus. C'est à l'aide du mécanisme qui préside à cette évolution, qu'on se rend compte de la rareté des positions antérieure et postérieure du tronc et de la fréquence de celles des épaules. Si la tête ou le pelvis sont trop éloignés du détroit pour pouvoir y être repoussés, quand un point des surfaces dorsale ou abdominale vient à se présenter, les contractions utérines ne manquent pas d'agir avec une certaine force sur les deux extrémités du diamètre bis-acromial, qui s'incline alors et force bientôt l'une des épaules à s'engager dans la partie vide du détroit.

Au demeurant, il me paraît résulter des détails ci-dessus :

1°. Que toutes les positions du tronc, qui ne sont

pas susceptibles d'être rapportées à celles de l'épaule, du dos ou de la partie antérieure du thorax, doivent rentrer dans les positions inclinées du siége ou de la tête. 2°. Que les présentations de l'épaule sont, pour ainsi dire, les seules qui exigent une attention particulière, attendu que la nature y ramène d'elle-même presque toutes les autres. 3°. Que l'enfant n'est jamais situé complètement en travers dans la matrice, et qu'il est parfois permis d'espérer de voir les positions les plus défectueuses se réduire à celles qui offrent le plus d'avantages. 4°. Qu'il y a des cas, même assez nombreux, où les secours de l'art ne sont rien moins qu'indispensables, bien que le fœtus ne vienne ni par l'une ni par l'autre extrémité de son grand diamètre.

963. Les *indications* à remplir quand il existe une position vicieuse varient nécessairement, selon une infinité de circonstances. Si les eaux ne sont pas écoulées, il n'y a rien à faire, on doit attendre la dilatation du col ; si l'utérus est oblique, on tâche de lui redonner sa direction naturelle ; si la tête faisait saillie sur l'échancrure hypogastrique du bassin, on tenterait de la repousser dans le détroit ; lorsque le fœtus est assez mobile pour que la tête, l'épaule ou quelqu'autre partie se présente tour à tour à l'orifice, il convient, comme on l'a dit, de déchirer les membranes sans trop attendre, à l'instant où l'on est sûr que c'est la tête qui se trouve au-dessus du détroit.

Mais si le col est suffisamment dilaté, si la poche amniotique est déchirée ou sur le point de l'être, il importe de décider sur-le-champ s'il convient de porter, ou non, la main dans la matrice. On peut s'en dispenser, dit Denman, dans le plus grand nombre des cas, attendu que le plus souvent la matrice opérera l'*évolution spontanée*, et que si l'enfant venait réellement en double, sa sortie ne serait pas pour cela tout-à-fait impossible. Dans tous les cas, les accoucheurs français veulent, au contraire, qu'on agisse immédiatement; car, disent-ils, plus on attend, plus la matrice se resserre, plus il est difficile d'y pénétrer et d'opérer la version.

Ici la conduite de Denman ne me paraît pas la plus sage : en l'imitant, quelques fœtus que nous ramenons par les pieds viendraient d'eux-mêmes, il est vrai, mais il en est un beaucoup plus grand nombre qui périraient victimes d'une pareille expectation, et que l'on sauve en opérant de bonne heure. Quant à la sortie du fœtus en double, on comprend qu'elle doit être au moins extrêmement difficile, que le plus souvent elle n'aurait pas lieu, que la femme s'épuiserait en vains efforts et pourrait succomber; que, même dans les meilleures conditions, l'enfant meurt, en général, longtemps avant son expulsion, du moins à en juger par les observations de Denman lui-même, puisque, sur trente, un seul est né vivant.

Ainsi, bien que l'évolution spontanée puisse encore avoir lieu, que, sans elle, plusieurs femmes puissent à la rigueur se délivrer, il est cependant plus conforme aux lois de la prudence et de l'humanité d'opérer la version ou d'appliquer le forceps. Feront exception à cette règle les cas où l'épaule n'est pas franchement engagée, ceux où le vertex ou le pelvis est assez rapproché de l'orifice pour qu'il soit permis de

compter sur une transmutation heureuse, ceux enfin
où l'introduction de la main est déjà assez difficile pour
qu'en temporisant on ne s'expose pas à de nouvelles
difficultés.

IIIe. TABLEAU.

Présentations anormales du Fœtus. — Opérations tokologiques.

AUTEURS.	Nombre des accouch.	Siége.	Pieds.	Face.	Genoux.	Tronc.	Forceps.	Version.	Céphalotom.
Boer.	6,555	126	68	58	»	»	38	39	10
Bland.	1,897	36	18	5	Ind.	Ind.	9	9	10
Merriman.	1,800	42	23	4	Ind.	Ind.	12	29	7
Mme Boivin. . . .	20,517	363	234	74	4	96	96	2 8	16
Mme Lachapelle. .	22,243	492	203	103	9	118	76	174	12
M. Nœgèle. . . .	415	15	»	4	»	2	15	3	1
M. Nœgèle	1,296	61	Ind.	Ind.	Ind.	18	41	19	4
Totaux.	54,723	1135	546	248	13	234	287	491	60

Tome II, pag. 690.

CHAPITRE VI.
Des Opérations tokologiques.

ARTICLE PREMIER.

DE LA VERSION.

964. C'est à l'action de retourner le fœtus avec la main, de ramener une des extrémités de son grand diamètre au détroit supérieur, qu'on donne le nom de version en tokologie. Il y a deux espèces de version; dans l'une c'est la tête, dans l'autre ce sont les pieds qu'on force à descendre les premiers.

Hippocrate dit déjà quelques mots de la version, mais seulement de la version par la tête. Celse veut qu'on entraîne les pieds quand il est trop difficile de saisir la tête, mais il n'ose exécuter cette manœuvre que lorsque l'enfant est mort. Aétius et Paul d'Égine sont les seuls, parmi les anciens, qui aient fait l'application de l'idée de Celse au fœtus vivant ; bien qu'il en soit fait mention dans plusieurs passages du *Recueil de Wolf*, que Franco et Paré en aient traité comme d'une méthode usuelle, il faut cependant arriver jusqu'à Guillemeau, pour avoir sur ce point des détails circonstanciés. Avant ce dernier auteur, tous les médecins qui ne connaissaient pas ou qui n'adoptaient pas la version par les pieds, se trouvaient réduits à morceler l'enfant dans le sein de sa mère, après l'avoir laissé mourir, ou bien à l'arracher avec des crochets ou quelques autres instrumens, toutes les fois qu'il ne leur était pas possible de le ramener par la tête. Il n'avait d'ailleurs été question jusque-là d'aller accrocher les pieds, que pour remédier aux positions vicieuses, aux positions du tronc. C'est depuis Guille-meau seulement que, dans le cas où la présentation de la tête est accompagnée d'accidens, on a conseillé d'opérer une version complète et de terminer l'accou-chement par les pieds.

SECTION PREMIÈRE.

De la Version en général.

La nécessité d'agir avec la main pour changer la position du fœtus ou pour aider à son expulsion étant positivement reconnue, on doit en faire part aux parens ou aux amis de la femme, et les pré-venir des dangers que court l'enfant. Pour peu que le cas soit douteux, qu'il y ait quelque accident à redouter, ou que la famille n'ait pas en lui la plus entière confiance, si son âge, ou sa réputation sur-tout, ne le mettent pas à l'abri des traits envenimés de l'envie, il est bien, pour la sécurité de tout le monde, que l'accoucheur appelle en consultation un ou plusieurs confrères des mieux connus par leur ex-périence et leur savoir.

965. Quant à la femme elle-même, on doit s'atta-cher à lui faire sentir les avantages de l'opération et les inconvéniens qu'il y aurait à la retarder ou à ne pas l'exécuter; mais il importe qu'elle ignore les ris-ques que son enfant va courir, et les souffrances aux-quelles elle est elle-même exposée. Ces précautions prises, on s'occupe de l'instant du travail que l'on

doit choisir pour manœuvrer, de la situation qui convient le mieux à la femme et à l'accoucheur, puis de la position de l'enfant, et enfin de la main qu'il faut introduire de préférence.

966. *Quand il faut agir.* Tant que la poche des eaux est entière, si le col n'est pas dilaté, on peut attendre ; si l'accouchement n'est difficile que par la position vicieuse de l'enfant, lorsque la femme court des dangers, il suffit que le col soit souple et dilatable pour opérer. Dans tous les cas, une fois les membranes déchirées, il n'y a pas un instant à perdre ; cependant si la matrice était depuis long-temps resserrée ; s'il existait une grande irritation, de la chaleur, de la fièvre ou quelque signe d'inflammation, on devrait combattre d'abord ces épiphénomènes, soit par la saignée, les bains, les calmans, la pommade de belladone, etc., selon le cas.

Au demeurant, le moment le plus favorable pour pratiquer la version est lorsque la poche, encore entière, est bien formée et que la dilatation du col est complète. C'est donc cet instant qu'il faut choisir toutes les fois qu'on le peut et qu'il n'y a point de contr'indication.

967. *Position de la femme.* S'il n'était besoin, dans une position déviée de la tête ou du siége, que de ramener le vertex ou les fesses au centre de l'orifice, on pourrait, à la rigueur, laisser la femme sur son lit ordinaire, ou dans la situation qu'elle conserve pendant les douleurs sur le lit de travail ; mais, quand il faut aller chercher les pieds ou la tête à quelque distance de la vulve, on doit se comporter autrement ; toutefois, le point essentiel, sous ce rap-

port, est que la vulve et le périnée soient complètement libres, qu'autour du bassin il n'y ait rien qui puisse gêner les mouvemens de l'accoucheur, et que les muscles n'aient pas besoin d'être tendus pour soutenir les autres parties du corps. Ainsi on peut la placer sur le côté, en se conformant aux préceptes des chirurgiens anglais et américains; sur le bord, ou le pied de son lit; sur les genoux d'une personne robuste; sur une chaise, un fauteuil, une table, une commode convenablement garnis. Au total, son attitude doit être semblable à celle d'un malade auquel on pratique la lithotomie sous-pubienne.

968. A la Maternité de Paris ainsi qu'à l'hôpital de Strasbourg, le lit de l'enfantement appuie contre un mur par l'un de ses bords; aussitôt que la manœuvre devient nécessaire, la femme s'y place en travers, et les oreillers sont reportés sous la tête et la poitrine, du côté de la muraille; le sacrum porte sur le bord libre du lit; un aide reste en dehors de chaque membre abdominal et se charge de maintenir, écartées l'une de l'autre, et de fléchir les jambes et les cuisses, pendant qu'un troisième s'apprête à donner tout ce qu'on lui demandera durant l'opération. Si on peut en disposer, d'autres aides fixent le bassin, et s'opposent aux mouvemens désordonnés que les souffrances de la femme ne lui permettent pas toujours de maîtriser.

969. Dans la pratique particulière, la même conduite pourrait être suivie, mais il me paraît plus commode de descendre les matelas de manière que leur bord replié corresponde au pied du lit de sangle. La femme se trouve alors exactement dans les mêmes

conditions que précédemment, et les aides sont évidemment plus à l'aise pour circuler autour d'elle. Je ferai remarquer que beaucoup de femmes sont assez courageuses pour qu'il ne soit pas indispensable de leur soutenir les jambes ni la tête, et qu'à la rigueur deux chaises ou deux tabourets, disposés de telle sorte qu'ils puissent servir de point d'appui aux pieds, remplaceraient les personnes chargées de soutenir les membres si on manquait d'aides.

Pour la hauteur du lit, elle n'a rien de fixe; seulement il est bon d'avoir égard à la stature de l'accoucheur, au degré d'inclinaison des axes des détroits, et peut-être aussi au temps du travail.

970. *Position de l'accoucheur.* Si le lit est bas, l'accoucheur peut s'asseoir ou se mettre à genoux. Cependant la position verticale est incontestablement la meilleure, et, toutes les fois qu'il est besoin d'employer quelque force, on doit la préférer. Il y a long-temps qu'à ce sujet on ne fait plus aucune attention au précepte de Levret, qui veut que « l'accoucheur soit debout, les jambes écartées sous un angle de quarante-cinq degrés; qu'il place un de ses pieds en avant, l'autre en arrière; qu'il ait l'épine arquée, et qu'il s'appuie sur quelque plan solide avec la main qui n'opère pas. »

Un opérateur, pour donner du lustre à son art, peut bien appeler cela de la mécanique et de la géométrie, dit Roussel, mais il est certain qu'une simple sage-femme, en s'abandonnant à sa dextérité naturelle, en s'affranchissant de la contrainte d'une position déterminée et en faisant plutôt les mouvemens que les circonstances exigent, que ceux que demande la règle, manœuvrera mieux que l'accoucheur le plus gravement affourché sur son angle de quarante-cinq degrés.

971. Ôter *son habit*, relever *ses manches*, mettre un *tablier*, a paru trop grotesque à plusieurs modernes, qui ont pensé que les femmes ne manqueraient pas d'être effrayées de tant d'apprêts et qu'il fallait s'en dispenser; libre à chacun de déclamer ainsi dans le silence du cabinet; mais près du lit de travail il en est autrement.

Ce n'est pas seulement, en effet, dans la crainte de le gâter, que l'accoucheur doit ôter son habit, mais bien parce que, sans cela, les mouvemens du bras ne seraient pas assez libres pour permettre de manœuvrer commodément, de pénétrer jusqu'au fond de la matrice. Quant au tablier, on peut s'en dispenser sans doute; mais à qui peut-il nuire, et qu'a-t-il de plus effrayant ici, je le demande, que devant un chirurgien qui fait sa visite ou qui pratique une opération quelconque?

Du linge pour mettre sous les pieds ou les genoux, des serviettes pour essuyer les mains et le bras de l'accoucheur à mesure qu'ils se salissent, de l'eau tiède, de l'eau de Cologne, du vinaigre, un peu de bon vin, en cas que la femme menace de se trouver mal, sont encore nécessaires avant de commencer l'opération. De plus, il faut songer à l'état du fœtus, reconnaître sa position et déterminer la main qui doit être introduite. L'église romaine veut encore qu'on l'ondoie.

972. *L'ondoiement*, ou le baptême provisoire, ne s'applique qu'à l'enfant vivant, et non monstrueux. Quand

on craint qu'il ne soit mort, on dit : « *enfant, je te baptise*, etc., *si tu es vivant* »; et dans le cas de monstruosité soupçonnée, on remplace les mots *si tu es vivant*, par *si tu es digne du baptême*. Pour baptiser, il faut toucher à nu quelque partie de l'enfant, si ce n'est avec les doigts, du moins avec l'eau de l'ondoiement, qu'il est parfois nécessaire d'injecter plus ou moins profondément.

Cette précaution, qui tient, comme on le voit, aux dogmes religieux, ne doit jamais être négligée chez les personnes qui en font un article de foi. Quelle que soit sa croyance personnelle, le médecin doit respecter les opinions des familles, qu'elles soient d'accord ou non avec les siennes, et rien ne me paraît plus digne de blâme que ces praticiens brouillons qui, sous prétexte de réformer les consciences, se révoltent ouvertement contre toute espèce d'usages qui n'entrent pas dans leur manière de penser.

973. *Déterminer la position du fœtus.* Les positions de la tête, des pieds, des genoux et du siége ayant été caractérisées à l'article *Eutocie*, je n'ai à m'occuper maintenant que de celle du tronc.

On reconnaîtra les présentations *de l'épaule*, soit franche, soit inclinée, si le bras n'est pas sorti en même temps, à la forme arrondie de la tumeur qui est à l'orifice, à la présence de la clavicule, des côtes, du scapulum et de l'un des côtés du cou.

Quand *le membre thoracique* s'échappe le premier, il indique non-seulement que l'épaule est au détroit supérieur, mais il apprend encore de quel côté du bassin sont tournés le vertex et la face. C'est le pouce qui correspond au sommet de la tête, tandis que la paume de la main est en rapport avec le plan abdominal. Cependant il importe de savoir qu'au lieu d'être en supination, ou bien en pronation légère, la main et le membre tout entier peuvent être tordus dans un autre sens, et surtout en pronation forcée ; de façon qu'avant de porter un jugement définitif il convient de glisser quelques doigts dans le vagin, le long du bord cubital du bras jusqu'à l'aisselle, afin de s'assurer de sa situation relative.

Si *le dos* s'arrêtait au centre du détroit, la rangée des épines vertébrales et les côtes suffiraient pour le faire reconnaître. L'absence des côtes dans la région lombaire, ou les hanches d'un côté et les omoplates ou la portion postérieure du cou de l'autre, serviraient d'ailleurs à faire apprécier dans quel sens la tête est dirigée.

Le sternum, les côtes, et les clavicules, au-dessus desquelles on peut quelquefois sentir le devant du cou, indiqueront les présentations de la *face antérieure du thorax*.

Lorsque le col est largement dilaté, que les membranes sont rompues, que la partie qui descend n'est pas trop élevée dans le bassin, et qu'elle n'a pas encore eu le temps de se tuméfier ou de se déformer sous l'influence des contractions utérines, il est en général assez facile de distinguer les diverses positions du tronc les unes des autres ; il est au moins toujours possible de ne pas les confondre avec celles de la tête ou du pelvis ; mais dans les circonstances contraires, l'expérience la plus consommée elle-même s'y trompe quelquefois, et souvent il est impossible d'établir un diagnostic certain avant de pénétrer dans l'utérus.

974. *Choix de la main.* Quand la poche des eaux n'est pas déchirée, ou que le fœtus conserve encore une grande mobilité, il est inutile de s'arrêter au choix de la main qui doit manœuvrer : on introduit celle dont on se sert le plus facilement, ou qui ramène habituellement dans les positions les moins désavantageuses ; quand la position n'a pu être reconnue, ou qu'elle est simplement douteuse, que les membranes soient ouvertes ou non, on se comporte encore de la même manière, ou bien on porte la main qui agit ordinairement dans les positions les plus fréquentes ; si pourtant on éprouvait trop de difficultés après être arrivé dans la matrice, il vaudrait mieux se retirer et reporter l'autre main.

Quand la présentation est bien déterminée, on peut savoir d'avance quelle est la main dont l'emploi sera le plus favorable au succès de l'opération ; ce qui varie, au surplus, suivant l'espèce de manœuvre qu'on veut exécuter ou qu'il est indispensable de tenter.

975. Pour les positions inclinées de la tête et du siége qui n'exigent pas la version immédiate par les pieds, on doit préférer la main gauche, toutes les fois que la partie déviée correspond à l'un des points de la moitié droite du bassin ; la main droite, au contraire, dans les inclinaisons opposées, et l'une ou l'autre indifféremment, si la déviation a lieu directement en arrière ou en avant. La version céphalique devrait être soumise à la même règle.

976. Pour les pieds, les genoux ou les fesses, les

positions dans lesquelles le plan postérieur du fœtus regarde le côté gauche du détroit se manœuvrent plus facilement avec la main gauche , et les positions inverses avec la main droite , quoique le plus souvent il soit possible de faire tout le contraire.

977. Quand le vertex se présente le premier et qu'il faut aller chercher les pieds , la main gauche est la plus convenable , dans les positions occipito-pelviennes gauches , c'est-à-dire, les première et cinquième de Baudelocque. (Première et quatrième de MM. Maygrier, Capuron , Dugès, etc. ; première, quatrième et cinquième de Mme. Lachapelle ; occipito-cotyloïdienne gauche et fronto-cotyloïdienne droite de M. Gardien.) La main droite n'est de rigueur que pour les positions diamétralement opposées ; mais comme elle termine en première des pieds, qu'on a plus d'habitude de s'en servir, et qu'elle manœuvre aussi facilement que l'autre dans les positions médianes , il convient de la choisir pour toutes les positions droites et antéro-postérieures.

978. Dans les présentations de l'épaule , on peut établir, en thèse générale, que le côté gauche réclame la main gauche , et que la main droite doit manœuvrer dans les positions de l'épaule droite.

979. Enfin, on devra se servir de la main droite pour les présentations du sternum ou du dos , toutes les fois que la tête ne sera pas tournée à gauche , et de la main gauche dans les cas opposés.

980. Ces règles générales me paraissent simples , applicables à tous les cas et faciles à saisir. Baudelocque, Mme. Lachapelle, M. Dugès, M. Desormeaux, et tout récemment encore M. Major de Lausanne ,

ont conseillé d'introduire la main, qui, *placée en demi-pronation, aura la face palmaire tournée vers le plan antérieur de l'enfant, et les doigts vers les membres pelviens* ; mais cette règle est trop vague et souffre trop d'exceptions pour qu'on puisse en faire usage dans la pratique : elle n'est parfaitement exacte ni pour les positions du pelvis, ni pour celles du dos, ni pour celles de l'épaule, et dans celles de la tête et du sternum elle n'est juste que pour le premier temps de l'opération.

Ceux qui ont recommandé de porter la main qui se trouve naturellement tournée du côté du bassin où sont placés les pieds, n'ont pas fait attention que le plus souvent, même dans les présentations de l'é- paule, les pieds restent vers le fond de la matrice sans être sensiblement inclinés plus d'un côté que de l'autre; ils n'ont pas remarqué non plus qu'on suit précisément la règle contraire quand le pelvis s'est présenté d'abord.

En disant que la main droite est de nécessité dans toutes les positions où les pieds doivent être ramenés en première, et la main gauche dans celles qu'on doit terminer en seconde, M. Gardien est approché plus près de la vérité, quoique son assertion ne soit exacte non plus que pour les positions de la tête et du tronc ; mais il a plutôt exprimé un fait que cherché à poser une règle, qui découle d'ailleurs tout naturel- lement des principes que j'ai indiqués plus haut.

Le docteur Breen a donné le conseil d'employer toujours la main gauche, attendu, dit-il, que la main droite est infiniment plus commode pour aider l'ac- tion de la première en agissant sur l'hypogastre.

M. Major veut, lui, qu'avec la même main on puisse manœuvrer toutes les positions, tout en se conformant à la règle générale mentionnée plus haut. Pour cela, il suffit de varier la position de la femme, de la placer sur l'un ou l'autre côté, sur le dos ou sur le ventre, selon que le plan abdominal du fœtus, par exemple, regarde à droite, à gauche, en avant ou en arrière ; mais je ne vois pas quel avantage une pareille conduite peut avoir sur celle que nous suivons généralement en France ?

981. La main est choisie ; maintenant, pour favoriser son glissement, rendre son introduction moins douloureuse et se mettre en garde contre l'infection des maladies contagieuses, il faut l'enduire d'un corps gras ou mucilagineux. On peut l'immerger dans de l'huile ou du mucilage, la graisser avec du beurre, du saindoux, du blanc d'œuf, etc. : que l'on se serve de l'une ou de l'autre de ces substances, il me paraît toujours bon de suivre le précepte de Rœderer, c'est-à-dire de n'enduire que la face dorsale des doigts et de la main, la seule qui doive exercer des frottemens contre les parties de la femme, attendu que l'autre face portera sur des organes qui ne sont déjà que trop glissans. L'avant-bras doit être aussi graissé jusqu'à sa partie supérieure : si le point de l'enfant sur lequel on veut faire des tractions était à la vulve ou à peu de profondeur dans le vagin, cette précaution serait plutôt nuisible qu'utile, et la main devrait être appliquée à sec.

SECTION II.

De la Version par la tête.

982. Long-temps imbus de l'idée que les positions de la tête étaient les seules qui permissent un accouchement heureux, les médecins ne songèrent d'abord qu'à ramener l'enfant sur cette partie quand il se présentait autrement : on suivait le précepte d'Hippocrate, et l'on allait chercher la tête non-seulement dans les positions de l'épaule et des autres régions du tronc, mais encore dans les positions du siége, des genoux et des pieds eux-mêmes, qu'on regardait alors comme très-dangereuses. Celse fit bien voir que le fœtus pouvait sortir par les membres pelviens, mais la version par la tête n'en fut pas moins regardée comme la plus sûre et presque la seule praticable, jusqu'au temps de Franco et d'A. Paré. Depuis Guillemeau, au contraire, on l'a presque totalement abandonnée, et maintenant les auteurs classiques n'en font guère mention que pour la blâmer. Malgré ce qu'en ont pu dire quelques auteurs modernes, personne n'a cru devoir la mettre en usage en France. On a objecté la difficulté de son exécution, le peu de prise qu'offre la tête à la main qui cherche à la saisir, et l'impossibilité de la ramener au détroit toutes les fois que la matrice est tant soit peu resserrée sur le fœtus ; que, dans les cas même les plus heureux, une fois la version opérée, la main ne peut plus aider l'accouchement, qu'on est obligé d'abandonner alors aux ressources de l'organisme, à moins d'avoir recours au forceps ; tandis qu'en agissant sur

les pieds, il est très-facile d'extraire le fœtus sans employer d'autre instrument que la main qui est allée les chercher. Enfin, que l'accouchement par l'extrémité pelvienne étant presque aussi naturel que l'accouchement par la tête, la version par les pieds est évidemment préférable; qu'elle est la seule qu'on doive tenter, quand il devient utile de changer la position de l'enfant.

983. A cela je réponds : 1°. qu'il n'est pas toujours fort difficile d'embrasser la tête dans la matrice et d'exercer sur elle des efforts considérables si la chose est nécessaire ; 2°. qu'à moins que les eaux ne soient écoulées depuis long-temps, on parvient souvent, sans trop de peine, à saisir l'occiput et à le ramener au centre de l'orifice, quelque éloigné qu'il en fût d'abord ; 3°. qu'en général, il s'agit bien moins, dans cette opération, d'accrocher la tête que de la forcer à descendre en repoussant la partie qui s'est engagée à sa place ; 4°. que, loin d'être simple et à désirer, l'accouchement par le pelvis fait, au contraire, courir les plus grands risques à l'enfant, tandis que par le vertex, même avec le forceps, il est rarement dangereux. M. Flamant paraît être le premier qui l'ait reproduite de nos jours, quoi qu'en dise Osiander, qui de son côté s'est efforcé de la généraliser. En effet, le professeur allemand ne l'a décrite qu'en 1799, tandis qu'elle était déjà enseignée à Strasbourg en 1795 ; depuis lors, on s'en est beaucoup occupé dans le nord, et MM. Labbé, Eckard, Wigand, Schnaubert, Siebold, d'Outrepont, Ch. Wenzel, Busch, Carus, Ritgen, Schweighaeuser, Toussaint, Vallée, Deroche, Ubersant, se sont éten-

dus plus ou moins longuement sur la version de la tête, en essayant de faire adopter les principes du professeur Flamant.

La version *céphalique* peut donc être tentée, 1°. lorsque le bassin est bien conformé, qu'aucun autre accident n'est venu s'adjoindre à la position vicieuse du fœtus, et que la tête se trouve aux environs du détroit en position inclinée. 2°. Dans les présentations de l'épaule, du dos ou de la partie antérieure du thorax, si le bras lui-même n'est pas sorti, et si l'utérus n'est pas trop fortement contracté. En somme, il parait prudent de l'essayer toutes les fois que les pieds sont plus éloignés du détroit que le sommet, et que la tête semble devoir permettre à la parturition de se terminer ensuite spontanément. D'ailleurs, après l'avoir inutilement tentée, rien n'empêche d'aller chercher les pieds, qui n'en sont pas pour cela plus difficiles à atteindre : si la tête semble disposée à s'abaisser, on va la chercher; sinon, il n'y a qu'à diriger la main immédiatement vers les membres pelviens. Je ne pense pas cependant que cette version doive être préférée dans les positions inclinées du pelvis, ni, à plus forte raison, quand le siége se présente en plein. MM. Flamant et Schweighaeuser veulent qu'on la préfère dans tous les cas, même quand il y a des accidens du côté de la mère, attendu qu'une fois ramenée à l'orifice, la tête peut être saisie avec le forceps. Peut-être pourrait-on les imiter avec avantage dans quelques cas, lorsque le fœtus est très-mobile dans l'utérus; mais je doute qu'il en puisse être de même quand les eaux sont écoulées et que la matrice est fortement contractée.

45

984. Ainsi, la femme étant placée comme il a été dit, on introduit la main gauche, quand la tête est tournée à droite ; la main droite, au contraire, dans les positions opposées, et l'une ou l'autre presqu'indifféremment si le vertex est renversé en avant ou directement en arrière.

D'abord, on refoule la partie qui s'est engagée ; on tâche de l'éloigner du détroit et de la porter vers la fosse iliaque, opposée à celle qu'occupe le vertex ; de cette manière, on met la matrice en état de reporter son action sur la tête et de la ramener au centre du bassin. Après avoir ainsi relevé l'épaule, si la tête ne descend pas, la main va la chercher, l'embrasse avec tous les doigts, l'entraîne comme avec un crochet, et doit, en même temps, s'efforcer de lui faire prendre de préférence une des positions occipito-antérieures. Une fois au centre du cercle pelvien, la tête est abandonnée, et l'accouchement n'exige plus aucun secours, si toutefois il n'existe pas d'autre accident ; dans le cas contraire, le forceps doit aussitôt remplacer la main.

En parlant de la version céphalique, Wigand dit qu'on parvient souvent à l'opérer sans porter la main dans les organes génitaux ; il veut qu'en agissant sur l'utérus à travers les parois abdominales et en s'aidant de la position de la femme, on puisse, le plus souvent, ramener la tête au détroit supérieur. Avant de connaître la doctrine du professeur allemand, j'avais déjà suivi ce précepte, et j'ai reconnu qu'en s'y conformant, il est quelquefois possible, en effet, de redonner au vertex sa position naturelle ; mais je ne pense pas que cette manœuvre soit jamais d'un grand secours, quand les eaux sont écoulées depuis long-temps et la matrice fortement resserrée sur l'enfant.

SECTION III.

De la Version par les pieds ou le pelvis.

La manœuvre dans la version podalique se compose de trois temps principaux. Il faut : 1°. introduire la main ; 2°. changer la position de l'enfant ; 3°. aider à l'expulsion de l'œuf.

Ces trois temps ne se trouvent pas réunis dans la version céphalique, où, comme on l'a vu, l'action de la main n'est plus d'aucun secours dès que la tête est replacée convenablement au détroit supérieur ; dans quelques positions des pieds la manœuvre est presque entièrement réduite au temps d'*extraction*.

985. *Introduction de la main.* Beaucoup d'auteurs conseillent de pénétrer dans le vagin au moment même d'une forte contraction utérine ; alors, disent-ils, la douleur produite par l'opération se confond avec la douleur de la contraction, et la femme ne les distingue pas l'une de l'autre ; alors, aussi, le vagin s'élargit et se raccourcit en même temps, par l'abaissement momentané de la matrice, qui vient en quelque sorte d'elle-même au-devant de la main. Ces assertions peuvent être fort exactes en théorie ; mais, en pratique, elles n'autorisent certainement pas le précepte qu'on a voulu en faire découler, et, comme M. Desormeaux, je pense, d'après ma propre expérience, que la main doit le plus souvent traverser la vulve dans l'intervalle des douleurs.

A quelque idée que l'on s'arrête sous ce rapport, il faut que les doigts, rapprochés, soient d'abord introduits à plat dans le sens du grand diamètre de la vulve; après quoi on les réunit de manière que leur face palmaire représente une gouttière où le pouce vient se loger, et que le tout puisse former un cône très-allongé, dont la base se trouve au niveau des articulations métacarpo-phalangiennes. La main arrive ainsi dans la cavité vaginale, en suivant la direction de l'axe du détroit inférieur.

986. Pour pénétrer à travers le col, il est indispensable de choisir l'instant où la contraction n'a pas lieu, tellement même que personne n'a jamais osé prescrire le contraire. Autrement, en effet, il serait souvent impossible d'arriver jusque dans la matrice; on s'exposerait à déchirer l'orifice; ce serait enfin se créer volontairement mille difficultés et faire courir à la femme de nombreux dangers.

Si la dilatation est très-avancée, les doigts, d'abord réunis, doivent presqu'aussitôt être plus ou moins écartés, pour s'accommoder à la forme de la partie qui est au centre, et glisser convenablement entr'elle et les parois de l'utérus. Dans le cas contraire, on les fait pénétrer l'un après l'autre, et le cône que formait leur réunion se trouve bientôt reproduit. Ensuite, on les pousse doucement, en ayant soin de s'arrêter à chaque douleur, et d'agir toujours dans le sens de l'axe du détroit supérieur. C'est ici, surtout, qu'il importe de ne rien brusquer; que les mouvemens et les efforts réclament la plus grande douceur; qu'au lieu de pousser pour dilater le col, il est quelquefois mieux d'écarter modérément et par degrés la base des doigts ou de la portion de cône déjà introduite dans l'orifice. La main qui reste à l'extérieur pendant cette manœuvre doit être appliquée sur l'hypogastre, dans le but de sontenir la matrice, et de l'incliner en arrière ou de côté, s'il est nécessaire. Aussitôt que la racine des doigts a franchi le col, la main tout entière entre sans difficulté dans la cavité utérine, et dès-lors la période d'intromission est effectuée.

987. *Période d'exploration*. Avant d'aller plus loin, il faut déterminer l'état des choses, s'assurer qu'on ne s'est pas trompé sur la position du fœtus, ne pas confondre les bras avec les jambes, voir si aucune partie n'est contournée sur elle-même, et tâcher de savoir où sont les pieds ou le siége, quand on a reconnu la tête. Ensuite, pour saisir l'enfant, dans l'intention de l'extraire ou d'en changer la position, il est essentiel de remarquer que plusieurs points de son corps ne supporteraient pas sans danger le degré de pression qu'il est quelquefois nécessaire d'employer. Par exemple, on doit éviter de porter l'extrémité des doigts sur les sutures, les fontanelles, l'abdomen et les côtés du thorax; c'est sur le front, l'occiput, les tempes, les pariétaux, les épaules, le rachis, le sternum, les hanches et les membres seulement, qu'il est permis d'appliquer la main pour refouler, retourner ou extraire le fœtus.

988. *Mutation*. Après avoir reconnu la partie qui se présente, on la refoule pour débarrasser le détroit supérieur, en ayant soin d'appliquer les doigts sur une surface aussi étendue que possible; puis on va à la recherche des membres, que l'on saisit pour les

ramener à l'orifice. Jamais on ne doit entraîner le fœtus autrement que dans le sens de sa flexion naturelle ; c'est-à-dire qu'il faut le pelotonner, le faire rouler sur son plan antérieur. En le renversant sur la région dorsale, ou sur le côté, on le porterait nécessairement dans l'extension ; il ne tarderait pas à former une tige, ou un arc de cercle inflexible, ce qui rendrait le plus souvent le reste de l'opération impossible ; la cavité utérine ne serait plus assez spacieuse pour en permettre l'évolution, et les moindres efforts exposeraient à luxer ou fracturer les membres, à rompre la moelle épinière, feraient naître des douleurs extrêmement vives du côté de la femme, et peut-être même des déchirures de la matrice.

Pendant qu'on explore et qu'on cherche à retourner l'enfant, il n'est pas moins essentiel de soutenir l'utérus à l'extérieur que lors du temps d'intromission. La main qu'on tient appliquée sur l'hypogastre aide encore, par des pressions convenablement ménagées, à faire descendre ou la tête, ou l'épaule, ou les membres, et rend de toute manière la version et plus facile et plus sûre ; sans cette précaution l'accoucheur s'exposerait, quand il est obligé d'agir avec une certaine force, et en particulier quand le liquide amniotique est écoulé depuis long-temps, à produire des tiraillemens dangereux, à séparer le col utérin de l'extrémité supérieure du vagin, à rompre la matrice elle-même dans ses points les plus faibles, ou dans ceux qui se sont le plus fortement contractés sur les parties saillantes et solides du fœtus.

C'est toujours entre les douleurs que ces manœuvres doivent être exécutées ; pendant les contractions elles seraient excessivement dangereuses, et produiraient le plus souvent des déchirures mortelles ; alors, au surplus, il est bien impossible de faire mouvoir l'enfant ; la main ne tarde pas à être tellement serrée, qu'elle finit bientôt par s'engourdir, par perdre complètement sa sensibilité et la faculté d'agir ; ainsi, dès qu'une douleur se manifeste, on suspend toute espèce d'effort ; pour recommencer, on attend que la contraction ait cessé, à moins pourtant qu'un accident grave ne nécessite une terminaison très-prompte de l'accouchement.

Je dois aussi prévenir les jeunes praticiens que pour arriver au fond de l'utérus il faut porter l'avant-bras beaucoup plus profondément qu'on ne le croirait au premier abord, et que, pour se mettre en rapport avec l'axe du détroit supérieur, la main a besoin d'être bien plus fortement inclinée en avant qu'on ne pourrait se l'imaginer d'après l'examen d'un bassin sec.

La plupart des accoucheurs ont conseillé et conseillent encore de saisir les pieds, et non pas une autre partie des membres ; les pieds, enfin, sont la seule partie sur laquelle on recommande de tirer dans la version dont il s'agit. Cependant il est possible, il est même avantageux, dans beaucoup de cas, de suivre le conseil donné d'abord par Burton, reproduit ensuite par M. Delpech, et tout récemment par M. Breen, c'est-à-dire de saisir les genoux ou les jarrets plutôt que les pieds.

989. *Extraction.* Une fois la mutation opérée, une fois que l'enfant est ramené à l'une des positions des extré-

mités de son grand diamètre, on peut s'en tenir là, si le bassin est bien conformé et si la matrice conserve assez d'énergie pour terminer le reste de l'accouchement. C'est même ainsi qu'on est obligé de se comporter dans tous les cas de version par la tête, à moins qu'on ne juge convenable d'appliquer le forceps; mais quand on ramène les pieds, doit-on aussi les abandonner après les avoir placés dans une position qui ne s'oppose plus à la terminaison spontanée de l'accouchement? Pour le conseiller, on a supposé : 1°. que les tractions exercées sur le fœtus doivent toujours être évitées quand elles ne sont pas nécessaires ; 2°. que ces tractions forcent les bras à se relever sur les côtés de la tête, ce qui gêne le glissement de cette dernière, et qu'elles mettent presque toujours les diamètres occipito-frontal ou occipito-mentonnier à la place du diamètre occipito-bregmatique ; 3°. qu'en traversant avec rapidité le cercle utérin, le ventre et la poitrine du fœtus éprouvent une pression trop brusque ; 4°. enfin que la matrice, trop promptement débarrassée, peut se renverser, rester dans l'inertie, et faire naître une hémorrhagie, etc.

Tous ces inconvéniens sont réels, et rien ne serait facile comme d'en grossir encore la liste; mais, d'un autre côté, on ne doit pas perdre de vue que la femme ne s'est soumise à l'opération que dans l'espérance d'être promptement délivrée; que sa famille, les assistans, ne peuvent être rassurés qu'après l'extraction complète de l'enfant; que dans le cas de perte abondante, de syncopes, de lipothymies, de convulsions, de sortie prématurée du cordon, d'épuisement, il n'est pas permis d'attendre ; que l'inertie doit être rare en pareils cas, attendu que la manœuvre est plus propre à y remédier qu'à la faire naître ; que la compression du ventre, quand on a préalablement porté la main dans la cavité de la matrice, ne doit pas inspirer de grandes craintes ; que du moins elle n'est guère plus à redouter quand on tire sur le fœtus que s'il était simplement poussé par les efforts de la mère ; enfin, qu'il est possible d'éviter un extrême sans se jeter dans l'autre, et qu'en obstétrique il est aussi dangereux de ne pas agir à propos que d'agir sans nécessité.

L'homme instruit et prudent saura donc se tenir dans un juste milieu, et mettre la manœuvre en rapport avec les circonstances de chaque cas particulier. Si rien de grave ne presse, il attendra, en les sollicitant, les contractions utérines pour tirer sur l'enfant, et les tractions devront être combinées de telle sorte avec les efforts de la femme, que ces deux actions n'en fassent pour ainsi dire qu'une ; à chaque douleur, l'utérus doit commencer avant la main et finir après. En suivant cette marche, on simule l'accouchement spontané ; les bras descendent quelquefois avant la tête, qui reste fléchie sur la poitrine, et le diamètre occipito-bregmatique ne perd point ses rapports naturels avec les détroits du bassin ; dans aucun cas, il n'est indispensable de tirer assez fort pour rompre la moelle ou détronquer le fœtus. S'il n'y avait d'autre chance de salut, au contraire, soit pour la mère, soit pour l'enfant, que dans une prompte délivrance, et si les contractions utérines étaient trop lentes et trop faibles pour qu'il fût permis de compter sur elles, les tractions de l'accoucheur ne devraient plus seulement aider, mais bien remplacer, plus ou moins complètement, les efforts de la femme : il n'y a plus à balancer alors ; de deux maux inévitables il faut choisir le moindre. Je n'ai pas besoin de rappeler d'ailleurs que dans le premier comme dans le second cas les tractions doivent être faites avec les plus grands ménagemens, jamais par saccades, et toujours dans l'axe des détroits.

Au total, l'extraction peut être considérée sous deux points de vue principaux : 1°. comme simple puissance accessoire qui s'adjoint à la matrice et hâte la terminaison d'une fonction pénible ; 2°. comme ressource principale, ou même unique, quand l'organisme est impuissant, ou quand il importe de vider l'utérus en peu de minutes. Cette distinction une fois établie, je ne vois pas qu'il puisse s'élever de discussion ensuite à l'effet de savoir s'il convient ou non de tirer sur l'enfant, lorsque la version est effectuée. Tant qu'on se contentera de faire jouer aux tractions le premier rôle indiqué, il est évident qu'elles ne peuvent être qu'avantageuses, et jamais un homme habile n'en fera usage de l'autre manière sans une nécessité bien reconnue.

§. I. DE LA VERSION PODALIQUE QUAND LA TÊTE EST À L'ORIFICE.

Relativement à la version sur les pieds, les positions de la tête doivent être réduites à deux : l'occipito-iliaque gauche, à laquelle on ramène la première et la cinquième de Baudelocque ; l'occipito-iliaque droite, qui comprend la deuxième et la quatrième du même auteur, à laquelle on réduirait encore, si on les rencontrait, les positions occipito et fronto-pubiennes.

990. La première exige la main gauche, et la main droite est préférable pour la seconde.

A. Positions occipito-iliaques gauches.

991. *La main gauche* entre en pronation dans le vagin, glisse sur la face antérieure du sacrum, pénètre dans l'orifice, reste en demi-pronation si l'occiput est tourné directement à gauche, se rapproche de la supination si le sommet se trouve en première position, se met en pronation tout-à-fait si le vertex est en arrière et à gauche, etc. On embrasse la tête exactement, *on l'empoigne* à pleine main, et non pas seulement du bout des doigts. Le pouce se place sur la tempe ou la bosse pariétale droite, et les autres doigts, plus ou moins écartés, s'appliquent sur la face et la tempe du côté opposé.

On refoule d'abord cette partie dans l'axe du détroit, c'est-à-dire en haut et en avant; ensuite on la rejette vers la fosse iliaque gauche, en ayant soin de favoriser ce mouvement avec la main droite, qui, placée sur l'hypogastre, soutient le fond de l'utérus et l'incline plus ou moins en arrière et à droite.

992. Actuellement, il faut aller chercher les pieds; pour cela, on peut glisser sur le plan antérieur de l'enfant et arriver directement aux genoux ou bien à la racine des cuisses; c'est le chemin le plus court; mais, en le suivant, on s'expose à diverses méprises, à prendre le coude pour le genou, le pied pour la main, les

membres thoraciques pour les membres pelviens, en
un mot, et le plus sûr paraît être de se comporter de
la manière suivante : on commence par étendre tous
les doigts et le pouce lui-même du côté de l'oreille
gauche ; ils doivent être placés à côté les uns des autres
et allongés pour occuper moins de place ; on leur fait
parcourir tout le plan latéral gauche en les obligeant
à glisser derrière le cou, l'épaule, la poitrine, le flanc
et la hanche ; pendant ce temps la face antérieure du
poignet soutient le front et l'empêche de redescendre
dans le détroit ; l'autre main renverse, autant que
cela paraît nécessaire ou possible, la matrice en arrière et cherche à rapprocher des doigts, qui les
cherchent, les parties qu'on a l'intention d'accrocher.

993. Si les membres pelviens sont dans leur état de
flexion naturelle, on tâche de faire passer la main
tout entière et à plat, au-dessus et en arrière du siége
en la tournant de plus en plus en pronation ; s'ils
sont, au contraire, renversés ou déplacés d'une manière quelconque, s'il paraît trop difficile d'envelopper ainsi leur face postérieure avec la paume de la
main, on les saisit tous les deux, s'il est possible, ou
du moins celui qui est le plus rapproché du plan postérieur de la matrice, en embrassant leur racine avec
le pouce qu'on fixe dans l'aine, et les doigts qu'on
maintient sur la face postérieure des cuisses. S'ils
étaient contournés, diversement entrecroisés ; si l'un
d'eux était fléchi et l'autre étendu ; si enfin on avait
vainement tenté de les embrasser ensemble, et qu'on
fût obligé de les amener l'un après l'autre, il faudrait
au moins s'attacher d'une manière toute spéciale à

faire descendre le membre postérieur le premier, quand même il serait le plus éloigné de l'orifice.

994. Dans le premier cas, pour continuer l'opération, la main n'a qu'à glisser sur le derrière des cuisses et des jambes, qu'elle pousse devant elle en les étendant à mesure qu'elle descend ; de cette manière les pieds ne peuvent ni échapper, ni se dévier, et sont conduits sans peine au détroit supérieur.

Dans le second, on éprouve ordinairement plus de difficultés ; il faut quelquefois agir successivement sur la cuisse et sur la jambe comme sur des leviers du premier genre ; pendant qu'on cherche un pied l'autre échappe, et toujours il est difficile de les entraîner tous les deux à-la-fois, à moins qu'on n'ait pu embrasser dès le principe les deux jarrets en même temps, avec les doigts et le pouce.

Dans le troisième cas, c'est-à-dire quand les membres sont très-éloignés de leur attitude naturelle, et toutes les fois qu'on est obligé de les faire descendre l'un après l'autre, on se conduit comme on peut ; seulement on doit avoir pour but, en tirant sur le pied saisi, de tendre à le rapprocher toujours du membre opposé ; en le portant dans l'abduction, mouvement naturellement très-borné, qui exposerait aux luxations et aux fractures ; on aurait encore l'inconvénient de fatiguer l'utérus bien plus qu'en suivant l'adduction ; attendu que pour être librement exécuté, ce dernier mouvement exige beaucoup moins d'espace que l'autre.

995. Quoi qu'il en soit, lorsqu'un des pieds est arrivé dans le vagin ou à la vulve, on doit le fixer

au moyen d'un lacs avant d'aller chercher l'autre ; non pas dans l'intention de l'empêcher de remonter comme l'avaient imaginé quelques auteurs anciens, mais bien pour être sûr de le retrouver au besoin. Cette précaution prise, on reporte la main gauche dans la matrice, et, pour arriver plus aisément à l'autre pied, on suit la partie interne et postérieure de celui qui supporte le lacs ; en se conformant à cette règle on rencontre nécessairement la rainure des fesses et les organes sexuels ; la cuisse que l'on veut atteindre ne peut plus être méconnue et l'on évite ainsi des tâtonnemens plus ou moins nombreux et fatigans. C'est aussi dans l'adduction et en suivant le plan antérieur du fœtus, bien entendu, que ce pied doit être ramené à côté de l'autre.

Lorsque, d'une manière ou d'une autre, on est parvenu à étendre les membres pelviens et à les abaisser dans l'excavation, on place l'indicateur entr'eux, au-dessus des malléoles internes, tandis que le pouce et les autres doigts embrassent leur face externe, et de telle sorte que les talons soient logés dans la paume de la main. Si la tête, pressée par la matrice, ou mal soutenue par le poignet, s'était trop rapprochée de l'orifice, on devrait, avant de tirer sur les pieds et sans les abandonner, la repousser vers la fosse iliaque avec l'éminence thénar.

996. Les tractions que l'on exerce ensuite ont d'abord pour but de faire basculer l'enfant ; d'obliger la tête à se porter vers le fond de la matrice pendant que le pelvis est entraîné dans le détroit supérieur, et de transformer une des positions gauches du sommet

en une des positions droites des pieds ; pour que cette mutation offre tous les avantages qu'il est permis d'en attendre, il faut que le dos du fœtus se tourne toujours à droite, puis un peu en avant, et jamais en arrière. En conséquence, l'opérateur évitera soigneusement d'incliner la main en supination une fois qu'il aura commencé de tirer sur les jambes ; c'est en demi-pronation qu'il la maintiendra pour ramener en seconde position de Baudelocque ; et même, si cela ne suffisait pas, il faudrait tâcher d'atteindre le pied droit, qui est en avant, avec la main droite, et de tirer uniquement ou presqu'uniquement sur lui, jusqu'à ce que la tendance du dos à se diriger en arrière eût été vaincue.

997. Aussitôt que les deux pieds sont sortis de la vulve, on les enveloppe d'un linge sec afin de les tenir plus solidement. Les hanches ne tardent pas à traverser l'orifice, à se présenter au détroit inférieur. A mesure que les membres sortent, les mains tournées, la droite en avant, la gauche en arrière, doivent s'allonger sur eux vers la vulve, afin de les tenir par une surface aussi étendue que possible ; on place donc les pouces en arrière, les deux derniers doigts sur la face antérieure, et l'indicateur et le médius étendus sur le côté externe de chaque jambe ou de chaque cuisse, jusqu'à ce que les hanches soient au dehors.

998. Avant d'aller plus loin, il convient de s'occuper du cordon ombilical, de voir s'il n'est pas tiraillé, en portant l'indicateur et le pouce ou deux autres doigts de la main droite vers son insertion au ventre de l'enfant. Si on le trouve tendu, on en fait descendre une anse suffisamment longue en tirant sur

sa portion placentaire et jamais sur son extrémité abdominale; s'il ne souffre aucune traction vers l'ombilic on peut le laisser en place; si du ventre il passait entre les cuisses pour remonter sur le plan postérieur du fœtus, et que la circulation parût en souffrir, il faudrait le dégager, se décider à le couper même si le danger était pressant, et s'il n'était pas possible autrement d'en dépêtrer les membres; mais alors il importerait de terminer l'accouchement en très-peu de minutes.

999. Ensuite, on continue les tractions obliquement en bas et en arrière, c'est-à-dire dans l'axe du détroit supérieur. Les hanches dégagées, on les saisit à leur tour, la gauche ou postérieure avec la main gauche, la droite ou antérieure avec la main droite, et de manière que les doigts ne remontent pas au-dessus des crêtes iliaques, afin d'éviter toute pression des viscères abdominaux. Le ventre et la poitrine suivent bientôt; c'est à partir de ce moment que les bras se relèvent, que les épaules s'engagent, et qu'il est surtout essentiel de bien combiner les efforts de l'accoucheur avec ceux de la femme, si l'on veut éviter le renversement de la tête. Quelque résistance qu'on éprouve pour engager les épaules dans l'excavation, on ne doit jamais imiter ces praticiens routiniers qui n'imaginent rien de mieux, en tirant sur le fœtus, que de le rouler sur son axe, ou de faire exécuter un mouvement plus ou moins étendu de circumduction à tout son corps; on ne doit pas non plus le porter alternativement de la face interne d'une cuisse à l'autre, ni le soulever pour l'abaisser ensuite directement d'avant en arrière; de pareilles manœu-

vres ne procureraient aucun avantage, et transporteraient sur les parties cervicale ou dorsale du rachis de trop dangereux tiraillemens ; il est tout au plus permis de tenter, quand il ne suffit pas d'agir régulièrement dans l'axe supérieur, ce que l'on pourrait appeler des tractions *diagonales*, c'est-à-dire des tractions dirigées dans le sens du diamètre oblique qui est en rapport, au détroit supérieur, avec le plus grand diamètre des épaules. On soulève d'abord, en tirant avec lenteur, le bassin de l'enfant, comme si on voulait le porter dans le pli de l'aine gauche de la mère ; ensuite on l'abaisse, en le portant vers la rainure sous-ischiatique droite ; puis on le relève de nouveau pour l'abaisser encore, et ainsi de suite jusqu'à ce que les épaules, qui, de cette manière, s'engagent l'une après l'autre et reçoivent la plus grande partie des efforts que l'on exerce, soient assez près du détroit inférieur pour pouvoir être facilement saisies ; arrivé à ce point, il faut songer à l'extraction des bras.

1000. Lorsque l'enfant est peu volumineux ou le bassin très-large, la présence des membres thoraciques n'apporte qu'un très-faible obstacle à la sortie de la tête, et l'on pourrait à la rigueur s'abstenir de les dégager ; mais, dans tous les autres cas, ils ne laisseraient pas de gêner fortement le reste de l'opération, et la prudence, si ce n'est une indispensable nécessité, veut qu'on les abaisse. Quelques auteurs ont avancé, qu'appliqués sur les côtés du cou, ils favorisaient le glissement de la tête, la dilatation de la vulve, qu'ils s'opposaient au resserrement du cercle utérin, à ce que le fœtus pût être étranglé, et qu'ils n'étaient

jamais assez volumineux pour empêcher l'accouchement de se terminer; mais ne s'étant appuyés sur aucune raison plausible, ils ne méritent pas la peine
d'être combattus, et personne actuellement ne suit
leurs conseils.

C'est toujours le membre qui se trouve vers le sacrum, qu'il faut extraire le premier; en commençant
par l'autre on éprouverait de trop grandes difficultés,
et, après avoir réussi, celui qui est en arrière n'en
serait pas devenu sensiblement plus libre.

1001. Le tronc, toujours enveloppé d'un linge, est
soulevé par la main droite, comme dans les tractions obliques. On porte le pouce de la main gauche,
tenue en pronation, dans le creux de l'aisselle correspondante, pendant que l'indicateur et le médius s'appliquent sur les faces externe et antérieure du bras,
jusqu'au pli du coude, comme pour former une at-
telle à l'humérus. Alors, on agit sur la totalité du
membre comme sur un levier coudé du troisième
genre; le pouce représente le point d'appui, les doigts
la puissance, et la résistance se trouve dans l'avant-
bras du fœtus. Pendant qu'on fait ainsi basculer le
bras, il faut le porter dans l'adduction, et de manière
qu'en s'abaissant il glisse sur la face antérieure de la
poitrine. Si on se contentait de l'accrocher avec un ou
deux doigts, on courrait le risque de le fracturer, ou
bien de n'exercer des tractions que sur son articulation avec le scapulum. Lorsque toute l'épaule est
fortement relevée, il est quelquefois utile de suivre
le précepte de Baudelocque, reproduit par presque
tous les accoucheurs de nos jours, c'est-à-dire de
diviser cette petite opération en deux temps, de

mettre d'abord la main en supination, afin que le pouce puisse prendre un instant la place des autres doigts et enrayer l'abaissement total du membre, en commençant par celui de sa racine ; mais le plus souvent cette précaution est inutile, et je n'ai point eu à me repentir de l'avoir généralement négligée.

Le bras étant sorti, on l'étend le long du thorax; la main droite dépose le tronc de l'enfant sur la main gauche, et va dégager ensuite le membre antérieur ou sous-pubien en suivant les règles indiquées ci-dessus.

1002. Au lieu de suivre leur pente naturelle à se relever sur les côtés de la tête, les bras se contournent parfois en arrière, et cela de deux manières fort différentes : 1°. l'un d'eux, ou tous les deux, mais plus souvent un seul, et en particulier celui qui doit se trouver en avant, vient se placer en travers derrière le cou, comme pour arrêter la marche de l'occiput ; 2°. avant de se relever ou même en se relevant, ils se portent en arrière et vont se croiser sur le dos au-dessous des épaules, ce qui peut en produire la luxation ou la fracture, et augmenter singulièrement les difficultés de la manœuvre si on n'y remédie pas à temps.

Dans le premier cas, on commence par dégager le bras non dévié ; ensuite, on refoule un peu le tronc, pour obliger la tête à remonter, et diminuer, autant que possible, la pression que supporte l'autre bras ; après quoi, les doigts et le pouce doivent être appliqués comme il a été dit plus haut, et agir d'après les mêmes principes, mais avec un peu plus de lenteur.

Si le bras résiste, on essaie de le faire remonter au-dessus de l'occiput, et le crochet mousse, proposé par M. Dubois, ne doit être employé qu'à la suite de toutes sortes de tentatives infructueuses.

Dans le second, quand même l'avant-bras serait entièrement passé du côté opposé, ainsi que M. Dugès semble l'avoir observé, et quand même il serait relevé jusqu'à la nuque, on devrait toujours l'accrocher avec le médius et l'indicateur pour le faire glisser de haut en bas sur le dos de l'enfant et l'entraîner au-dehors; on réussit assez facilement, en général, mais quelquefois il faut refouler très-fortement la poitrine, ou imprimer un mouvement plus ou moins étendu de rotation à tout le tronc pour y parvenir.

1003. Si les contractions utérines ont exactement secondé les efforts de l'accoucheur, la tête doit être descendue dans l'excavation, ou du moins fortement engagée au détroit supérieur, de manière que les diamètres occipito-bregmatique et bi-pariétal se trouvent en rapport avec les diamètres obliques du cercle pelvien.

Dans ce cas, la main droite, glissée sur le devant du thorax et du cou, pénètre à plat et en demi-supination jusque dans le vagin; le pouce et les deux derniers doigts restent sur les côtés de la gorge; l'indicateur et le médius doivent être portés sur le menton, ou dans la bouche, ou mieux encore sur les côtés du nez, afin de maintenir la tête dans son état de flexion naturelle, de rapprocher autant que possible du sternum l'extrémité faciale du diamètre occipito-mentonnier; après avoir convenablement placé la main droite, on couche le fœtus par son plan antérieur sur l'avant-bras correspondant, puis on l'abaisse fortement vers le périnée, sans tirer, toutefois, car, pour le moment, il s'agit tout simplement de dégager le sommet de l'arcade des pubis. Ensuite, les deux ou trois premiers doigts de la main gauche sont conduits sous l'occiput pour le soutenir et l'empêcher de s'engager avant le menton ; le pouce, les autres doigts et le reste de la main de ce côté s'appliquent naturellement derrière le cou, et l'on tente alors de refouler la tête dans l'axe du détroit supérieur, afin de lui faire exécuter plus facilement son mouvement de pivot.

Quand on est parvenu à ramener la face dans la courbure du sacrum, et l'occiput derrière la symphyse, on attend une contraction ; on recommande à la femme de faire quelques efforts, et l'on commence aussitôt, les deux mains toujours fixées comme il a été dit, à faire des tractions sur la tête, que l'on entraîne graduellement dans l'axe des détroits, en même temps qu'on relève peu-à-peu le tronc de l'enfant comme pour le renverser sur l'hypogastre de sa mère.

1004. Quand les efforts de l'accoucheur n'ont pas été suffisamment soutenus par les contractions utérines, ou que, pour une raison quelconque, après la sortie des épaules, la tête n'a point opéré son mouvement de flexion et se trouve arrêtée au détroit supérieur, il est quelquefois fort difficile de l'atteindre, et plus encore de l'abaisser ; cependant, jusqu'à ce qu'on y soit parvenu, toutes tractions sur le tronc doivent être suspendues, car elles ne tendraient qu'à la renverser davantage. Les mains, placées de la même manière que précédemment, doivent être portées à une plus grande profondeur. C'est alors surtout qu'il serait utile d'appliquer le médius et l'indicateur sur les fosses canines; qu'en les appuyant sur le menton ou dans la bouche, on court le risque de n'abaisser que la mâchoire inférieure, qu'on s'expose, en outre, à luxer, à tirailler douloureusement; mais c'est alors aussi qu'il est le plus difficile d'arriver sur ce point de la face; et encore, il faut bien en convenir, quand on y est parvenu, pour peu qu'il faille employer de force, les doigts glissent et s'en éloignent avec une étonnante facilité; de façon que, le plus souvent, on se voit dans la nécessité de les fixer sur la partie la plus mobile de la face, et la moins propre à supporter la puissance qui doit faire basculer la tête.

1005. Il est donc indispensable de solliciter l'action de la matrice ou celle des muscles abdominaux : comme les efforts de la femme obligent la branche antérieure ou mentonnière de l'espèce de levier que représente la tête à descendre la première, les moindres tractions exercées sur la mâchoire, de haut en bas, deviennent alors très-efficaces; ceux, au contraire, que l'accoucheur exerce sur le tronc, étant plus particulièrement transmis du côté de l'occiput, tendent naturellement à produire l'inverse de ce qu'on voudrait obtenir. Il est donc essentiel de ne tirer que sur la face, qu'il y ait, ou non, des contractions utérines, jusqu'à ce qu'on ait mis le diamètre occipito-bregmatique de la tête en rapport avec l'un des diamètres du bassin.

1006. A l'inconvénient du renversement de la

tête, il s'en joint quelquefois un autre qui ne laisse
pas que d'être embarrassant; au lieu de regarder en
arrière et à gauche, ou à gauche directement, la face
peut s'être tournée plus ou moins en avant, ou bien
tout-à-fait en arrière, et le cou se trouve tordu sur
lui-même. Dans cet état, toute traction sur le tronc
serait dangereuse. Avant d'en exercer aucune, il faut,
entre deux douleurs, refouler la poitrine, et, avec
les doigts de la main droite, saisir le menton, le
décrocher et le diriger vers la symphyse sacro-iliaque,
pendant que la main gauche, appuyée sur l'hypogastre, favorise la rotation, puis la flexion de la tête tout
entière; ensuite on se comporte comme précédemment.

B. Position occipito-iliaque droite.

1007. Dans la troisième et la sixième position de
Baudelocque, on pourrait, à la rigueur, employer
la main gauche avec la même facilité que la droite;
mais on préfère cette dernière, parce qu'elle oblige
à terminer l'accouchement en première position des
pieds, qui paraît être un peu plus avantageuse que
la seconde, et parce qu'en général on manœuvre plus
facilement avec elle qu'avec l'autre.

1008. Que l'occiput donc soit en rapport avec le
pubis, le sacrum, la cavité cotyloïde ou la symphyse
sacro-iliaque droites, on se servira toujours de la main
droite, portée en supination dans le premier cas, en
pronation dans le second, en demi-supination dans le
troisième, et en demi-pronation dans le quatrième.
En plaçant le pouce sur la tempe gauche, et les
doigts sur la face et la tempe opposée, cette main

embrasse la tête, la soulève dans l'axe du détroit supérieur, la repousse vers la fosse iliaque droite, gagne ensuite l'oreille du même côté, pour se placer en supination, et pour que le pouce étant ramené près du bord radial de l'indicateur, elle puisse glisser à plat tout le long du côté droit de l'enfant, saisir les pieds en se retournant en pronation, et agir en tout de la même manière que la main gauche dans la position occipito-iliaque gauche.

1009. Quand *la face se présente la première*, la manœuvre ne diffère pas sensiblement de celle qu'on met en usage pour les positions du sommet. On introduit la main droite toutes les fois que le menton est tourné à gauche, en avant ou en arrière, ou, pour parler d'une manière plus générale et peut-être plus exacte en même temps, on porte la main droite toutes les fois qu'il paraît plus facile de refouler le front vers la fosse iliaque droite que dans le sens opposé, et la main gauche dans tous les cas contraires.

1010. Les autres positions inclinées, c'est-à-dire celles des tempes et de la partie postérieure de l'occiput, quand elles ne peuvent être d'abord ramenées aux positions correspondantes du vertex, rentrent dans les positions du tronc, d'où il résulte évidemment que, pour la version des pieds, il n'y a que deux positions de la tête; ensuite, comme ces deux positions elles-mêmes ne diffèrent, quant aux indications pratiques, qu'en ce que l'une réclame plus particulièrement la main droite et l'autre la main gauche; comme il suffit de transporter à la main droite les règles qu'on a établies pour la main gauche, il est clair qu'en définitive toutes les manœuvres de la tête se réduisent naturellement à une seule, et qu'en les multipliant davantage, on s'engage nécessairement dans des redites fastidieuses, manifestement inutiles, et qui ne sont propres qu'à surcharger la mémoire des élèves.

§. II. DE LA VERSION PAR LES PIEDS DANS LES PRÉSENTATIONS DU TRONC.

1011. S'il n'est pas sûr qu'on ait jamais vu, dans un bassin bien conformé, le tronc du fœtus placé de manière que la tête fût tournée directement en arrière ; s'il est difficile de concevoir un pareil phénomène, on a eu tort de soutenir qu'il en est de même pour la partie antérieure du cercle pelvien. Les pubis plus abaissés que l'angle sacro-vertébral, les parois molles de l'abdomen faciles à distendre, la concavité postérieure de la symphyse ne repoussent point, comme la saillie rachidienne, la tête sur les côtés de la ligne médiane, et lui permettent de se fixer directement en avant.

1012. Cette dernière position a d'ailleurs été plusieurs fois observée. Aux preuves que la science en possède déjà, j'en pourrais ajouter plusieurs ; mais je me contenterai d'une seule : Une femme, enceinte pour la quatrième fois, et dont les trois premiers accouchemens n'avaient rien offert de particulier, est restée plusieurs jours en travail à mon amphithéâtre ; les élèves l'ont suivie avec soin, et chacun d'eux a pu se convaincre que l'épaule droite était à l'orifice, en même temps qu'à travers les parois très-amincies de l'abdomen on sentait la tête, presqu'à nu, au-dessus et en avant de la symphyse du pubis. Toutefois, comme ces positions sont rares et ne changent rien aux règles fondamentales de la manœuvre, je rapporterai, comme je l'ai fait pour la tête, toutes les présentations du tronc à deux principales : une latérale gauche, comprenant la première et la quatrième de MM. Maygrier, Capuron, Dugès et de Mme Lachapelle ; et une latérale droite, à laquelle il faut réduire la deuxième et la troisième des mêmes auteurs.

Qu'importe, en effet, à la main qui manœuvre, que dans les présentations du côté, par exemple, la tête se rapproche un peu plus ou un peu moins de la ligne médiane antérieure ou de la ligne médiane postérieure du bassin ? si on veut saisir l'enfant par le plan postérieur de ses membres pelviens, il n'en faudra pas moins ramener en première position des pieds avec la main droite et en seconde avec la main gauche ; comme il faut toujours reporter l'enfant le plus près possible de la position transversale, on éprouvera un peu plus de difficulté dans les cas où il s'en éloigne le plus, et un peu moins dans ceux où il s'en rapproche davantage ; mais rien n'est changé d'ailleurs, et certes, il n'y a pas là de quoi justifier l'importance qu'ont mise les modernes à discuter la question de savoir s'il fallait ou s'il ne fallait pas admettre les positions céphalo-antérieures du tronc.

1013. J'ai indiqué plus haut les raisons qui me font admettre, comme possibles au moins, les présentations des plans antérieur et postérieur du fœtus : quoiqu'au fond elles exigent la même manœuvre que celles des régions latérales, j'en dirai quelques mots cependant, et je passerai successivement en revue les positions du côté, du plan postérieur et du plan antérieur, en ayant soin, toutefois, de n'insister que sur celles auxquelles on doit ramener la plupart des autres.

A. Positions de l'épaule et du côté.

1014. En suivant l'ordre numérique pour indiquer les positions, on est tombé dans une telle confusion, qu'il est presqu'impossible aux élèves de s'entendre entr'eux, s'il arrive qu'ils n'aient pas étudié le même ouvrage. Ainsi, pour ne pas sortir des positions du tronc, dans la première de Baudelocque, la tête se trouve en devant, en devant et à gauche d'après M. Maygrier, et à gauche directement selon M. Gardien ; or, comme cette manière de procéder est entièrement arbitraire, et que rien ne peut empêcher un accoucheur d'appeler première position, s'il le trouve plus commode, ce qu'un autre nommera la troisième, j'ai pensé pouvoir ranger toutes les présentations de l'épaule sous le titre de positions *dorso-pubienne*, *dorso-sacrée* et dorso-iliaques gauche ou droite. C'est le moyen d'éviter toute espèce d'ambiguïté et de réduire à leur juste valeur les nombreuses classifications qui se sont succédé en France depuis Salayrès.

1°. *Positions de l'épaule gauche.*

1015. *Position dorso-sacrée* (3ᵉ de Baudel.). Dans cette position, la tête, placée à gauche, peut être arrêtée au-dessus du trou sous-pubien, de la symphyse sacro-iliaque ou de la fosse iliaque elle-même ; se rapportant aux variétés correspondantes des positions du sommet, ses différentes nuances doivent être manœuvrées comme la position occipito-iliaque gauche. Seulement, au lieu de la tête c'est l'épaule qu'on repousse, et au lieu de placer le pouce et les doigts sur les tempes, c'est sur le dos et le devant de poitrine qu'on les applique ; en réalité, la version ne diffère ici de celle des positions du vertex qu'en ce que la tête est déjà relevée ou renversée, et que le premier temps de l'opération se trouve naturellement effectué.

1016. On introduit la main gauche ; le pouce prend un point d'appui sur la face antérieure du moignon de l'épaule ou du sternum ; les autres doigts glissent derrière le scapulum ou la poitrine, et le petit doigt reste tourné vers l'occiput de l'enfant.

Pour se conformer à cette règle, on devra porter la main en demi-supination, en supination ou bien en pronation plus ou moins complète, suivant que le vertex est plus ou moins rapproché de la symphyse pubienne, de l'angle sacro-vertébral ou de la fosse iliaque ; après avoir soulevé l'épaule, en ayant soin de la repousser en même temps en arrière pour que le plan antérieur du fœtus regarde un peu en bas, on tâche de refouler la tête vers le milieu de la fosse iliaque, si elle en était trop éloignée d'abord ; ce qui exige souvent une combinaison habile des efforts de la main qui presse l'hypogastre avec ceux de la main qui manœuvre dans la matrice. Ensuite le pouce abandonne le sternum, va se placer à côté de l'indicateur, et, pour le reste, on se conduit comme il a été dit en parlant de la position occipito-iliaque gauche.

1017. Lorsque la tête est tout-à-fait en avant (position *dorso-iliaque gauche*), ou même qu'elle se rapproche plus ou moins de la cavité cotyloïde droite, on peut encore agir comme précédemment ; seulement il faut que, pour embrasser l'épaule, la main se tourne en supination forcée, et qu'après l'avoir soulevée, on reporte la tête, de droite à gauche, autant qu'on le peut, vers la fosse iliaque, en agissant principalement avec le pouce, exactement appliqué sur le sternum.

Quand elle est très-rapprochée de la ligne médiane postérieure (position dorso-iliaque droite), on ne pourrait que difficilement la ramener sur l'extrémité gauche du grand diamètre pelvien, parce qu'alors c'est la poitrine seule qui cède, tandis que la tête reste dans sa position primitive. Pour vaincre cette difficulté, il faut, pendant que le pouce et l'indicateur maintiennent la partie supérieure du thorax, étendre les autres doigts jusqu'à l'occiput et s'en servir pour repousser la tête, d'arrière en avant et de droite à gauche, comme si on voulait la faire basculer de l'occiput vers le menton.

1018. *Position dorso-pubienne* (4ᵉ de Baudel.). La manœuvre est en général beaucoup plus difficile dans cette position que dans la précédente, car on ne peut guère la terminer, à moins d'en faire auparavant une position céphalo-iliaque gauche, ou bien de la transformer en position du côté droit. Or, dans l'un de ces cas comme dans l'autre, on est forcé d'imprimer au fœtus des mouvemens tellement étendus que, pour peu qu'il soit comprimé dans la matrice, sa vie se trouve fort souvent exposée aux plus graves dangers. C'est certainement ici qu'il conviendrait de ramener la tête à l'orifice pour appliquer ensuite le forceps, plutôt que de faire la version par les pieds.

1019. Quoi qu'il en soit, s'il n'y a que peu de temps que les eaux se soient écoulées, si même la poche n'est pas rompue, si enfin l'enfant jouit encore d'une certaine mobilité, le mieux est de le ramener à la position dorso-sacrée ou dorso-iliaque gauche : on peut y parvenir de deux manières différentes.

A moins que la tête ne se trouve plus près de la symphyse sacro-iliaque que de la cavité cotyloïde droite, on peut, en tournant très-fortement la main en supination, embrasser l'épaule comme dans les cas ci-dessus, c'est-à-dire de manière que le pouce tende à gagner le sternum, pendant que les doigts restent derrière le thorax, le petit doigt vers la tête; alors on repousse, en le soulevant peu-à-peu, le vertex en avant; ensuite la main se rapproche d'autant plus de la pronation dans le cours de l'opération, que l'occiput se porte davantage du côté de la fosse iliaque gauche.

1020. S'il était trop difficile de faire parcourir ainsi, de droite à gauche, la plus grande étendue du demi-cercle antérieur du bassin, à l'extrémité céphalique du fœtus, on pourrait, après avoir soulevé l'épaule et la tête au-dessus des pubis, aller immédiatement accrocher les pieds ou les genoux, en suivant le côté gauche. Les membres pelviens une fois saisis, le pelotonnement forcerait la tête, déjà repoussée d'ailleurs par l'avant-bras qui est dans l'utérus, à se relever, à gagner le fond de l'organe gestateur. Mais dans ce cas, il faudrait redoubler de soins pour que le plan dorsal du fœtus ne vînt pas se mettre en rapport avec le plan postérieur de la matrice.

Si l'épaule était tellement disposée que la tête fût au-dessus de la symphyse sacro-iliaque droite, c'est-à-dire dans la troisième position de M. Maygrier, ou plus rapprochée encore de l'angle sacro-vertébral, la main gauche, introduite en pronation forcée, pourrait tenter de soulever l'épaule et de faire passer la tête de la symphyse sacro-iliaque droite au-dessus de la symphyse sacro-iliaque gauche; mais, si cette manœuvre offre quelquefois un peu plus de facilité que la précédente, il faut dire aussi qu'elle est peut-être plus dangereuse, attendu que si les deux ou trois derniers doigts n'agissent pas avec force sur l'occiput, pendant que le pouce et l'indicateur refoulent le haut de la poitrine, on court le risque de n'opérer que le renversement de la tête sur le dos en cherchant à la déplacer.

Si les membranes sont rompues depuis long-temps, si la matrice est fortement rétractée et qu'on ne puisse que très-difficilement faire mouvoir le fœtus, il est une troisième manœuvre qu'on doit préférer alors et qu'il serait peut-être bon de mettre en usage aussi dans les autres cas; elle consiste à refouler l'épaule avec la main droite, d'arrière en avant comme pour faire rouler le rachis sur son axe, à tenter ensuite de gagner le côté droit en glissant sur le devant de la poitrine, pendant qu'avec la main gauche on renverse fortement l'utérus en arrière; enfin, à saisir les pieds, le droit le premier, pour les ramener en première position.

1021. En *résumé*, toutes les positions du côté gauche peuvent être manœuvrées avec la main gauche. En ne perdant point de vue que le pouce doit toujours correspondre au plan sternal, les doigts au plan dorsal, et le bord cubital de la main à la tête de l'enfant;

en se rappelant qu'avant d'aller chercher les pieds, on doit s'efforcer de repousser le vertex aussi près que possible de la fosse iliaque gauche, le praticien saura tout ce qu'il est essentiel de connaître sur la manœuvre du plan latéral gauche. S'il voulait se servir de la main droite, comme il aurait d'abord pour but de relever l'épaule gauche, afin d'atteindre ensuite plus facilement l'épaule et le côté droit, ce cas rentrerait évidemment dans la position de l'épaule droite proprement dite, et que je vais examiner actuellement.

2°. *Positions de l'Épaule droite.*

1022. Ce que je viens de dire des positions de l'épaule gauche étant rigoureusement applicable à celles de l'épaule droite, il serait fastidieux d'entrer dans de nouveaux détails à l'occasion de ces dernières. Je rappellerai seulement qu'ici la main droite remplit le rôle que remplissait tout-à-l'heure la main gauche; que c'est vers la fosse iliaque droite qu'on reporte la tête avant d'aller aux pieds; enfin, qu'on termine en première des pieds, et non plus en seconde. Après tout, il suffit, pour n'avoir pas besoin de descriptions particulières dans les positions de l'épaule, de savoir que la main droite va toujours au côté droit, la main gauche au côté gauche, et que dans tous les cas les doigts doivent être avec le fœtus dans les rapports indiqués plus haut.

Je rappellerai, toutefois, que ces règles ne peuvent point être absolues; que leur connaissance rend simplement l'opération un peu plus facile; qu'elles peuvent être modifiées d'une infinité de manières; qu'elles sont principalement établies pour les jeunes

médecins que l'expérience n'a pas encore suffisamment éclairés, et qui ont besoin d'un certain
nombre de jalons pour sortir heureusement du laby-
rinthe de la pratique; enfin je dirai que dans les cas
où la main est portée dans la matrice avant la déchirure des membranes, que l'enfant se présente par le
côté droit ou par le côté gauche, et dans quelque
position que soit l'épaule, on peut arriver directement aux pieds presque avec la même facilité, au
moyen de l'une ou l'autre main.

B. *Présentation du Sternum.*

1023. La *position céphalo-pubienne* (1re de Baudel.)
du sternum pourrait, à la rigueur, tout aussi bien
rentrer dans la position céphalo-iliaque gauche, que
dans la position céphalo-iliaque droite; mais on la
réduit plutôt à cette dernière, parce qu'elle se termine en première des pieds.

1024. Dans la *position céphalo-iliaque droite* (4e de
Baudel.), c'est la main droite qu'il faut choisir; on
la porte en supination si la tête est en avant, en pronation dans le cas contraire, et entre ces deux positions si la tête est franchement à droite. De toute
manière, il faut refouler la partie qui s'engage jusqu'à ce que le tronc du fœtus soit concave au lieu
d'être convexe sur son plan antérieur; ensuite, on
tâche d'arriver à l'épaule droite, derrière laquelle les
doigts s'appliquent pendant que le pouce reste sur la
face antérieure du thorax; dès-lors, il n'y a plus qu'à
faire basculer légèrement le diamètre bis-acromial,
qu'à en abaisser un peu l'extrémité postérieure, en
agissant sur lui comme sur un levier du premier genre,

dont le point d'appui est représenté par le pouce et la puissance par les doigts ; cela fait, la position ne diffère plus, par aucun caractère, de la position correspondante du côté droit, et, pour le reste, se manœuvre en tout de la même manière.

1025. *Dans la position céphalo-iliaque gauche (3ᵉ de Baudel.)*, la main gauche fait ce que la main droite doit faire dans la position opposée ; elle refoule la poitrine, embrasse l'épaule gauche, l'abaisse un peu, rapproche la tête de la fosse iliaque si elle en était trop éloignée, obtient ainsi une position dorso-sacrée de l'épaule gauche, et le reste de la manœuvre n'a plus rien de spécial.

C. *Présentations du Dos.*

1026. *Position céphalo-iliaque droite.* Si la tête est à droite, en avant ou en arrière, dans les positions du dos, on emploie la main droite comme dans celles du sternum et d'après les mêmes règles. En conséquence, on la dirige en demi-pronation, en supination, ou en pronation plus ou moins complète, selon que la tête regarde à droite, en avant ou en arrière ; mais de façon que le pouce aille toujours passer au-devant de l'épaule droite et de la poitrine, pendant que les doigts restent sur le plan dorsal. Il s'agit d'abord d'abaisser cette épaule pour faire remonter l'autre, ensuite de la repousser elle-même, en s'en servant comme de la branche puissante d'un levier que tend à mouvoir le pouce, et d'obliger le fœtus à rouler sur son grand axe, jusqu'à ce que la position du dos soit transformée en position correspondante, ou dorso-sacrée, de l'épaule droite.

Ce mouvement demande beaucoup de ménagemens; car si la tête ne suit pas celui qu'on imprime au tronc, la moelle cervicale court le plus grand risque d'être déchirée ou violemment tordue dans le second temps de l'opération : on évite autant que possible ce danger, en refoulant la poitrine très-loin en arrière et en haut, de manière à donner une grande profondeur à la courbure du plan antérieur du fœtus; ou bien, s'il le fallait absolument, en saisissant la tête elle-même pour forcer la face à se tourner en avant et en bas.

1027. *Position céphalo - iliaque gauche.* La main gauche va saisir l'extrémité gauche du diamètre bisacromial, les doigts sur le dos, le pouce au-devant de l'épaule gauche ou du sternum, et le bord cubital tourné du côté de l'occiput; pendant qu'on fait tourner le tronc sur son axe occipito-coccygien, on essaie d'entraîner la tête dans le même mouvement et de la rapprocher de la fosse iliaque s'il est nécessaire. En un mot la main gauche agit ici comme la main droite dans les positions opposées; des positions du dos elle fait des positions du côté gauche, qu'elle termine ensuite en seconde position des pieds.

Section III.

De la Manœuvre dans la présentation du Pelvis.

La manœuvre, dans les positions du pelvis, se réduit, en quelque sorte, au dernier temps, au temps d'extraction, de celle des positions de la tête ou du tronc; il me suffira donc d'ajouter quelques mots à ce que j'en ai dit plus haut, pour compléter ce qui la concerne.

1028. Bien qu'à la rigueur on puisse aisément se servir de la main droite pour toutes les positions qu'il convient de terminer en première des pieds, et n'employer la gauche que dans les positions opposées, il est cependant mieux de faire tout le contraire. Avec la main droite, on peut, dans toutes les positions dorso-pelviennes droites, repousser une fesse, ou même les deux, vers la fosse iliaque droite, ramener les positions inclinées aux positions centrales, et saisir les membres par leur région antérieure sans être obligé de prendre une attitude embarrassante ; tandis qu'avec la main gauche on ne soulèverait que difficilement le siége, et il serait moins facile encore d'atteindre les pieds, pour peu qu'ils fussent éloignés de l'orifice. Enfin, en se servant de la main correspondante au côté du bassin de la mère, vers lequel doivent être tournés les talons de l'enfant pendant qu'ils descendent, la demi-pronation met naturellement la face palmaire des doigts en avant et de côté ; on se trouve, par conséquent, dans les conditions les plus favorables possibles pour s'opposer à ce que le dos du fœtus se porte du côté de la symphyse sacro-iliaque, et l'obliger, au contraire, à se tourner vers les cavités cotyloïdes ; on peut aussi tirer avec toute la force que pourront réclamer les circonstances, avantages qu'on n'obtiendrait pas en adoptant un ordre inverse pour l'application des mains.

Toutes les fois donc qu'on voudra terminer en première des pieds, c'est-à-dire, quand le plan dorsal de l'enfant regardera plus ou moins à gauche du bassin, ou même directement vers le pubis ou le sacrum, on introduira la main gauche, et la main droite, au contraire, dans les autres cas.

A. *Positions des Pieds.*

1029. Avant la rupture des membranes, les positions des pieds se distinguant à peine des positions du siége, il ne peut guère en être question qu'après cette rupture. Alors, l'accoucheur peut être appelé dans deux circonstances qu'il importe de ne pas confondre : ou bien les pieds n'ont point encore franchi la vulve, ou bien le tronc est déjà plus ou moins complètement sorti.

Dans le premier cas, si les deux pieds se présentent ensemble à l'orifice ou dans le vagin, il suffit de les saisir et de les entraîner pour que les jambes et les cuisses s'étendent à l'instant, et que les hanches arrivent promptement au détroit inférieur; si on n'en trouve qu'un, on fait d'abord quelques tentatives pour atteindre l'autre, ce qui n'est que rarement difficile; si pourtant on n'y parvenait pas, il faudrait abaisser le premier, le fixer au moyen d'un lacs, et se servir de son côté interne pour aller à la recherche du second, qui peut se trouver renversé vers le siége, fortement porté dans l'abduction, ou replié sur le ventre avec la jambe et la cuisse, etc.

Dans le second cas, la présence des pieds n'offre aucune indication particulière; il n'y a plus qu'à tirer, comme il a été dit en parlant de la version des positions de la tête, sur les diverses parties qui sont encore renfermées dans le sein de la mère.

Une précaution essentielle quand on entraîne l'enfant par les pieds, est de s'y prendre de telle sorte qu'à l'instant où la tête traverse les détroits, l'occiput puisse regarder un point de la demi-circonférence pelvienne antérieure. La chose est facile, et jamais le praticien habile n'y manquera, s'il va lui-même chercher les pieds pour une présentation de la tête ou du tronc. Mais il n'en est plus de même lorsque le pelvis se présente spontanément au détroit supérieur; des tractions intempestives ou maladroites peuvent avoir été tentées en son absence, quand il arrive près de la femme, les hanches être déjà au dehors et la face tournée en avant.

1030. La position des pieds, quand le plan dorsal du fœtus est dirigé en arrière, peut donner lieu à trois cas particuliers : 1°. les pieds sont encore au détroit supérieur ou dans le vagin ; 2°. l'accouchement abandonné à lui-même, ne se complique d'accidens, ou ne donne la certitude qu'il faut l'aider de la main, que lorsque les membres pelviens et même les hanches sont déjà sortis; 3°. on a tenté la version pour une position quelconque de la tête et du tronc, les pieds ont été amenés, mais on a manqué de faire rouler l'occiput en avant.

1031. Je suppose la première hypothèse : on doit, après avoir saisi les jambes suivant les règles mentionnées ci-dessus, essayer de diriger le dos, d'abord vers la symphyse sacro-iliaque ou la fosse iliaque, puis vers la cavité cotyloïde ; à chaque traction que l'on exerce, quand les hanches approchent du détroit périnéal, on les embrasse avec les mains, allongées d'ailleurs sur la face externe des cuisses, et entre deux douleurs, on refoule tout le tronc comme si on voulait le faire remonter au-dessus du détroit supérieur ; aussitôt que la matrice, qui s'est ainsi trouvée momentanément distendue, menace de se contracter, on tire subitement sur le bassin, en même temps qu'on tente de faire exécuter au reste du corps de l'enfant un mouvement de rotation sur son axe ; de cette manière, dit Baudelocque, on agrandit d'abord l'utérus, et, comme on cherche à le vider ensuite avec une grande rapidité, cet organe est en quelque sorte surpris, et ne peut pas revenir assez promptement sur lui-même pour empêcher la tête de suivre la rotation qu'on imprime au reste du tronc. On renouvelle ces tentatives une, deux, trois, dix ou quinze fois, selon le besoin, c'est-à-dire jusqu'à ce que la position antérieure ait remplacé la position postérieure, ou qu'on ait reconnu l'impossibilité d'opérer un pareil changement ; quand on réussit, il n'y a plus de difficultés particulières, et, dès-lors, la manœuvre est la même que celle des pieds en général.

Quand on a perdu tout espoir de succès, il faut bien se résigner à laisser venir la face en-dessus ; alors il faut redoubler de précautions pour empêcher le menton de s'écarter de la poitrine ; les bras doivent être dégagés, le postérieur le premier, en les tirant d'arrière en avant et de la tête vers le thorax ; aussitôt après, deux ou trois doigts de chaque main seront portés vers les deux extrémités du diamètre occipito-mentonnier ; on tâchera de refouler la tête, de la soulever pour lui donner plus de liberté, et, enfin, de lui faire exécuter un mouvement de pivot, qui porte peu-à-peu la face en arrière.

En supposant qu'il ne soit pas possible de retourner ainsi l'occiput, on tirerait sur les épaules et la poitrine, en les renversant plutôt en arrière qu'en avant, et de manière à faire sortir le menton, le front et la fontanelle antérieure avant l'occiput; si ces tractions étaient inutiles, on aurait recours à l'application du forceps.

1032. Dans le second cas, pourvu que la tête ne soit pas encore arrivée aux détroits, on doit se comporter comme dans le premier, c'est-à-dire qu'il faut refouler le fœtus chaque fois que l'on veut essayer de lui imprimer un mouvement de rotation; seulement on doit s'attendre à réussir plus rarement encore.

1033. Dans le troisième, ces essais ne servent à rien; on peut les négliger, et dégager immédiatement les bras, s'ils ne le sont déjà; ensuite, pour la tête, on se conforme aux préceptes établis plus haut : on porte quelques doigts vers le menton, qu'on tâche de faire tourner à droite ou à gauche, pendant qu'avec l'autre main on fait des efforts sur l'une des épaules ou l'occiput, pour favoriser la rotation complète de la tête et du tronc, et ainsi de suite.

B. *Positions du Siége.*

1034. Comme la présence des genoux n'apporte aucune difficulté par elle-même à l'accouchement; comme elle ne change rien aux principes, ni même aux détails pratiques de la manœuvre; comme il suffit d'un ou de quelques doigts pour les dégager ou leur donner une position régulière quand ils sont dans le vagin; comme enfin, lorsque cette présentation ne rentre pas dans celle du siége, il est toujours facile

de la ramener aux positions des pieds, je ne lui con-
sacrerai pas d'article particulier, et je passe immédiatement à celles des fesses.

1035. C'est la main gauche qui doit être préférée
dans les positions du siége, de même que pour celles
des pieds, toutes les fois que le dos est plus ou moins
tourné à gauche, *et vice versâ*, pour la main droite.
L'enfant étant en double, les cuisses et les jambes
relevées contre l'abdomen, si les hanches ont franchi l'orifice, et qu'elles soient descendues dans l'excavation, ou bien au détroit inférieur, on accroche
l'aine qui regarde en arrière avec un ou deux doigts,
pendant que le pouce de la même main s'applique
sur la face externe de la hanche antérieure. Si on
éprouve de la résistance, il y a quelque avantage
à remplacer le pouce par un ou deux doigts de l'autre
main, et si cela ne suffit pas encore, les crochets
mousses sont alors indiqués. Aussitôt que les hanches
ont traversé la vulve, il est en général très-facile d'allonger les membres, et pour la suite ce n'est plus
qu'un accouchement par les pieds.

1036. Avant la déchirure des membranes, et lorsque
le siége n'est pas encore assez fortement engagé pour
qu'il soit impossible de le repousser au-dessus du
détroit supérieur, que le fœtus soit en double, ou
simplement comme accroupi, on doit toujours tenter
de saisir les pieds.

1037. Pour refouler les fesses, la main est portée
au-dessous d'elles et sur la face postérieure des
cuisses; le pouce se place sur la hanche antérieure,
et les doigts sur la hanche opposée; ou bien, quand
le fœtus est encore très-mobile et très-élevé, on se

contente d'appliquer le pouce sous un ischion, et le bout des doigts au-dessous de l'autre; on pousse ensuite le pelvis vers la fosse iliaque correspondante à la main qui manœuvre; puis, en glissant sur le côté externe du membre pelvien, qui regarde le sacrum, on va saisir les pieds, qu'on abaisse, pour embrasser la région antérieure des jambes, et terminer comme dans une position correspondante des pieds; c'est-à-dire en première, si la main gauche a été préférée, et en seconde, si c'est la main droite.

1038. Au résumé, la manœuvre du pelvis n'offre que deux indications particulières : 1°. l'entraîner avec les doigts ou des crochets, quand il est trop descendu pour pouvoir être refoulé; 2°. le déplacer, toutes les fois que la chose est possible, afin de faire passer les pieds les premiers. Dans les deux cas, quand on n'agit qu'avec une seule main, dont la paume est tournée comme pour glisser sur l'abdomen et la poitrine de l'enfant, l'accoucheur n'a besoin, pour se diriger sûrement, que de la règle suivante : que les doigts aillent toujours se placer sur l'ischion ou la hanche *opposée*, et le pouce sur les mêmes parties *correspondant* à la main qui manœuvre. Si les membres étaient renversés sur le plan dorsal, au lieu d'être tournés vers l'abdomen, on devrait agir sur les cuisses comme on le fait sur les bras quand on les dégage au détroit inférieur; le pouce, fixé dans l'aine, servirait de point d'appui; les doigts, conduits vers le jarret, représenteraient la puissance, et le genou serait obligé de s'abaisser en entraînant la jambe. Les deux membres devraient être ainsi ramenés ensemble ou successivement à leur position naturelle. De quelque manière qu'ils se présentent, il vaut toujours mieux les faire descendre tous les deux, qu'un seul à-la-fois ; cependant, quand on éprouve trop de difficultés, il serait imprudent de s'obstiner à vouloir les faire venir simultanément. Si déjà il y en avait un de sorti, l'antérieur, par exemple, et qu'il fût impossible d'avoir l'autre, dans la plupart des cas l'accouchement n'en serait pas rendu beaucoup plus difficile : on s'en servirait pour exercer des tractions pendant que l'indicateur et le médius ou un crochet seraient portés sur l'aine postérieure, comme il a été dit tout-à-l'heure. Si le membre antérieur, au contraire, se trouve seul retenu au-dessus du détroit, il est plus important encore que dans le cas opposé, de l'attirer auprès de l'autre, parce qu'ici on n'arrive pas aussi facilement sur l'aine, et surtout parce que l'action du crochet n'a plus le même avantage.

1039. *Remarques.* En finissant cet article, je me permettrai de rappeler aux élèves et aux jeunes accoucheurs, que si, en pratiquant la version par les pieds, ils ne veulent s'exposer à devenir fréquemment les meurtriers du fœtus, ils ne doivent jamais perdre de vue que la tête ne peut parcourir qu'un quart de cercle dans son mouvement de rotation sur le rachis, sans se luxer ou tirailler la moelle d'une manière très-dangereuse ; qu'en général, elle ne suit point le tronc à l'aide duquel on essaye de la faire tourner ; qu'on ne peut, dans aucun cas, affirmer qu'elle a roulé sur son axe, par cela seul que le dos, par exemple, qui était d'abord en arrière, a été ramené en avant ; que, par conséquent, dans quelque espèce de manœuvre que ce soit, on commettrait réellement une faute des plus graves, si l'on faisait exécuter au corps de l'enfant un mouvement de pivot porté au-delà d'un quart de cercle, avant de s'être assuré que la tête en a fait autant.

1040. Je ne puis pas, non plus, abandonner ce sujet, sans revenir un moment sur cette manœuvre, conseillée par Baudelocque dans le but de ramener en devant le dos du fœtus, et dont il a été parlé quelques pages plus haut. On aurait tort, à mon avis, de compter beaucoup sur de pareilles tentatives. Si la matrice n'est que légèrement resserrée, il est inutile d'agir de la sorte; quand, au contraire, le fœtus est fortement comprimé, les efforts qu'on exerce sur lui, de bas en haut, n'arrivent que rarement jusqu'à la tête, et, même alors, ils ne changent certainement pas assez la disposition générale de l'utérus, pour que la mobilité de l'enfant en soit sensiblement augmentée. Ce n'est pas tout : s'il n'est pas sûr qu'on puisse, par ce moyen, rendre la rotation de l'occiput plus facile, il me paraît évident que l'abdomen, la poitrine, et même la portion cervicale du rachis, ne supporteraient pas toujours, sans dangers, les diverses sortes de pressions et de torsions auxquelles ils seront nécessairement soumis; enfin, pour découvrir ma pensée tout entière, je dirai que ce précepte de Baudelocque me semble être le fruit de l'esprit, bien plus que de l'observation, et que les modernes auraient au moins dû, avant de le reproduire, chercher à s'en rendre compte et le soumettre à un nouvel examen.

Section IV.

Présentation du Bras.

1041. La sortie du membre thoracique ne constitue point, par elle-même, une position, et ne forme qu'une complication des autres présentations, de celle de l'épaule, en particulier. On a vu, mais rarement, les deux bras se présenter ensemble à la vulve, à moins qu'ils n'y eussent été amenés par des manœuvres inconsidérées, ils ne pourraient ainsi descendre tous les deux que dans quelques positions du dos ou du sternum. On prétend les avoir sentis à l'orifice en même temps que les pieds, et il est au moins certain qu'ils peuvent précéder la tête au détroit inférieur ; de façon donc que si l'existence du bras ou de la main indique, en général, une position de l'épaule, elle peut bien n'être non plus qu'une complication des positions de la tête ou du pelvis.

1042. Jusqu'au dernier siècle rien ne paraissait plus effrayant que l'apparition du bras dans le cours du travail ; de nos jours, les gens du monde la croyent encore extrêmement dangereuse. Ces craintes s'expliquent, au reste, en remarquant que jusqu'au temps de Levret on ne pensait pas qu'il fût possible de pénétrer dans l'utérus sans avoir, au préalable, fait remonter le bras. Quand on réfléchit aux dangers que devaient entraîner les moyens ridicules ou barbares usités contre cet accident, croirait-on que des médecins aient sérieusement conseillé de mettre de la glace dans la main de l'enfant, de le pincer, de lui donner des chiquenaudes pour l'obliger à retirer son mem-

bre! D'autres ont imaginé des espèces de fourches,
de béquilles, etc., pour le remonter en agissant sur
la poitrine; les plus timides le repoussaient dans le
haut du vagin et parvenaient quelquefois à le faire
rentrer dans la cavité utérine; mais le plus souvent
leurs efforts étaient inutiles, et le bras, plus ou moins
tuméfié, leur paraissait former un obstacle insurmontable à l'introduction de la main dans l'orifice. Alors,
pour sauver au moins la mère, des matrones et même
des médecins ne trouvaient rien de mieux à faire que
de tirer sur le bras jusqu'à ce que l'enfant eût cédé
au point de venir en double, ou que le membre fût
arraché. Paré veut qu'on incise d'abord circulairement
les parties molles au-dessous de l'épaule et qu'on ait
recours ensuite à des tenailles incisives pour faire la
section de l'os; De la Motte conseille de tordre les
bras comme une branche d'arbre qu'on veut extraire
du sol; enfin les moins hardis se contentaient de faire
des scarifications profondes sur la partie gonflée afin
d'en diminuer le volume.

Heureusement qu'à l'époque où nous vivons une
aussi funeste doctrine n'est plus professée par personne. Baudelocque et ses successeurs en ont dès
long-temps fait justice, et maintenant ce n'est pas
sans en être en quelque sorte indigné, qu'on entend
encore dire de temps en temps que quelques accoucheurs n'ont pas craint de s'y conformer. Je n'insis-
terais même pas sur ce point, si on n'avait eu l'in-
concevable courage de renouveler cette révoltante
pratique en Bretagne, en Normandie, en Champagne
et même aux environs de Montpellier, presqu'en même
temps, dans ces dernières années; si, surtout, elle

n'avait pas trouvé quelques défenseurs dans la capitale ; si on n'avait point osé publier en 1826, 1827 et 1828, diverses brochures pour justifier une conduite aussi éloignée des saines doctrines tokologiques, et si on n'avait invoqué de nouveau l'autorité de A. Paré, Mauriceau, Deventer, De la Motte, Puzos, Mesnard, Levret, etc., comme si les accoucheurs modernes n'avaient pas détruit, sans restriction, toutes les raisons de leurs devanciers en faveur de l'amputation ou de l'arrachement des bras !

1043. Je ne veux pas nier qu'il n'ait jamais été nécessaire de séparer du tronc un membre qui s'est échappé prématurément, afin de pénétrer plus facilement dans la matrice ; j'avouerai seulement que je ne conçois pas cette nécessité ; qu'il est impossible de l'admettre, à moins que l'enfant ne soit mort ; que quelqu'infiltré ou gonflé que soit le bras, un accoucheur habile finira toujours par arriver dans l'utérus sans rien mutiler ; enfin que sans pouvoir dire jusqu'à quel point le chirurgien normand s'est écarté des sages préceptes, on doit au moins admettre que M. Le Roux a appelé pour l'excuser des raisons et des preuves qu'il serait dangereux de prendre à la lettre.

1044. Pour que l'accouchement se fasse, il faut que la tête du fœtus traverse l'orifice : or la main du médecin et le bras de l'enfant ne formeront jamais un volume égal à celui de la tête. Donc la présence du membre thoracique est incapable d'empêcher la main de pénétrer dans l'utérus, quand même il y aurait infiltration et boursoufflement des grandes lèvres ; et dès-lors il devient complètement inutile de repousser le bras avant d'aller chercher les pieds.

Ainsi, quand on voit une main arriver à la vulve et qu'il est impossible de s'assurer que l'épaule correspondante est au détroit supérieur, loin de s'en effrayer et de la refouler, on la fixe au contraire avec un lacs ; le lacs placé, on repousse l'épaule et l'on va à la recherche des pieds comme s'il n'y avait point eu de complication. A mesure qu'on tire sur les membres pelviens, le bras remonte et le lacs sert à l'entraîner en même temps que les pieds, lorsque la version est opérée.

1045. Bien que le bras avec la tête ne soit pas une cause grave de dystocie, il est cependant des cas où la marche de l'accouchement en est réellement entravée. En conséquence on doit, quand on le peut, faire disparaître cette complication. Quand on est appelé avant que le détroit supérieur n'ait été franchi, on parvient sans peine à reporter la main de l'enfant jusque dans la matrice et à l'y maintenir à l'aide de quelques doigts pendant que la tête s'engage. Plus tard, on éprouve parfois de grandes difficultés ; dans quelques cas la chose est même tout-à-fait impossible ; alors on tâche de faire glisser le membre engagé du côté du front vers la symphyse sacro-iliaque, ou la fosse obturatrice interne la moins comprimée ; mais s'il survenait quelque difficulté nouvelle qui rendît urgente la terminaison de l'accouchement, on appliquerait le forceps sans égard à la présence du bras.

Dans la supposition que les mains vinssent se présenter simultanément avec les pieds, elles ne s'y maintiendraient sans doute pas long-temps, les contractions utérines les forceraient bientôt à se relever en faisant descendre le siége. Au surplus, il suffirait de ne pas les confondre avec les membres pelviens et de tirer sur ceux-ci jusqu'à ce que les hanches fussent abaissées, pour n'avoir plus rien à craindre.

Péan et Deleurye ont conseillé, lorsqu'un bras et l'épaule remplissent trop exactement l'orifice pour que la main puisse atteindre le pied, de commencer par faire descendre l'autre bras, afin de pénétrer ensuite plus facilement dans la matrice. Ce précepte a été l'objet de vives critiques; on a dit que les deux bras devaient nécessairement occuper plus d'espace qu'un seul; qu'en amenant le second à côté du premier, au lieu de vaincre les obstacles, on ne ferait que les augmenter, et que, si la main peut être portée jusqu'au bras qui n'est pas sorti, il n'y a pas de raison pour qu'elle n'atteigne pas jusqu'aux pieds.

Je n'ai point eu l'occasion d'essayer la pratique de Deleurye sous ce rapport; toutefois, il me semble qu'on l'a proscrite avant de l'avoir suffisamment examinée. Baudelocque se trompe, assurément, quand il soutient qu'il est toujours aussi facile de gagner les pieds que le bras encore retenu dans la matrice; celui-ci peut être assez près de l'orifice pour qu'on puisse le saisir avec quelques doigts, tandis que ceux-là exigent constamment qu'on introduise la main tout entière, et le plus souvent même très-profondément. Quand on tire sur le second bras, on tend à faire remonter l'épaule engagée, à transformer une position du plan latéral en une position du plan sternal, ou du plan dorsal, et je conçois que dans certains cas il en puisse résulter quelque avantage pour le passage de la main et le reste de la manœuvre.

Mais que dirai-je du docteur Davis, qui veut que dans certains cas de présentation du bras on termine la délivrance au moyen de l'embryotomie! de Douglas et de Sims qui professent la même opinion, et surtout du docteur Lee, qui, pour ménager la mère, *sépare le bras du corps, perfore le thorax, fixe un crochet sur le bassin ou la partie inférieure de l'épine du fœtus, et, à l'aide de tractions suffisantes, entraîne ainsi l'enfant!* comme si cette manœuvre n'était pas cent fois plus dangereuse, même pour la femme, que la version la plus douloureuse et la plus compliquée! Qui peut dire jusqu'où la témérité de quelques hommes est capable de s'étendre? Un chirurgien des colonies n'a-t-il pas eu tout récemment la hardiesse de pratiquer l'opération césarienne hypogastrique, par cela seul que la version lui parut difficile dans une présentation du bras, et, ce qui est plus étonnant encore, de vanter sa conduite, comme un modèle à suivre!.. Ce n'est qu'en se rappelant qu'il y a toujours dans les sciences des hommes assez vains et assez dangereux pour mettre sans cesse à la place des limites du possible, les limites de leur savoir ou de leur capacité, qu'on parvient à concevoir d'aussi scandaleuses pratiques.

Tant que l'accoucheur n'a pas de preuves certaines de la mort du fœtus, il ne lui est permis, sous aucun prétexte, de le mutiler, et si jamais la présence du bras pouvait réellement empêcher l'introduction de la main, il vaudrait encore mieux suivre le conseil de Bodin, pratiquer l'opération césarienne vaginale, que d'avoir recours à l'embryotomie. Quand même l'enfant serait mort, il faudrait encore se comporter de la même manière, et, avant tout, mettre en usage les saignées, les bains, les injections, les pommades, enfin toutes les espèces de relâchans et de calmans.

Résumé général de la Manœuvre.

1046. *Toutes les positions de la tête se réduisent à deux*, dans la manœuvre ; *toutes les positions du côté* appartiennent au second temps de la manœuvre des positions de la tête ; *toutes les positions du dos* et du *sternum* doivent être ramenées aux positions de l'épaule, et *toutes les positions de l'épaule* sont d'abord transformées en positions des pieds. Il n'y a donc en réalité, pour la version, que deux positions essentielles à bien étudier, et, par suite, que deux manœuvres qu'il soit indispensable de bien connaître : en outre, comme ces deux manœuvres ne diffèrent que parce qu'elles exigent une main différente, qu'au fond la main droite ne manœuvre pas autrement que la main gauche, il en résulte qu'en définitive toute la manœuvre des accouchemens se réduit aux règles qui ont été établies en parlant de la version par les pieds dans les positions du sommet. Je sais bien qu'ainsi posée, la question ne sera pas toujours exactement comprise ; mais aussi, je doute que ceux auxquels ces règles générales ne suffiront pas puissent tirer un grand parti des explications les plus étendues. Dans les applications détaillées, il existe une infinité de nuances que des mots ne peuvent pas peindre, mais que l'homme intelligent devine facilement, ou que la pratique seule peut apprendre à bien saisir.

ARTICLE II.

DU FORCEPS.

SECTION PREMIÈRE.

Du Forceps en lui-même.

1047. Le forceps est un instrument avec lequel on va saisir l'enfant dans les organes de la mère pour l'entraîner au-dehors. On ne sait pas bien précisément quel fut le premier inventeur de cette espèce de pince, ni à quelle époque il en a d'abord été fait mention. Du temps d'Avicenne, on employait, il est vrai, des cuillers à dents de loup pour agir sur le fœtus mort ; Rueff parle aussi d'une pince qui lui servait à tirer séparément les os du crâne ; mais quel rapport y a-t-il entre ces instrumens informes, que personne n'eût tenté d'appliquer sur un fœtus vivant, et le forceps usité de nos jours ?

1048. La famille des Chamberlain est restée long-temps en possession d'un secret pour terminer les accouchemens difficiles. L'un des membres de cette famille vint même à Paris dans le but de convaincre les Français de l'utilité de son instrument ; mais comme il ne fut pas heureux dans ses premières tentatives, peu satisfait de l'accueil qu'on lui fit en France, il s'en retourna avec son secret à Londres. Chapman et Giffard, qui prétendent avoir connu le moyen de Chamberlain, en publièrent une description au commencement du dix-huitième siècle, et soutinrent que c'était une pince propre à saisir la tête ; on parle aussi d'un chirurgien de Brentford, nommé Drink-water, comme étant l'auteur d'une pince semblable ; mais il est réellement impossible d'affirmer que les Chamberlain se servissent plutôt d'un forceps que d'un levier ou de tout autre instrument, ni que les *mains* que Palfyn dit avoir imaginées, et dont Ledoux réclama l'invention, fussent autre chose que l'instrument employé en Angleterre.

1049. Quoi qu'il en soit, c'est à partir de cette époque que l'usage du forceps s'est introduit dans l'art des accouchemens. D'abord formé de deux cuillers pleines ou fenêtrées, qu'on introduisait séparément dans le bassin, et qui n'étaient que légèrement courbées, on y ajouta bientôt une double échancrure pour en permettre le croisement. Smellie en fit un instrument extrêmement simple et d'un emploi on ne peut plus facile ; cet accoucheur pensa même qu'il serait bon d'avoir deux forceps, un très-court pour saisir la tête déjà descendue dans l'excavation, l'autre un peu plus long, ayant un bord concave, pour pénétrer jusqu'au détroit supérieur.

De son côté, Levret apporta des modifications tellement importantes aux forceps, qu'il en fit en quelque sorte un instrument nouveau, que l'on connaît encore dans la science sous le nom de *forceps de Levret*. Comme tous les autres, ce forceps est composé de deux branches : l'une appelée branche *mâle*, que j'aime mieux nommer branche *gauche*, et l'autre, branche *femelle*, que j'appellerai branche *droite* ; la cuiller de chacune d'elles est largement fenêtrée, présente un filet ou une crête mousse sur le pourtour de sa face concave, et offre sur l'un de ses bords une courbure qui la met en rapport avec la courbure ou les axes du bassin. Leur manche, entièrement métallique, un peu moins long que les cuillers, se termine par un crochet aplati et recourbé en forme de bec de canne. A l'endroit de leur croisement, elles présentent une entablure, un pivot et une mortaise, qui permettent de les réunir solidement, et les empêchent de glisser l'une sur l'autre quand on les a une fois placées.

1050. Le forceps, depuis Levret et Smellie, a subi de nombreux changemens, sans parler de ceux de Rœderer, de Crantz, de Walbaum, de Jonhson, de Fried, de Stein, de Leake, de Plenck, et d'une infinité d'autres, dont on peut voir la figure dans le traité de Müller. Nous avons le forceps brisé de Saxtorph, qui, du reste, ressemble beaucoup à celui de Smellie; celui de Coutouly, également brisé, mais en même temps beaucoup plus compliqué que le précédent, et qui permet de placer tour à tour, selon le besoin, des cuillers de différentes formes sur le même manche; un autre, du même accoucheur, dont le manche est remplacé par une poignée métallique transversale, et qui, par le mode d'union de ses branches, doit agir comme un levier du troisième genre; celui de Baudelocque, ou de Pean, qui ne diffère du forceps de Levret que par un peu plus de longueur; le forceps de Thenance, dont les branches n'ont pas besoin d'être croisées, qui se réunit près de l'extrémité recourbée de son manche, et se trouve ainsi transformé en un levier du troisième genre, comme l'un de ceux de Coutouly. Les deux forceps de

M. Dubois; celui de Brulatour, brisé par un mécanisme particulier; celui de Bruninghausen, dont le
pivot est remplacé par une sorte de clou à tête arrondie
et qui n'a que de très-petites fenêtres dans ses cuillers;
puis le forceps de Mérycu, qui est aussi brisé; puis
celui du docteur Guillon, également brisé, qui n'a
pas besoin de pivot mobile pour être réuni, et qui
renferme dans son manche un pelvi-céphalomètre,
des crochets mousses, des crochets aigus, un perce-
crâne, et un tire-tête. Enfin, MM. Capuron, Maygrier, Flamant, Colombat, Pront, ont aussi cru devoir proposer quelques modifications à la construction
du forceps, de façon que la science en possède maintenant près d'une centaine d'espèces.

1051. Il n'est pas un de ces forceps qui ne puisse,
à la rigueur, atteindre le but principal qu'on se propose, l'extraction du fœtus; mais il n'en est aucun
non plus qui offre réellement plus d'avantages réunis
que celui de Levret. Son inventeur, qui l'a tant appliqué de fois, Baudelocque dont la pratique était si
étendue, Mmes Lachapelle et Boivin, qui ont dû aider
un si grand nombre de femmes à se délivrer, MM. Desormeaux, Gardien, Évrat, etc., n'ont jamais senti
le besoin de modifier le forceps de Levret, et M. Dubois lui-même a dès long-temps rejeté de sa pratique
plusieurs des modifications qu'il avait d'abord imaginées.

Il est bon de remarquer, d'ailleurs, que la plupart de ces prétendus perfectionnemens n'ont été
proposés que par de jeunes médecins, qui n'avaient
point encore été à même de se convaincre qu'ici,
comme dans toutes les opérations de chirurgie, c'est

beaucoup moins sur la forme de l'instrument que sur l'adresse ou l'habileté de l'homme qu'il faut compter.

1052. Le forceps de Levret, un peu allongé d'après les vues de Péan, dépourvu de filet à sa face concave, poli à la lime d'après les idées de M. Flamant, terminé par des crochets mousses renfermant une pique, comme l'a conseillé M. Dubois, sans épaulement près de son entablure et sans plaquette pour en fixer le pivot, est celui que je préfère. Une correction que j'adopterais encore volontiers, si on pouvait l'obtenir sans enlever à l'instrument une partie de sa force ou de sa légèreté, consisterait à briser ses branches de manière à ce qu'il fût possible de les plier et de les rendre plus portatives ; mais, jusqu'à présent, on l'a vainement tenté, et l'examen du forceps que M. Colombat vient de faire fabriquer me porte à croire que cet ingénieux chirurgien ne sera pas plus heureux sous ce rapport que ses nombreux devanciers.

SECTION II.

De l'Usage du Forceps.

1°. Les *cas qui réclament l'emploi du forceps* sont nombreux et peuvent être divisés en deux classes : dans les uns, il n'est pas permis d'avoir recours à d'autres moyens ; dans les autres, au contraire, il serait possible, à la rigueur, de faire la version ou de compter sur quelque autre secours, si on ne voulait pas mettre le forceps en usage. Avant la connaissance de cet instrument, tous les accouchemens que la main seule ne pouvait pas terminer ne trouvaient d'autres ressources que dans le morcellement du fœtus ou quelque opération grave pratiquée sur la mère ; actuellement, on est rarement réduit à sacrifier ainsi l'enfant et à compromettre autant la femme, parce que le forceps suffit le plus souvent pour rendre inutile une pratique aussi meurtrière.

1053. On a posé comme règle générale que le forceps doit être appliqué, 1°. toutes les fois que la tête est trop volumineuse, soit absolument, soit relativement, pour traverser les passages sans exposer la femme à l'épuisement ou bien à d'autres dangers ; 2°. lorsque la matrice est dans l'inertie, qu'on a fait de vaines tentatives pour remettre en jeu sa contractilité, et que la tête se trouve assez engagée pour qu'il ne soit pas possible de la refouler au-dessus du détroit supérieur ; 3°. quand un accident quelconque rend l'extraction du fœtus indispensable et que la tête est déjà descendue dans l'excavation.

1054. *Tête trop volumineuse.* Si, comme le démontrent les expériences de Baudelocque et de quelques autres auteurs, la tête des nouveau-nés, prise hors des parties de la mère et pressée au point de fausser les meilleurs forceps, ne se réduit que de trois ou quatre lignes au plus, il est évident que, saisie dans l'intérieur du bassin, où elle est déjà plus ou moins comprimée dans divers sens, il ne serait pas prudent de compter sur un resserrement plus considérable ; encore faudrait-il, pour l'obtenir, que l'instrument fût exactement appliqué sur les deux extrémités du diamètre bi-pariétal. Or, quand on songe à la difficulté de placer ses cuillers justement sur le point qu'on désire et qu'elles ont elles-mêmes chacune une ligne et demie d'épaisseur, on a peine à croire qu'une tête trop volumineuse pour traverser le bassin sous l'influence de contractions énergiques de la matrice et des efforts bien dirigés de la femme, puisse tirer un grand secours de l'application du forceps.

1055. *Impuissance de l'organisme.* L'inertie ou le défaut de contractions de l'utérus est un des cas pour lesquels on applique le plus fréquemment le forceps. Lorsque la tête a de la peine à franchir les détroits et que la femme s'est épuisée en vains efforts, l'efficacité de cet instrument n'est contestée par personne; mais il n'en sera plus de même s'il y a inertie simple, sans aucun resserrement des passages. Ici on doit tout faire pour rappeler l'action de la matrice, et le forceps ne doit être mis en usage qu'après avoir fait prendre le seigle ergoté à dose convenable.

1056. *Accidens.* Quand l'enfant se présente par le vertex ou par la face, et qu'une des complications indiquées dans un autre article vient obliger à délivrer promptement la femme, l'une de ces deux conditions a nécessairement lieu. 1°. Les membranes sont rompues et les eaux écoulées depuis long-temps; la matrice est fortement appliquée sur le fœtus et la tête arrivée dans l'excavation, ou, du moins, assez solidement engagée au détroit supérieur; alors rien ne peut remplacer le forceps. 2°. Le col est dilaté, la tête s'engage, la poche amniotique est déchirée : le forceps pourrait, à la rigueur, être appliqué; mais l'enfant est encore assez mobile pour qu'il soit possible d'aller chercher les pieds. Dans ce cas, les praticiens ne sont plus d'accord; les uns, avec Levret, Smellie, Plenk, et surtout M. Flamant, pensent que le forceps offre plus d'avantages que la version ; les autres, avec Mme Lachapelle, M. Desormeaux et presque tous les praticiens modernes, prétendent le contraire. Il y a, je crois, erreur et raison des deux côtés. M. Flamant dit vrai en soutenant que le forceps est beaucoup moins dangereux pour le fœtus que la version par les pieds, et qu'on doit le préférer dans tous les cas où son application ne présente pas trop de difficultés ; mais il compte trop sur son adresse personnelle, et professe certainement un principe dangereux quand il affirme que la version et l'extraction de l'enfant par les pieds n'est presque jamais nécessaire ; que, quelque mobile et quelque élevée que soit la tête au-dessus du détroit abdominal, le forceps doit toujours être préféré.

1057. Tous les accoucheurs savent que si la tête est encore mobile, elle se déplace pendant l'introduction de chaque branche du forceps, et devient le plus souvent fort difficile à saisir ; que, pour l'atteindre, les serres de l'instrument ne pouvant plus être accompagnées par les doigts, à moins qu'à l'instar de M. Flamant on ne porte la main entière dans le bassin, sont en quelque sorte introduites au hasard dans la cavité utérine ; qu'il est le plus ordinairement impossible de savoir au juste si elles embrassent plutôt le diamètre occipito-frontal que tout autre ; que la femme, enfin, est exposée à mille dangers, au lieu que les pieds peuvent être amenés avec des difficultés, et en exposant à des accidens infiniment moindres ; mais il est incontestable aussi, et on paraît l'avoir trop oublié de nos jours, que si la femme court incomparablement moins de risques quand on fait la version par les pieds, il n'en est pas de même pour son enfant, qui est trop fréquemment victime de cette manœuvre, tandis qu'il souffre à peine de l'application méthodique du forceps.

1058. Le plus sage est donc de tenir un juste milieu entre ces deux extrêmes; de préférer le forceps, quand on a une grande habitude de le manier, quand on peut l'appliquer sans trop de difficultés, et sans craindre de blesser la femme; d'avoir recours à la main, au contraire, pour entraîner les pieds, dans les conditions opposées, c'est-à-dire quand la tête est trop élevée ou trop mobile pour être facilement saisie et que rien ne s'oppose à l'évolution artificielle du fœtus.

2°. Le *forceps ne doit jamais être appliqué* que sur la tête de l'enfant; c'est à tort que Smellie et d'autres ont conseillé de le placer aussi sur le bassin; pour peu qu'il faille employer d'effort, ses cuillers écraseraient bientôt les os des hanches; leur extrémité libre ne manquerait pas de contondre, de déchirer les viscères abdominaux, et tuerait immanquablement le fœtus; d'ailleurs les crochets mousses ou les doigts le remplaceront toujours avantageusement : la tête est la seule partie sur laquelle il puisse agir et se placer sans inconvénient, et pour laquelle il ait été confectionné.

1059. Depuis Levret et Smellie jusqu'aux accoucheurs les plus modernes, les auteurs français et anglais ont tous recommandé de placer le forceps de manière que ses deux cuillers fussent appliquées sur les deux extrémités du diamètre bi-pariétal, que son

grand axe fût parallèle au diamètre occipito menton-
nier, et la concavité de ses bords tournée vers l'occiput, à l'exception toutefois des cas où la tête vient en
position postérieure ; Delcurye et Baudelocque avaient
bien admis, il est vrai, que si la tête était enclavée
transversalement au détroit supérieur, on pourrait la
saisir par l'occiput et le front d'abord, afin de la faire
descendre dans l'excavation et de la reprendre ensuite d'une manière plus avantageuse ; mais personne,
à ma connaissance, n'a suivi ce conseil, d'autant moins
que le cas supposé par Baudelocque ne s'est peut-être
jamais présenté.

1060. En Allemagne, en Prusse et en Russie, les
praticiens suivent une tout autre règle ; ils n'ont
point égard à la position de la tête ; c'est le bassin
seul qui les dirige : selon eux, il suffit que le bord concave du forceps regarde en avant, et que la convexité
de ses cuillers corresponde aux fosses iliaques, pour
qu'il soit bien placé; leur raison est qu'on ne peut
que très-rarement déterminer exactement d'avance la
position de l'occiput; qu'en supposant même qu'on
y parvînt, il ne serait pas nécessaire pour cela de
changer la disposition de l'instrument ; attendu que
dans les positions diagonales le simple effort qu'on
exerce pour en réunir et fixer les branches, ramène
le front au-devant du sacrum ou derrière le pubis ;
que les positions complètement transversales sont
excessivement rares, et rendraient l'application du forceps trop difficile, si on s'obstinait à vouloir embrasser
les deux bosses pariétales; enfin, qu'en se conformant à leur doctrine, l'opération est toujours extrêmement simple, et que la tête finit presque constam-

ment par se placer d'elle-même, si elle n'y était pas d'abord, dans la position antéro-postérieure ; de façon qu'en définitive on n'obtient le même résultat qu'en se conformant aux préceptes généralement adoptés parmi nous.

1061. Sans nier ce qu'il peut y avoir de vrai dans cette manière de voir, que les Français ne me semblent pas avoir suffisamment examinée, on peut pourtant objecter, qu'en thèse générale il sera toujours mieux de faire glisser immédiatement les cuillers du forceps sur les régions temporo-pariétales de la tête, que de les mettre toujours en rapport avec les côtés de la cavité pelvienne ; que s'il est rare de trouver l'occiput tout-à-fait en travers, il est au moins très-commun de le voir tourné vers l'une des cavités cotyloïdes ou des symphyses sacro-iliaques ; que non-seulement il est bon, dans ce cas, que le forceps soit tourné un peu à gauche ou à droite ; mais encore que le plus souvent il s'y dirige spontanément, et, pour ainsi dire, malgré l'opérateur, pour peu que la tête soit solidement fixée. Remarquons encore qu'en pinçant les deux extrémités du diamètre occipito-frontal, on empêche la tête de se fléchir, on la force à descendre en travers, à présenter un de ses plus grands diamètres aux différens passages, et qu'ainsi saisie elle ne pourrait pas traverser le détroit inférieur.

1062. Au demeurant, comme dans l'excavation, les diamètres occipito-bregmatique et occipito-frontal se tournent toujours plus ou moins directement d'avant en arrière ; comme dans les cas où la tête n'a pas encore franchi le détroit supérieur, l'occiput ou le front regarde à-peu-près constamment l'une ou l'autre cavité cotyloïde ; comme, après leur introduction, les serres du forceps s'inclinent naturellement vers les côtés de la tête, ou la font tourner sur son axe vertical quand elle oppose peu de résistance à l'effort qu'on exerce sur elle, on peut dire que la différence entre la pratique que nous suivons et celle des Allemands est bien plus apparente que réelle, et qu'en réalité on ne voit pas qu'il puisse être jamais indispensable de placer une des branches de l'instrument en avant et l'autre directement en arrière.

1063. Ainsi le forceps peut être appliqué sur la tête quand le vertex ou la face vient la première, et même quand le tronc sort avant la tête.

Pour que cette application soit indispensable il faut : 1°. que la tête n'ait pas besoin d'être réduite de plus de deux à trois lignes, ou qu'il soit possible de la déplacer et de la diriger plus avantageusement à travers les détroits ; 2°. qu'il soit instant de terminer l'accouchement sans délai, ou qu'il ne soit plus permis de compter sur les forces de la femme pour l'expulsion de l'enfant ; 3°. que la tête soit engagée au point qu'on ne puisse pas sans difficultés la faire remonter et aller chercher les pieds ; 4°. que les membranes soient rompues et le col effacé depuis un temps plus ou moins long.

1064. Avant de commencer on doit prendre les mêmes précautions que pour la version : la femme doit être située de la même manière ; cependant il est des circonstances où l'accoucheur peut ne pas la déplacer ; par exemple, lorsqu'il y a des convulsions, une hémorrhagie ou une faiblesse extrême, un état quelconque, enfin, qui rende toute espèce de secousse ou de mouvement dangereux ; mais alors il faut que la tête ait franchi le détroit abdominal, et, dans ce cas, on se sert avec avantage d'un forceps très-court, du forceps de Smellie, par exemple.

La position latérale adoptée par les Anglais pour l'accouchement spontané est aussi préférée par eux comme plus avantageuse pour l'application du forceps, ce qu'à vrai dire je ne conçois guère.

Comme il n'est pas permis de porter le forceps dans le sein d'une femme sans l'en prévenir, je pense que le meilleur moyen de la calmer et de la rassurer est de lui en montrer le mécanisme.

On doit avoir de l'eau tiède pour dégourdir l'instrument, et du beurre, de l'huile ou du mucilage, pour le rendre plus glissant ; quand tout est disposé convenablement, quand on a reconnu la position de la tête, il ne s'agit plus que d'en introduire les cuillers ; mais comme la manœuvre présente quelque différence à ce sujet, selon que l'occiput est dirigé de telle ou telle manière, que la tête descend avant le tronc ou le tronc avant la tête, je vais l'examiner ici successivement dans ces différens cas.

S. I. Position occipito-antérieure.

1065. Cette position, la plus avantageuse de toutes et la plus fréquente, exige qu'on introduise la branche gauche la première. Deux ou trois doigts de la main droite sont d'abord glissés à plat entre le côté gauche du vagin et la bosse pariétale, de manière que leur extrémité puisse toucher le col utérin ; la main gauche saisit alors l'instrument, comme une plume à écrire, et en relève d'abord fortement le crochet au-devant de l'aine droite de la femme, afin de mettre son autre extrémité en rapport avec l'axe de la vulve ou du détroit inférieur : c'est, comme pour l'introduction de la main, l'intervalle de deux douleurs qu'on choisit; on la fait entrer avec lenteur, sans effort; à mesure qu'elle pénètre on en ramène le crochet par degrés, de haut en bas et de droite à gauche, vers la ligne médiane; dès-lors, il est souvent nécessaire de reporter le pouce en dessus et à droite du pivot, au lieu de le laisser en dessous; on la pousse ainsi, en lui faisant suivre le plan incliné postérieur gauche, ou le devant de la symphyse sacro-iliaque plutôt que le côté gauche proprement dit du bassin, jusqu'à ce que son entablement soit arrivé entre les grandes lèvres; après quoi on en dirige le manche près de la face interne de la cuisse gauche, en l'abaissant plus ou moins, selon la profondeur à laquelle la cuiller a été conduite.

Pendant cette introduction, l'extrémité de la serre, tenue bien exactement entre la tête du fœtus et les parties de la femme, ne doit jamais s'écarter de la courbure de l'excavation. En s'éloignant des axes de cette cavité, elle s'arrêterait dans les parois du vagin, qu'elle plisserait et pourrait déchirer; trop inclinée en avant ou en arrière, elle exposerait en outre à blesser la vessie ou le rectum. En s'en rapprochant trop, au contraire, ce qui arrive presque toujours quand on se sert d'un forceps à cuiller fortement concave, elle arc-boute contre la tête de l'enfant et s'arrête bientôt dans les replis du cuir chevelu; en sorte que de toute manière il serait dangereux d'employer la force pour la faire avancer.

Lors donc qu'on éprouve quelque résistance qui ne paraît pas naturelle, au lieu de pousser avec plus de violence on doit retirer un peu l'instrument pour le dégager et le faire glisser ensuite dans une meilleure direction.

Si la tête a traversé le col, tant que le forceps n'est pas obligé d'abandonner les doigts qui sont dans le vagin, il faudrait être bien maladroit pour se fourvoyer; mais il n'en est plus de même lorsque la tête est presqu'inaccessible, et dans tous les cas où le cercle de l'orifice l'enveloppe encore en forme de couronne plus ou moins serrée. La plus grande attention est ici nécessaire; pour peu que l'extrémité libre de la cuiller s'écarte du crâne, elle glisse sur la surface externe du col, et se porte dans le cul-de-sac ou la rainure circulaire que forme le vagin en embrassant le sommet de l'utérus. Si l'accoucheur ne s'apercevait pas de cette déviation, on comprend, sans qu'il soit besoin de les indiquer, tous les dégâts, tous les dangers qui pourraient en résulter. Cependant, pour les éviter il suffit de ne jamais faire pénétrer l'instrument au-delà des bosses pariétales sans s'être assuré au préalable de la position et de l'état du col.

1066. Quand on est sûr que la branche gauche est bien placée, un aide s'en empare et la maintient contre la cuisse pendant que le médecin introduit l'autre.

Celle-ci est prise de la main droite, et dirigée par les doigts de la main gauche sur le côté droit du bassin où la symphyse sacro-iliaque correspondante; pour la faire pénétrer, on se comporte d'ailleurs en tout comme il a été dit tout-à-l'heure pour la branche gauche. Si l'occiput est incliné à gauche, on tâche de la ramener derrière le trou sous-pubien droit. Si c'est une position occipito-cotyloïdienne droite, au contraire, on la laisse au-devant de la symphyse sacro-iliaque, tandis qu'on essaie de ramener la branche gauche derrière la cavité cotyloïde gauche.

1067. Pour articuler les branches du forceps, il faut qu'elles soient à une égale profondeur dans les organes de la femme; que la mortaise de l'une corresponde exactement au pivot de l'autre; que leur croisement ne porte pas plus sur la droite que sur la gauche, et que leur manche soit suffisamment abaissé. Quand l'occiput est derrière la symphyse des pubis, il est parfois difficile de les ramener exactement sur les côtés du bassin; elles s'inclinent sur leur bord convexe, pendant que leur bord concave s'écarte d'autant; ce qui tient sans aucun doute à ce que la tête est moins épaisse vers le front que du côté de l'occiput. On triomphe de cette difficulté en saisissant à pleine main les crochets du forceps, de manière à s'en servir comme d'un levier coudé, du premier genre; mais il faut être sûr que l'obstacle ne dépend pas d'une autre cause. En suivant ce précepte, la concavité des cuillers vient s'appliquer sur les bosses pariétales quand le diamètre occipito-frontal est en rapport avec le diamètre sacro-pubien, et, dans les positions obliques, le vertex se déplace et se dirige promptement vers le sommet de l'arcade des pubis.

Au surplus, avec des efforts de ce genre, si la tête est trop solidement fixée, il est évident que l'une des branches du forceps résistera moins que l'autre, et viendra sous le plan incliné antérieur correspondant du bassin ; en sorte que jusques-là les trois positions occipito-antérieures ne diffèrent pas sensiblement l'une de l'autre eu égard à l'application de l'instrument. Pour en tourner le pivot, la main suffit en général ; autrement, on a recours à l'espèce de levier qu'on nomme la *clé du forceps*.

1068. Ensuite on s'assure que la tête est seule embrassée, que le col, la matrice, ou quelqu'autre partie de la femme n'est pas saisie ; le moyen d'acquérir quelque certitude à cet égard consiste à faire exécuter de légers mouvemens de *vu-et-vient* à l'instrument en totalité, dans la direction des axes du bassin. S'il glisse sans effort et sans occasioner de douleur, sans faire croire à la femme qu'on la *déchire* ou qu'on la *pince*, il n'y a rien à craindre ; dans le cas contraire, il est presque sûr que quelque repli des organes génitaux s'est engagé dans les serres du forceps, et jusqu'à ce que la tête soit mieux prise, toutes tractions et toute espèce de pression doivent être soigneusement évitées.

1069. Lorsqu'on opère avec l'intention de réduire le volume de la tête, on passe l'anse d'un ruban de fil ou d'un lacs sur la gorge du crochet de l'une des branches du forceps ; on fait un tour sur l'autre branche, puis on les rapproche autant qu'on le juge nécessaire ; le lacs est reporté sur le premier crochet, puis ramené sur le second, et ainsi de suite, en faisant des huit de chiffres, jusqu'à ce qu'il soit tout employé ; bien entendu que la pression exercée sera plus ou moins forte, suivant le degré de réduction que l'on veut obtenir.

1070. Quand les passages sont libres et qu'on a recours au forceps parce qu'il importe de délivrer promptement la femme, on peut, à la rigueur, se dispenser de ce moyen compresseur; cependant, comme il est toujours bon d'avoir les deux mains disponibles, de pouvoir les reposer de temps en temps, il me paraît mieux de l'appliquer dans tous les cas, avec cette différence seulement qu'ici on ne le met en usage que pour maintenir dans une position fixe, et convenablement rapprochées, les branches de l'instrument.

Après en avoir enveloppé les manches avec une serviette, la main droite est placée près des crochets, en *dessus* tant qu'il faut tirer dans l'axe supérieur, en *dessous*, au contraire, quand la tête est au détroit inférieur ; la main gauche saisit la racine des cuillers, au-delà du pivot, en dessous quand la première est en dessus, et en dessus dans le cas opposé.

1071. Le forceps étant bien saisi et la tête convenablement serrée, il faut, avant de tirer, diriger l'occiput diagonalement, s'il est encore au détroit supérieur; on le ramène derrière la symphyse s'il est déjà dans l'excavation. Pour l'obliger à s'abaisser au centre du bassin et s'opposer à ce que le front ne descende prématurément, on a conseillé de soutenir celui-ci avec deux doigts de la main gauche ; mais on aurait tort, je crois, de compter beaucoup sur cette précaution, qui ôte d'ailleurs à l'accoucheur une grande partie de sa force; j'aime mieux m'en rapporter à l'abaissement des crochets, porté au point de mettre les cuillers dans la direction de l'axe du détroit supé-

rieur, et aux tractions exercées dans cette direction.

1072. Si la tête est enclavée ou trop solidement
fixée au détroit supérieur, on essaye de l'ébranler
d'abord, comme on ébranle le bouchon d'une
bouteille ou un clou qu'on veut arracher, puis de
la repousser ensuite, afin d'obliger l'occiput à descendre convenablement. On se contente de tirer
obliquement en bas et en arrière jusqu'à ce que
le détroit soit complètement franchi; aussitôt que
le mouvement de pivot est opéré, que la position
est franchement antéro-postérieure, on doit, en
tirant, porter les manches du forceps alternativement à droite et à gauche, jusqu'à ce que les
bosses pariétales aient traversé le diamètre ischia-
tique. Ces tractions doivent être tout-à-la-fois
fortes, lentes et modérées. Si rien ne presse, on
peut ne les exercer que pendant les contractions utérines, qui, du reste, manquent rarement d'être très-
énergiques et de se précipiter dès que l'opération est
commencée; mais quand les momens sont comptés,
ou que la matrice est dans l'inertie, il serait inutile ou
dangereux d'attendre; on doit agir sur-le-champ.

1073. Quand la tête arrive à la vulve et que les parties molles seules la retiennent, on cesse les tractions
latérales. On devrait même cesser toute espèce de
traction, si l'utérus semblait conserver assez d'énergie
pour terminer la délivrance; car c'est dans ce moment
qu'il importe de ne pas se presser et d'être bien convaincu que le plus sûr moyen de ménager le périnée
est de retenir le plus long-temps possible la tête à la
vulve. Au lieu donc d'engager la femme à pousser, et

de tirer avec force, comme on l'avait fait jusque-là, on l'engage à ménager ses efforts; souvent même il devient utile de retirer l'instrument, qu'on enlève sans autre précaution si la tête est dehors, tandis que dans le cas contraire on dégage les deux cuillers l'une après l'autre, en les saisissant comme pour leur introduction, et en commençant par la branche droite ou qui est en dessus. S'il fallait ensuite exercer encore quelques tractions, on les exécuterait en plaçant les doigts sur les tempes ou sous les aisselles du fœtus, comme on le fait dans certains cas d'accouchemens spontanés.

1074. Les auteurs ont expressément recommandé d'éviter le cliquetis que peut produire le contact ou le frottement des branches du forceps, parce que, disent-ils, ce bruit peut effrayer la femme. Il serait imprudent sans doute de ne prendre aucune précaution à cet égard et de ferrailler avec le forceps, comme le ferait un prévôt d'armes avec ses fleurets; mais je ne vois aucun motif qui puisse justifier les soins minutieux prescrits à cette occasion dans les livres les plus modernes.

§. II. Position occipito-postérieure.

1075. Le forceps doit être introduit et fixé comme dans la position précédente; seulement il n'est pas nécessaire d'en abaisser autant les manches pendant les tractions : comme l'occiput, qui doit cependant sortir le premier, tend continuellement à arc-bouter contre la face antérieure, très-longue et fortement concave, du sacrum et du coccyx, on doit s'attendre aussi à des difficultés plus nombreuses, à plus de dangers pour le périnée. Mais l'opération serait encore bien plus dangereuse et plus difficile, si, comme on l'a conseillé, le bord concave de l'instrument était tourné en arrière au lieu de regarder le pubis. D'abord, pour se conformer à ce précepte, il faudrait changer la position de la femme ; ensuite il serait impossible d'aller jusqu'au détroit supérieur, de saisir la tête autrement que de la fontanelle antérieure à la nuque ; en troisième lieu, le forceps n'étant plus en rapport avec la courbure du bassin, au moment des tractions son bord concave presserait nécessairement avec violence le vagin et la vessie contre le pubis, pendant que l'extrémité libre de ses cuillers labourerait de la même manière et plus sûrement encore les parties molles en arrière. Si, d'un autre côté, on n'embrassait la tête que dans le but de ramener le vertex en avant, comme il serait à-peu-près impossible d'agir en même temps sur le tronc du fœtus, on ne réussirait qu'à tordre le cou de l'enfant. Ici comme dans la position occipito-antérieure, le forceps doit donc être placé de manière que son bord concave regarde en avant, bien qu'il se trouve en rapport avec le front, et non plus avec l'occiput, comme le voudrait la règle générale.

§. III. Position occipito-iliaque gauche.

1076. Une pareille position ne me paraît pas admissible dans l'excavation ; mais si jamais elle se rencontrait au détroit supérieur et qu'elle exigeât l'application du forceps, je ne vois pas qu'on pût se dispenser de suivre le précepte des accoucheurs allemands, à moins toutefois d'imiter M. Flamant, d'aller au préalable saisir la tête avec la main, afin de la placer plus convenablement ; conduite bien plus facile à recommander qu'à suivre, dans le plus grand nombre des cas. L'angle sacro-vertébral, le coccyx et le périnée ne permettraient pas de placer les cuillers de l'instrument en travers ; il serait au moins tout-à-fait impossible alors de tirer dans la direction de l'axe du détroit supérieur.

1077. En admettant toutefois qu'elle puisse se montrer, voici le conseil que donnent les auteurs : la branche droite du forceps est introduite la première, et conduite avec les précautions d'usage sur le devant de la symphyse sacro-iliaque droite, jusqu'au niveau du front ; alors on place sous son bord convexe l'extrémité des premiers doigts de la main gauche, qui, de concert avec la main droite, la ramènent d'arrière en avant, puis de droite à gauche, jusqu'à ce que son bord concave soit tourné vers la fosse iliaque gauche et que sa cuiller arrive sur la bosse pariétale droite. On donne ensuite son manche, fortement abaissé, à un aide, qui le maintient contre la face interne de la cuisse gauche de la femme.

1078. La main gauche s'empare de la branche gauche et la fait glisser sur la partie postérieure du bassin jusqu'à ce qu'elle ait dépassé le détroit supérieur, et que son pivot se trouve à la même profondeur que la mortaise de l'autre branche. Après les avoir réunies, après avoir ébranlé la tête, si elle est encore dans le détroit abdominal, après avoir forcé l'occiput à descendre dans l'excavation, s'il n'y était

pas d'abord, on ramène par degrés leur bord concave en avant, et le reste de l'opération se termine
comme dans les positions occipito-pubiennes.

§. IV. Position occipito-iliaque droite.

Ce que je viens de dire de la position occipito-iliaque gauche est en tout applicable à la position occipito-iliaque droite ; elles ne diffèrent l'une de l'autre,
quant à l'application du forceps, qu'en ce que celle-ci
exige qu'on introduise la branche gauche la première.

§. V. Positions du Pelvis.

Il peut arriver qu'après avoir entraîné l'enfant par
son extrémité pelvienne, on éprouve de grandes difficultés à dégager la tête. La même chose peut se rencontrer à la fin d'un accouchement spontané du pelvis
qui jusque là n'avait rien offert de particulier ; si les
doigts et les mains ne suffisent pas pour délivrer la
femme, un resserrement plus ou moins marqué du
bassin en est probablement la cause, et le forceps
peut bien ne pas être alors d'un grand secours. Cependant il faut l'essayer plutôt que de pratiquer la
symphyséotomie ou l'opération césarienne, surtout si
la tête n'est plus au-dessus du détroit supérieur.

Si l'occiput est en devant ou un peu de côté, on
fait soulever le tronc par un aide, et la branche gauche, puis la branche droite sont introduites en suivant les mêmes règles que si la tête était descendue la
première.

S'il est en arrière et qu'il ne soit pas possible de le
ramener en avant, avec les mains, on renverse le

fœtus sur le périnée, et les branches du forceps sont encore portées comme précédemment. Mais en tirant sur la tête, il faut tâcher d'agir assez fortement sur le front et le menton pour que ces parties s'abaissent de bonne heure sous la symphyse du pubis.

Enfin, s'il était de côté, on repousserait d'abord le tronc à droite ou à gauche, et pour le reste on se comporterait comme il a été dit dans les positions correspondantes du sommet.

Ainsi, dans tous les cas, le tronc sera renversé dans le sens où est tourné l'occiput et le forceps porté sur les côtés de la tête, de manière que la concavité de ses bords regarde en devant, ou puisse y être ramenée, dans le cours de l'opération.

1079. On conçoit sans peine que la présence du tronc doive ajouter ici aux difficultés que l'on rencontre quand la tête vient la première. Aussi, divers praticiens ont-ils pensé qu'en pareille circonstance le forceps peut toujours être avantageusement remplacé par les doigts, et qu'il est complètement inutile d'en essayer l'emploi lorsque la tête n'est point encore arrivée dans l'excavation.

Cette doctrine me paraît dangereuse. Je sais bien qu'un accoucheur habile triomphera le plus souvent des difficultés que présente cette position, sans avoir recours au forceps; je sais en outre qu'alors on n'applique pas sans peine l'instrument au détroit supérieur; mais il est incontestable aussi que la tête peut être arrêtée au détroit par un rétrécissement tel, que les efforts les mieux combinés de la main soient insuffisans pour l'extraire; or, dans ce cas, pourquoi le forceps n'offrirait-il pas les mêmes avantages que

dans les positions du vertex? D'ailleurs, à moins de
pratiquer la symphyséotomie, y a-t-il un autre moyen
d'extraire le fœtus vivant? J'ajouterai que, le tronc
étant dehors et la tête en quelque sorte à l'abri des
contractions utérines, les efforts exercés sur le corps
avec la main et nécessaires pour lui faire traverser les
passages, porteront le plus souvent sur le rachis de
l'enfant au point de compromettre gravement sa vie,
tandis que sous ce rapport le forceps n'expose pas
aux mêmes dangers.

1080. En conséquence, on peut avoir recours au
forceps dans les présentations du pelvis, 1°. lorsque
la tête n'est arrêtée que par le détroit inférieur et
qu'on a pu se convaincre que les efforts de la main
seule seraient insuffisans ou trop dangereux; 2°. quand
cette partie n'a pas encore franchi le détroit supérieur. Mais alors il faut qu'elle y soit engagée, que
la face, au moins, se trouve en grande partie dans
l'excavation, et qu'il soit possible de porter l'extrémité
de quelques doigts jusqu'à l'orifice. Bien entendu,
en outre, que, dans les deux cas, on aura, au préalable, forcé le menton à s'abaisser, fait exécuter à la
tête son mouvement de flexion et dégagé les épaules.

§. VI. L'enfant est complètement ou incomplètement double.

1081. Dans le cas où deux fœtus sont unis l'un à l'autre
par leur plan antérieur ou postérieur, et lorsque deux
têtes volumineuses sont supportées par un seul tronc,
il est possible que les efforts convenablement combinés de la femme et de l'accoucheur ne puissent pas
effectuer la délivrance sans le secours du forceps.

Si le tronc ou les deux troncs sont sortis, il

faut que l'une des têtes soit déjà dans l'excavation, pour permettre l'emploi du forceps ; si l'enfant monstrueux se présentait par le sommet, on ne devrait pas non plus rejeter cet instrument, quand même les deux têtes n'auraient franchi ni l'une ni l'autre le détroit supérieur. Dans le premier cas, c'est-à-dire lorsque le tronc est au dehors, c'est la tête la plus rapprochée du plan postérieur du bassin qui doit descendre la première, et dans le deuxième, au contraire, celle qui était naturellement tournée vers les pubis.

Du reste, l'opération, soumise aux règles générales indiquées plus haut, n'exigerait d'autre précaution que celle de relever fortement, et de bonne heure, le manche du forceps, et de tirer presque dès le principe dans la direction de l'axe de la vulve. Ce serait le seul moyen de ne pas forcer la seconde tête, encore contenue dans la matrice, à se renverser ou à rester comme accrochée au-dessus des pubis ou de l'angle sacro-vertébral.

§. VII. La Tête, séparée du tronc, est restée seule dans le bassin.

1082. Autrefois on ménageait si peu les tractions exercées sur le fœtus lorsqu'on croyait être obligé de le tirer par les pieds, qu'il n'était pas très-rare de voir le cou se séparer de la tête et d'arracher ainsi le tronc pendant la violence des efforts. Aujourd'hui cet accident ne pourrait arriver qu'à l'accoucheur le plus ignorant ou le plus irréfléchi ; car, avec la main seule, il n'est jamais permis de mettre en jeu assez de force pour le produire. Ce ne serait que si l'un des passages, suffisamment large

pour laisser sortir le tronc, était assez resserré d'ailleurs pour arrêter complètement la tête, qu'il deviendrait utile peut-être de séparer la portion de l'enfant qui est au dehors de celle qui est encore renfermée
à l'intérieur des organes génitaux.

Mais, en admettant cette nécessité pour quelques cas, elle doit au moins être excessivement
rare, puisque la sortie du tronc n'empêche pas absolument l'application du forceps sur la tête ; néanmoins, comme on rencontre malheureusement encore beaucoup de gens qui se livrent à la pratique
des accouchemens sans en avoir les plus simples notions, il serait imprudent à l'homme instruit de ne
pas songer à ce qu'il ferait s'il était appelé près d'une
femme dont on aurait ainsi détronqué le fœtus, volontairement ou involontairement, par des tractions
immodérées ou bien avec l'instrument.

1083. Avant tout, il faudrait disposer convenablement la tête, c'est-à-dire obliger son diamètre occipito-mentonnier à se mettre en rapport avec les
axes du bassin, et la face à se tourner en arrière.

Arrivée dans l'excavation, il est presqu'aussi facile
de la saisir que si elle n'était pas séparée du corps.
Au détroit supérieur l'opération est souvent des plus
délicates, et ne paraît pas même praticable, lorsque
la matrice est à peine contractée, et quand la face ou
l'occiput ne sont pas encore engagés. Quand la tête
est solidement fixée par le resserrement de l'utérus,
ou quand on peut la maintenir avec la main, de manière à ce qu'elle ne fuie pas sous l'instrument qui
cherche à la pincer, on se comporte comme si le
corps y était encore attenant ; seulement, pour être

plus sûr qu'elle ne tend point à basculer, à mettre le diamètre occipito-frontal à la place du diamètre occipito-mentonnier, pendant les tractions, on tâche de tenir appliqués sur la face ou le menton les deux premiers doigts de la main qui embrasse, près de la vulve, la racine du forceps.

§. VIII. Résumé sur l'emploi du Forceps.

En terminant cet article, je pense devoir rappeler les corollaires suivans :

1°. Le forceps ne doit jamais être appliqué sans une nécessité bien reconnue, attendu que s'il est inoffensif pour l'enfant, la mère peut en recevoir les plus graves atteintes.

2°. Dans la pratique des bons accoucheurs, le forceps n'est guère employé qu'une fois sur deux cents accouchemens ; et comme tout porte à croire que le seigle ergoté finira par le rendre inutile dans une foule de circonstances, son usage deviendra sans doute encore de plus en plus rare. La plupart de ceux qui s'en servent plus fréquemment n'ont pas tort simplement parce qu'ils pratiquent une opération inutile, mais encore, et surtout, parce qu'ils dérangent sans besoin la marche d'une fonction naturelle, parce qu'ils s'exposent volontairement à rendre les suites de couches plus compliquées, en admettant même qu'ils soient sûrs de ne blesser aucun organe.

3°. Le forceps ne peut être appliqué avec avantage que sur la tête, soit qu'elle descende la première, ou bien seulement à la suite du tronc.

4°. C'est bien plus pour saisir, pour entraîner que

pour diminuer le volume des parties, qu'on doit compter sur lui.

5°. Il n'est permis de l'introduire dans la matrice qu'autant que l'orifice est suffisamment dilaté et que la tête n'est plus libre ni mobile au dessus du détroit supérieur.

6°. Autant que possible ses cuillers doivent embrasser exactement les deux côtés de la tête, dans la direction du diamètre occipito-mentonnier; cependant, quand on éprouve quelque embarras ou quelque doute, il est plus commode et plus prudent de les conduire sur les parties latérales du bassin.

7°. Excepté dans la position occipito-iliaque droite, si elle se rencontrait jamais et si on ne voulait pas saisir la tête par l'occiput et le front, la branche gauche doit toujours être placée la première, parce que c'est elle qui doit rester en dessous.

8°. De quelque manière qu'on porte les cuillers, il faut toujours en ramener le bord concave en avant; mais si la tête avait été saisie par les extrémités de son diamètre occipito-frontal et qu'elle ne se fût pas retournée d'elle-même en descendant, entre les serres de l'instrument, il faudrait l'abandonner au détroit inférieur, pour la reprendre dans un autre sens si le forceps était encore nécessaire.

9°. On doit tirer dans la direction des axes, toujours avec douceur, jamais avec précipitation, ni par secousses; les tractions à droite et à gauche ne sont utiles que jusqu'au moment où la tête remplit la vulve, et seraient quelquefois dangereuses si on les exerçait au détroit supérieur.

10°. Ce n'est pas seulement parce qu'il est inutile, qu'on doit ôter l'instrument quand la tête n'est plus arrêtée dans le détroit inférieur que par les parties molles, mais encore et principalement pour éviter la déchirure du périnée, en permettant à la vulve de se dilater avec plus de lenteur et de régularité.

ARTICLE III.

DU LEVIER.

SECTION I.

Du Levier en lui-même.

1084. Herbiniaux et Denman, le Baudelocque de la Grande-Bretagne, ont hautement soutenu que le levier est incomparablement plus avantageux que le forceps ; bien qu'on n'en ait jamais eu en France une aussi haute idée, il a cependant beaucoup occupé les médecins de notre pays, depuis le milieu du siècle dernier.

1085. On n'en connaît pas plus que pour le forceps le premier inventeur. Est-ce l'*uncus* de Celse ou la curette des lithotomistes qui en a donné l'idée ? est-ce l'instrument dont se servaient les Chamberlain, comme le prétend Mulder, ou la cuiller de Palfin, ou l'une des branches du forceps de Smellie, diversement modifiés ? Toujours est-il que Roonhuysen, qui en fit un secret, se rendit célèbre dans l'art d'accoucher, au moyen d'un instrument particulier, usité depuis sous le titre de *levier de Roonhuysen.* Cet instrument, qui, de Roonhuysen, était passé à de Bruyn, fut acheté et publié par de Visseher et Van de Poll, en 1753; mais, comme pour le forceps encore, il en parut, à très-peu de distance, un grand nombre de descriptions fort différentes les unes des autres; on eut bientôt un levier de Boom, un autre de de Bruyn, un troisième de Titsing, un de Palfin, ou d'Heister, un de Cole, un de Griffith, un levier de Wathen, un levier d'Aitken, etc. On ne varia pas moins sur sa manière d'agir: selon les uns, il devait être porté sur l'occiput, *potentia agit in os occipitis*, c'était le secret de la famille; selon d'autres, on devait l'appliquer sur la tempe; Titsing voulait qu'on le plaçât sur l'apophyse mastoïde; d'autres enfin recommandaient de le fixer sur le côté du menton. Quant à ses avantages, ils étaient immenses, à entendre de Bruyn; aucune difficulté ne pouvait lui résister; tête renversée, tête arrêtée au passage, tête enclavée, le levier triomphait de tout, et à l'aide de ce merveilleux instrument, l'accoucheur hollandais prétend avoir désenclavé huit cents têtes dans l'espace de quarante-deux ans. Les auteurs français ont, au contraire, soutenu qu'il n'est propre qu'à redresser la tête, qu'à forcer l'occiput renversé à se replacer au centre du bassin.

1086. Quoi qu'il en soit, au lieu d'une plaque d'acier longue d'environ dix pouces et large d'un pouce et demi, courbée en forme de spatule à ses deux extrémités, enveloppée d'emplâtre adhésif, d'après de Bruyn, ou d'une peau de daim, comme le voulait Boom; au lieu d'une simple spatule ou d'une sorte de cuiller pleine, dont le manche était terminé par un large anneau, ce qui constituait le levier de Tising, le levier d'aujourd'hui, tel que l'ont modifié Pean et Baudelocque, n'est autre chose qu'une des branches du forceps droit de Smellie, très-allongée, dépourvue d'entablure et peu courbée. Cette tige, dont la cuiller est largement fenêtrée et la racine supportée par un manche d'ébène, a d'ailleurs été modifiée elle-même d'une infinité de manières par les modernes, soit dans sa largeur, soit dans le degré et la forme de sa courbure, soit parce que quelques-uns en ont fait une tige brisée pour la plier et la rendre plus portative.

Section II.

Usage du Levier.

1087. D'après l'idée que l'axiôme de Roonhuysen a fait naître, et qui a surtout été adoptée parmi nous, on a fini par convenir que le levier n'était point destiné à remplacer le forceps, qu'il ne pouvait, tout au plus, servir qu'à rétablir le mouvement de flexion de la tête, en accrochant l'occiput; dès-lors, son usage a dû se trouver fort restreint, car, en pareille circonstance, les doigts suffisent presque toujours, et si, après tout, un instrument était nécessaire, la branche du forceps en ferait tout autant que le levier lui-même.

Mais ce n'est pas ainsi que l'entendent les accoucheurs anglais, que l'avaient imaginé ses inventeurs, ni qu'on doit réellement l'interpréter.

1088. Le levier est un instrument à deux fins : d'un côté, il peut être employé dans le but de redresser la tête, de la ramener à sa position naturelle; de l'autre, il est possible de s'en servir comme du forceps pour entraîner la tête au dehors, lorsqu'elle est descendue dans l'excavation. Dans le premier cas, les doigts ou une branche du forceps pourront, à la rigueur, le remplacer le plus souvent; mais dans le second, je suis convaincu qu'il est susceptible à son tour de remplacer avantageusement le forceps assez fréquemment. Dans le premier cas, il agit sur l'occiput ou la bosse pariétale à la manière d'un simple crochet; dans le deuxième, il fait véritablement l'office d'un levier du premier genre.

Comme crochet, celui qu'on trouve chez tous les couteliers des environs de l'École de médecine, et qui est à-peu-près tel que l'ont modifié Péan et Baudelocque, ne laisse rien à désirer; comme levier, j'aime mieux qu'il soit un peu plus court, et brisé au moyen d'une charnière qui n'ôte rien à sa force; ensuite, qu'il soit droit depuis l'extrémité du manche jusqu'à trois pouces environ de l'extrémité libre de la cuiller; que celle-ci soit large, ovalaire, et se termine par une racine plate, allongée, qui se rétrécit insensiblement pour se continuer avec le manche; sa courbure est assez prononcée, toutefois, plus prononcée que celle du forceps; à l'exception de la partie moyenne de sa concavité, celle qui doit spécialement appuyer sur la tête, il faut qu'il soit très-bien poli; du reste, pour fabriquer de pareils instrumens, on ne saurait employer de trop bon acier.

§. I. Emploi du Levier comme crochet.

1089. Si donc on veut faire usage du levier, en se conformant aux principes des auteurs français, on

le saisit avec la main droite pour la position occipito-
iliaque droite, avec la main gauche, au contraire,
pour la position occipito-iliaque gauche, et avec l'une
ou l'autre main dans les positions antéro-postérieures.
Introduit avec les mêmes précautions que chaque
branche du forceps, on le conduit entre la face interne des organes génitaux et la tête, jusqu'à ce qu'il
ait dépassé la saillie occipitale ou la bosse pariétale,
et de manière que sa concavité puisse aisément s'appliquer sur l'une ou l'autre de ces parties; comme il
n'est pas possible de le faire glisser directement derrière l'occiput, dans les positions occipito et fronto-
pubienne, on le porte d'abord un peu de côté,
pour le ramener ensuite sur le point qu'il doit abaiss-
ser; quand il est bien placé, la main qui en a dirigé
la cuiller, en embrasse la racine; pour être sûr qu'il ne
glisse pas, et que son dos ne frotte pas contre les
parties de la femme, on tire sur son manche avec
l'autre main, en arrière, en avant ou de côté, enfin en
sens inverse de celui où est tournée la saillie qu'on
veut faire descendre. C'est l'intervalle des contractions
qu'on choisit, en général, et, dès que le vertex est
arrivé au centre du bassin, l'opération est terminée;
on retire l'instrument, et l'accouchement est ensuite
abandonné à lui-même, ou bien on l'aide avec des
moyens d'un autre genre, s'il est nécessaire.

§. II. Du *Levier* *employé* comme *Levier*.

1090. L'emploi du levier à la manière des accoucheurs hollandais et anglais, c'est-à-dire comme pouvant remplacer le forceps, est fort simple dans son

mécanisme : d'abord il serait bon que la tête fût dans l'excavation ; ensuite, qu'elle eût exécuté, du moins en grande partie, son mouvement de pivot ; en troisième lieu, qu'il n'y eût qu'un léger resserrement au détroit inférieur, ou mieux, que le ralentissement du travail dépendît uniquement du défaut d'action de la matrice ou de la femme. Quelle que soit la position de la tête, c'est la main droite qui doit être préférée pour tirer, à moins, toutefois, que l'accoucheur ne soit *gaucher*; pour l'introduction, on a recours à la main droite si le levier doit être porté à droite du bassin, et à la main gauche dans le cas contraire.

1091. Si l'occiput est en avant, ou un peu à gauche, la main gauche introduit le levier comme elle introduirait la branche droite du forceps, au-devant de la symphyse sacro-iliaque droite ; quand il a pénétré suffisamment, on combine l'action des deux mains pour ramener la concavité de sa cuiller sur la région temporo-pariétale droite, c'est-à-dire dans la direction de l'axe occipito-mentonnier, et sur les mêmes parties qu'embrasserait la branche correspondante du forceps. Les doigts de la main gauche soutiennent le côté gauche du vertex ; le pouce, placé près de la vulve, embrasse le dos du levier, auquel il sert de point d'appui conjointement avec la partie droite de l'arcade pubienne ; alors on attend un effort de l'organisme ; puis, avec la main droite on tire avec lenteur, mais avec force, comme si on voulait faire basculer de bas en haut et de gauche à droite un levier du premier genre : la tête cède généralement avec facilité ; on l'entraîne peu-à-peu dans l'axe du détroit inférieur, qu'elle franchit en exécutant son mouvement d'extension ; après quoi le levier devient inutile.

De cette manière, l'effort que supporte la tête agit du menton vers l'occiput, ou dans la direction d'une ligne qui se porterait de l'angle maxillaire droit au côté gauche du sommet ; en sorte que, soutenue d'ailleurs par le plan gauche du bassin, il n'y a rien d'étonnant qu'elle se laisse facilement entraîner.

1092. Si l'occiput était à droite, en deuxième position par exemple, c'est la main gauche qui s'emparerait du levier pour l'introduire ; mais ensuite elle se replacerait comme ci-dessus, et la main droite, saisissant le manche de l'instrument, tirerait aussi de la même manière, avec cette différence seulement que le mouvement de bascule aurait lieu de droite à gauche et non de gauche à droite.

Si le vertex se trouvait en arrière, au lieu d'être en avant, il faudrait appliquer le levier sur la région pariéto-temporale, dans la direction du diamètre occipito-bregmatique, et opérer le mouvement de bascule, de telle sorte que l'occiput, qui doit supporter ici le principal effort, sortît le premier au-devant du périnée et fût relevé avec force vers le centre de la vulve ; cette position est moins avantageuse que l'autre, sans doute, mais elle n'est pas encore très-difficile.

1093. Ce que fait le levier dans ces circonstances, le forceps le ferait également, je le sais, et peut-être plus sûrement encore ; aussi mon but n'est-il pas de substituer le premier de ces instrumens au second, j'ai simplement voulu faire sentir que chez nous on a généralement mal compris le mécanisme du levier; que, sans être indispensable, son emploi, dans quelques circonstances, n'est peut-être pas à dédaigner; que son application est trop simple, trop inoffensive, en comparaison de celle du forceps, pour ne pas y avoir recours quand la tête se présente au détroit périnéal, et ne paraît être arrêtée que par le défaut d'action des organes de la femme; j'ajouterai même que son introduction aura souvent le grand avantage de rappeler les contractions utérines, ainsi que celles des muscles abdominaux, et, par là, d'accélérer, indirectement au moins, la terminaison du travail, sans exposer la mère ni l'enfant à aucun danger; je suis heureux d'ailleurs de m'accorder presqu'en tout pour cette doctrine avec M. Desormeaux.

ARTICLE IV.

DES LACS ET DES FILETS.

1094. Les lacs sont des pièces de toile, de fil ou de soie, de laine, de cuir, de coton, rendues quelquefois plus fortes par l'addition de joncs, de baleines, de fils d'archal ou de lames de fer ou d'acier, diversement entrelacées et travaillées, qu'on appliquait autrefois sur différentes parties du fœtus pour en opérer l'extraction. L'emploi de ces moyens est très-ancien et remonte sans aucun doute jusqu'à Hippocrate. Avant la découverte du forceps et du levier, les lacs et les filets étaient les seuls instrumens qu'on appliquât sur l'enfant pour l'extraire, quand on avait quelque espoir de le conserver à la vie. Avicenne conseille de les porter sur le tronc ; mais c'est particulièrement dans le but de les placer sur la tête, que Mauriceau, Pugh, Smellie, Burton et d'autres imaginèrent des espèces de bourses, de gaînes ou de coiffes, de frondes et de bandelettes maintenant entièrement oubliées. Si le forceps rend inutiles tous les filets qu'on appliquait jadis sur la tête, la version par les pieds, mieux connue et surtout mieux exécutée qu'elle ne l'était avant le dernier siècle, rend superflue, de son côté, tous les liens que certains accoucheurs portaient sur le tronc pour l'entraîner artificiellement ; de façon qu'aujourd'hui le lacs est tout simplement un ruban de fil, de soie ou de laine, long d'une aune environ et large d'un pouce, à l'aide duquel on s'assure d'un membre déjà sorti, pendant qu'on va chercher l'autre ou le reste du fœtus. Quelques personnes s'en servent encore, cependant, pour exercer des tractions sur le jarret, l'aine ou l'aisselle ; mais comme les crochets mousses ou les doigts offrent toujours plus d'avantages, ils ne deviennent réellement utiles que sur le poignet ou au-dessus de la malléole, dans les présentations du bras ou quand on fait la version des pieds.

1095. Pour le placer, on met d'abord le ruban en double ; puis on fait un nœud coulant, qu'on tient écarté avec l'extrémité du pouce et de deux ou trois doigts d'une main, qui saisit la main ou le pied de l'enfant ; après quoi on fait glisser et on fixe, avec l'autre main, l'anneau du lacs au-dessus de l'articulation du tarse ou du carpe ; on l'abandonne ensuite à un aide, qui doit le maintenir sans tirer, pendant que l'opérateur va chercher les autres parties qu'il veut amener au détroit inférieur. Quand on est parvenu à faire descendre les deux membres abdominaux, on n'a plus besoin du lacs, si c'est sur la jambe qu'il avait été placé; sur le poignet, on peut s'en servir encore pour forcer le bras à se maintenir allongé le long du tronc, et pour favoriser en conséquence la sortie de l'épaule correspondante. Au total, le lacs est un secours dont l'application est actuellement renfermée dans des limites extrêmement restreintes, et dont le mécanisme est trop facile à concevoir pour que j'entre à ce sujet dans de plus longs détails.

Article V.

DE L'ENCLAVEMENT.

1096. Selon Pen, qui en a parlé le premier, la tête est enclavée dans le passage, lorsqu'elle y est étroitement prise entre l'os pubis et le sacrum, sans avancer ni reculer, et sans qu'on puisse presque y porter d'instrument. Dans l'enclavement, d'après De la Motte, la tête se trouve serrée entre les os du bassin, comme la clef entre les voussoirs d'une voûte. Rœderer en donne une autre idée : il veut, pour qu'il y ait enclavement, que la tête soit tellement embrassée dans le détroit, ou l'excavation, par tous les points de sa circonférence, qu'une lame métallique, ou le plus mince stylet, ne puisse pas être portée entre elle et les organes de la femme. Baudelocque dit que la tête est enclavée, quand elle est fixée au détroit supérieur par les deux extrémités d'un de ses diamètres, de manière qu'elle ne puisse ni avancer sous l'influence des forces naturelles, ni être refoulée par

la main de l'accoucheur. La définition de Baudelocque, adoptée par tous les accoucheurs modernes,
et légèrement modifiée par M. Desormeaux, est sans
contredit la plus exacte, et peut être ainsi rendue :
La tête est enclavée toutes les fois que, pincée dans
le bassin par deux points diamétralement opposés de
son contour, il lui est impossible de descendre sous
l'influence des seuls efforts expulsifs, et qu'on ne peut
la faire remonter qu'avec les plus grandes difficultés.
L'enclavement à la manière de Rœderer, ou la paragomphose, n'est pas possible. Mᵐᵉ. La Chapelle n'en
admet même d'aucune espèce, et pense que tout ce
qu'on a décrit sous ce titre doit être rapporté aux
vices du bassin, aux mauvaises positions de la tête,
ou bien à des contractions fortes et permanentes de
l'utérus.

1697. Quoi qu'il en soit, l'enclavement est devenu
très-rare de nos jours ; et de Bruyn, qui prétend l'a-
voir rencontré huit cents fois dans l'espace de quarante ans, Berkman et Titsing qui en citent deux
cent soixante-deux cas pour dix-neuf années de pratique, devaient en avoir une autre idée que nous.
Il me paraît évident, d'après les détails donnés par
Camper à ce sujet, que les accoucheurs hollandais
appelaient enclavement tous les cas dans lesquels la
tête, arrêtée d'une manière quelconque dans le bassin, semblait réclamer l'emploi du levier de Roonhuysen ; de sorte que ce qu'ils ont dit de la tête enclavée n'a presque aucun rapport avec ce qu'on a décrit depuis Baudelocque sous ce nom. M. Dewées,
qui parle de l'enclavement d'après les idées de Baudelocque, est étonné de ne le rencontrer presque jamais

et pense que cela tient à ce que les Américaines ont le bassin généralement mieux conformé que les femmes d'Europe ; mais il tiendrait probablement un autre langage, s'il savait que Mme. Lachapelle ne l'a point observé du tout, et qu'à peine en a-t-on quelques exemples à Paris chaque année.

1098. D'abord, il ne faut pas confondre avec l'enclavement les cas où la tête est simplement fixée au détroit supérieur, parce que la matrice, débarrassée du liquide amniotique, est depuis long-temps comme collée sur le fœtus, ni ceux dans lesquels on la voit s'arrêter dans l'excavation, entre deux détroits fortement resserrés, et après avoir péniblement franchi le cercle pelvien supérieur, ni ceux où sa sortie n'est empêchée que par la résistance du périnée ou le rétrécissement du détroit inférieur.

1099. La tête ne peut guère s'enclaver qu'au détroit abdominal, entre le pubis et le sacrum ; encore, pour que la chose arrive, faut-il la réunion d'un grand nombre de conditions : 1°. qu'elle se présente directement ; 2°. si le bassin est bien conformé, qu'elle ait un volume énorme ; 3°. que le resserrement de la cavité pelvienne ne soit pas porté trop loin ; qu'il y ait entre le sacrum et le pubis deux pouces et demi pour une position antéro-postérieure, ou trois pouces pour une position transversale ; attendu que l'enclavement n'existe qu'autant que la tête a pu descendre jusqu'au niveau de sa plus grande épaisseur ; 4°. que les contractions utérines aient été énergiques.

Parmi ces conditions, il en est une sur laquelle je dois revenir un instant. J'ai peine à concevoir que le diamètre occipito-frontal puisse réellement se prendre ainsi dans le diamètre sacro-pubien. Les branches du levier qu'il représente sont trop inégales pour que sa portion occipitale manque de s'abaisser la première, surtout lorsque les efforts de la femme réagissent violemment sur lui par l'intermède de la colonne vertébrale ; il me semble donc probable que c'est bien plutôt le diamètre occipito-bregmatique qui s'enclave, et que la tête peut être retenue entre le sacrum et le pubis, aussi bien par tous les autres diamètres de la circonférence occipito-bregmatique que par le seul diamètre bi-pariétal.

On peut encore admettre, avec M. Desormeaux, que l'enclavement est susceptible de s'effectuer quelquefois dans l'excavation, lorsque le sacrum, plane ou presque plane, fait que la tête passe dans un canal de moins en moins large, à mesure qu'elle descend, et qu'elle finit par ne plus pouvoir tourner sur son axe, ni avancer, ni même être refoulée, au-delà de qeulques lignes vers le détroit supérieur.

1100. On a donné comme signe de l'enclavement le boursouflement des lèvres du col et des parties génitales externes, un gonflement extrême du cuir chevelu et le chevauchement des os du crâne ; mais la plupart de ces phénomènes peuvent se manifester sans qu'il y ait enclavement et sont insuffisans, par cela seul, pour fonder un diagnostic certain.

Le signe pathognomonique, en pareil cas, se tire de la fixité de la tête, qui, malgré l'énergie des douleurs, ne fait aucun progrès pendant plusieurs heures. Au moment de la contraction il semble bien qu'elle avance un peu ; mais aussitôt après, elle re-

monte au même point qu'elle occupait auparavant ;
si l'accoucheur cherche à la repousser avec la main,
il la trouve immobile, et ne parvient à l'ébranler
qu'avec les plus grandes difficultés. Il faut aussi savoir
qu'en s'allongeant, elle peut sembler descendre,
se rapprocher de la vulve, quoique dans le fait sa position ne varie pas. C'est même ce qui a dû tromper souvent les praticiens, en leur faisant croire que
le détroit supérieur était complètement franchi, dans
une foule de cas où la circonférence occipito-bregmatique n'y était pas encore engagée. On touche ; le
sommet se trouve à quelques lignes de la vulve et
l'on en conclut que la tête est descendue dans l'excavation : pour éviter l'erreur et la concevoir, il faut se
rappeler 1°. que la symphyse des pubis n'a que dix-huit
à vingt-quatre lignes de hauteur, et que, par conséquent, la tumeur des tégumens crâniens peut facilement affleurer le sommet de la vulve, quoique les bosses
pariétales soient encore au détroit supérieur; 2°. que
c'est en arrière surtout, et non pas simplement en
avant, qu'on doit porter le doigt, quand il s'agit de
reconnaître les points du bassin occupés par la tête ;
et 3°. que l'enclavement peut avoir lieu au-dessous
du détroit abdominal.

1101. Cette cause de dystocie offre divers degrés :
tantôt la disproportion entre la tête et le bassin est
si peu considérable, qu'il n'en résulte qu'un peu plus
de lenteur dans le travail et de fatigue pour la femme ;
d'autres fois, elle est assez marquée pour rendre l'accouchement excessivement difficile, mais non pas
tout-à-fait impossible sans secours, si les contractions

se soutiennent; tantôt, enfin, elle est tellement grande, que la nature est tout-à-fait impuissante pour en triompher, et que les ressources de l'art deviennent indispensables.

Dans le premier cas, l'enclavement est peu dangereux, et n'entraîne ordinairement à sa suite qu'un peu plus d'irritation ou de disposition aux inflammations.

Dans le second et le troisième, il forme un accident grave et pour la mère et pour le fœtus. Les douleurs se succédant en pure perte, avec force et rapidité, finissent par amener l'épuisement général et l'inertie, s'il n'en résulte pas même une phlegmasie de la matrice ou du péritoine, une perte ou des convulsions. La vessie, le rectum, le vagin, l'urèthre et autres parties molles de l'excavation, longuement et vivement comprimés, peuvent se contondre, s'ulcérer, se gangréner par plaques, et devenir le siége de fistules trop souvent incurables, ou de quelqu'autre altération non moins redoutable. La compression des nerfs, et des vaisseaux en particulier, peut donner lieu à la paralysie, au gonflement, à l'infiltration des membres pelviens et de la vulve; les symphyses, violemment distendues, courent elles-mêmes quelquefois des risques, quand les efforts expulsifs sont énergiquement soutenus.

La longueur du travail, après l'écoulement des eaux, l'action directe des contractions sur le tronc de l'enfant, l'exposent d'abord aux mêmes accidens que tous les accouchemens longs et difficiles, c'est-à-dire à l'asphyxie et à la mort. Ensuite, la tête, surtout quand le bassin est mal conformé, quand l'angle sacro-vertébral est très-saillant, ne se moule point dans les détroits ou l'excavation, comme dans une filière, sans que le cerveau ne subisse lui-même une compression souvent dangereuse et quelquefois mortelle. Il peut en résulter, en outre, des fractures, des épanchemens externes ou internes, des lacérations, etc.

1102. Il est clair que pour éviter tant de dangers, l'homme de l'art doit promptement venir au secours de l'organisme impuissant ; mais, en se pressant trop d'agir, on court le risque d'opérer sans nécessité ; à force d'attendre, on perd le moment opportun ; comment donc éviter ces deux extrêmes ? L'homme instruit y parviendra généralement sans peine, en se gardant bien de poser en principe, comme on l'a récemment écrit, par mégarde sans doute, dans plusieurs journaux de médecine, qu'il faut se hâter d'extraire la tête avec le forceps, qu'il y ait enclavement ou non, dès qu'elle est restée une ou deux heures dans l'excavation ; ce n'est qu'après avoir acquis la certitude que la tête ne franchira pas les passages spontanément ou que l'accouchement ne se fera point sans exposer aux accidens sus-indiqués, qu'on se permettra d'aider la femme.

1103. Par cela seul que la tête est véritablement enclavée, la version sur les pieds recommandée par les anciens, ne peut pas être employée ; les frondes, les bandelettes et les filets seraient tout-à-fait insuffisans, et ne sont plus conseillés maintenant par personne. Le levier, la spatule, les branches séparées du forceps, tant vantés par les accoucheurs du dernier siècle, n'ont eu du succès entre les mains de

Bruyn et autres, que parce qu'on les employait dans des cas très-différens de ce qu'on entend aujourd'hui par enclavement; l'instrument de Roonhuysen est évidemment incapable d'obliger la tête à descendre, s'il y a disproportion entr'elle et les détroits; il pourrait tout au plus servir à la déplacer, à lui donner une meilleure position, et, dans ce cas, elle ne serait pas positivement enclavée.

1104. Il en est autrement du forceps, qui permet de joindre les efforts de l'accoucheur à ceux de la matrice et des muscles abdominaux. Cependant, comme on ne peut en porter les cuillers que sur les côtés du bassin, quelques praticiens ont objecté qu'en comprimant la tête de droite à gauche, cet instrument devait augmenter la pression qu'elle éprouve d'avant en arrière, au lieu de la diminuer; qu'il était plus propre à faire naître l'enclavement qu'à le détruire; plus dangereux qu'utile par conséquent; mais ces craintes, inspirées par la théorie, tombent devant les faits; d'ailleurs, il n'est pas exact de dire que les diamètres de la tête gagnent d'un côté ce qu'ils perdent de l'autre, quand on la comprime; et, dans l'enclavement, c'est bien plus, je le répète, en la forçant à traverser un cercle qui agit sur elle à la manière d'un anneau, qu'en la réduisant par une pression directe, que le forceps parvient à l'entraîner.

S'il ne réussissait pas, et que l'enfant fût mort, on aurait recours à la céphalotomie, puis aux crochets; mais la symphyséotomie serait indiquée si le fœtus vivait encore, et devrait être préférée à l'opération césarienne, qui ne peut jamais être ici de nécessité.

ARTICLE VI.

DES MOYENS NÉCESSITÉS PAR L'ANGUSTIE PELVIENNE.

Quand le bassin est vicié de manière à rendre l'accouchement impossible, même à l'aide des divers moyens que je viens de passer en revue, il ne reste plus que trois genres de ressource pour délivrer la femme : 1°. agir sur le fœtus pour en diminuer le volume ; 2°. agrandir le bassin ; 3°. extraire l'enfant par une voie artificielle. Comme ces trois modes d'accouchement sont excessivement dangereux, soit pour la mère, soit pour son fruit, il faut, avant de les mettre en usage, déterminer dans quels cas ils sont réellement indispensables.

1105. Pour arriver à ce but, l'accoucheur aurait besoin de connaître les dimensions exactes de la tête et du bassin, dans les diamètres qui doivent se correspondre aux différens temps du travail ; de savoir aussi de combien la tête est susceptible de se réduire, quel degré d'énergie et de courage va présenter la femme ; mais on ne peut acquérir ces notions que d'une manière très-approximative. Malgré les nombreux céphalomètres proposés par divers auteurs, et malgré les moyens récemment indiqués par M. Fouilhoux, c'est encore le doigt qui donne les résultats les plus sûrs en semblables circonstances : or, à l'exception de M. Flamant, quel est le praticien assez hardi pour oser affirmer, à deux ou trois lignes près, que la tête qu'il vient d'explorer a précisément telle ou telle dimension ? Le degré de solidité du bassin, la forme du détroit resserré, la direction de ses axes, méritent aussi la plus sérieuse attention : par exemple, les symphyses peuvent être ramollies au point de permettre aux os de glisser les uns sur les autres, à l'un des pubis de se porter en avant, tandis que le coxal opposé se déjète en arrière, ce qui allongerait d'autant le diamètre oblique correspondant. D'après Deventer et Mme. Lachapelle, les deux os des hanches peuvent même être entraînés ensemble en avant par l'enfoncement du sacrum entr'eux, et faire naître ainsi une ampliation inattendue du diamètre sacro-pubien. Si le détroit supérieur est en 8 de chiffre, ou si le resserrement porte d'un seul côté, la tête se plaçant en travers, l'occiput, tourné vers le côté le plus large du bassin, pourra quelquefois traverser ce canal, quoiqu'il y ait un rétrécissement considérable.

Que l'axe du détroit se rapproche de l'axe du rachis, les deux extrémités du diamètre bi-pariétal ou du diamètre occipito-bregmatique seront forcées de s'engager ensemble et nécessiteront un espace d'environ trois pouces. Qu'il soit, au contraire, très-incliné en avant, l'une des bosses pariétales pourra s'engager avant l'autre, de manière à gagner trois ou quatre lignes en franchissant le cercle pelvien.

D'un autre côté, une tête très-flexible, énergiquement poussée par les contractions utérines et musculaires d'une femme vigoureuse, peut s'allonger et se mouler sur les passages comme à travers une filière, se réduire considérablement (au tiers de son volume primitif, selon Denman), acquérir jusqu'à huit pouces de long en s'amincissant proportionnellement d'après

Baudelocque ; s'aplatir assez pour franchir un détroit de deux pouces et demi et reprendre son volume ordinaire dans l'excavation, si on en croit Boer; et, dans tous les cas, permettre au fœtus de venir vivant. Enfin, combien de femmes ont été assez heureuses pour accoucher sans aucun secours, quand, dans leurs couches précédentes, elles n'avaient pu être délivrées que par la symphyséotomie, l'opération césarienne ou le morcellement de l'enfant! C'est donc ici que le praticien a besoin de toute l'intégrité d'un bon jugement, de conseils prudens et sages, qu'il doit avoir égard à mille circonstances diverses, et ne procéder qu'avec une extrême réserve, s'il ne veut compromettre la dignité de son art ou le salut de deux êtres qui attendent de lui la conservation de leur existence.

1106. Au lieu de s'accommoder à la forme des ouvertures du bassin, la tête peut se fracturer, le cerveau être mortellement comprimé. La pression long-temps continuée du fœtus, du cordon ombilical sur-tout, qui trouve le plus souvent moyen de s'engager dans l'excavation, lui permet rarement de sortir vivant; la femme elle-même s'épuise bientôt; la vessie et les autres parties molles contre lesquelles la tête frotte avec violence, peuvent s'enflammer, être lacérées, perforées; la matrice, vivement irritée par ses contractions redoublées, peut se déchirer et la mort survenir. Le ramollissement, l'allongement des symphyses laissent souvent à leur suite une mobilité, une claudication au moins fort gênantes, et, quand le délabrement est porté plus loin, sont suivis de carie, d'abcès, qui finissent tôt ou tard par amener la mort. Il y a donc deux écueils qu'il importe également d'éviter, un juste milieu qu'il faut tâcher de saisir.

1107. Je suppose que l'application du forceps et la version aient été vainement tentées, ou que le bassin soit tellement vicié qu'il n'y ait pas plus à compter sur l'emploi de ces moyens que sur les efforts de la femme, une question se présente : sur lequel, de la mère ou de l'enfant, doit-on porter les instrumens? Quand on a la certitude que le bassin est rétréci de manière à rendre dangereux ou impossible par les voies naturelles, l'accouchement d'un enfant à terme et bien développé, est-il permis de provoquer l'avortement, soit à une époque peu avancée de la grossesse, soit seulement entre sept et huit mois? Ne peut-on pas, à l'aide du régime ou d'un traitement débilitant, s'opposer, jusqu'à un certain point, au développement du fœtus, et faire qu'à terme il n'offre qu'un très-petit volume?

SECTION PREMIÈRE.

Du Régime, comme moyen de permettre aux femmes enceintes d'accoucher, sans opération, dans les cas de resserrement du bassin.

1108. S'il était vrai que la force du fœtus renfermé dans ses enveloppes fût toujours en rapport avec la force de sa mère, rien ne serait plus naturel ni mieux indiqué que d'affaiblir les femmes mal conformées, pendant le cours de la grossesse. Mais comme les plus robustes ne mettent pas au monde des enfans toujours vigoureux; comme celles qui sont naturellement dé-

biles et malades en produisent souvent de très-forts
et de très-volumineux, il est à craindre que la diète
la plus sévère, les évacuations sanguines les plus
abondantes ne servent, en pareil cas, qu'à mettre la
femme dans l'impossibilité de supporter les opérations
qu'on n'en serait pas moins obligé de pratiquer sur
elle, lors du terme de l'accouchement. J'en connais une qui, déjà accouchée deux fois au moyen
des secours de l'art, fut saignée dix fois et tenue
au régime végétal pendant sa troisième grossesse,
dans le but de borner le développement de son
enfant; cette dame en fut excessivement affaiblie,
à la vérité, mais le fœtus n'a pas paru en souffrir et
la parturition exigea les mêmes secours qu'à l'ordinaire. Une autre femme ayant eu deux grossesses très-
fatigantes, et qu'on ne délivra chaque fois qu'après
trois jours du travail le plus pénible et au moyen du
forceps, devint enceinte aussi pour la troisième
fois, se trouva moins incommodée que de coutume,
et accoucha cependant, sans secours et sans difficulté,
d'un enfant sensiblement moins fort que les deux
précédens. Je sais bien que des praticiens dignes de
foi affirment avoir obtenu des résultats tout opposés
et je conçois parfaitement que, règle générale, en
épuisant la femme on doit entraver le développement
de son fruit. Mais il y a tant d'exceptions à cette règle,
et ce que l'on gagne d'une part me paraît si désavanta-
geusement compensé par les ressources dont on se
prive de l'autre, que je n'oserais guère conseiller
un pareil moyen qu'aux personnes affectées d'un resserrement très-léger et chez lesquelles l'accouche-

ment peut, à la rigueur, s'effectuer spontanément si la tête du fœtus n'est pas trop volumineuse.

SECTION II.

De l'Avortement provoqué dans le but de rendre inutile la symphyséotomie ou l'opération césarienne.

1109. C'est vers le milieu du dernier siècle que les médecins les plus renommés de Londres décidèrent que, chez les femmes dont le bassin est vicié, il est permis de solliciter l'accouchement, dès que la viabilité de l'enfant est bien établie; Macaulay fut le premier, au dire de Kelly, qui eut recours à cette opération, et elle eut dans ses mains une issue heureuse: depuis, le docteur Barlow a publié un mémoire dans lequel il s'efforce de démontrer que l'avortement artificiel doit être substitué aux opérations sigaultienne et césarienne, dans tous les cas. Ramsbotham dit avoir fait avorter trois fois avec succès une femme chez laquelle on avait jugé la perforation du crâne nécessaire, dans une grossesse précédente; D. Davis, Clough, Wigand et, tout récemment, Bang et le docteur Blundell se sont efforcés de faire prévaloir la doctrine professée par Barlow. M. Costa a même demandé s'il ne serait pas permis d'y avoir recours chez les femmes affectées d'anévrysme au cœur.

1110. En France, on a considéré cette question sous un point de vue qui n'a pas permis d'en discuter la valeur. Nul, a-t-on dit, n'a le droit de détruire un fœtus vivant, même dans les premiers mois de son existence. Or, l'accouchement provoqué avant le septième mois le tue inévitablement, et manque rare-

ment de le faire mourir dans le septième et le huitième. D'ailleurs, si tant est qu'il doive être sacrifié,
pourquoi ne pas attendre le terme du travail; on ne
détruira pas du moins le petit nombre de chances
que l'on a de voir l'accouchement se terminer heureusement.

Pour moi, j'avoue qu'il m'est impossible de mettre
en balance la vie précaire d'un fœtus de trois, quatre,
cinq ou six mois, d'un être qui jusque-là diffère à
peine de la plante, qui ne tient encore par aucun
lien au monde extérieur, avec celle d'une femme
adulte que mille rapports sociaux nous engagent à conserver; en sorte que dans le cas de resserrement extrême, s'il était mathématiquement démontré que l'accouchement à terme fût impossible, je n'hésiterais pas
à conseiller l'avortement dès les premiers mois de la
gestation.

Mais il en est autrement toutes les fois qu'il reste
au moins deux pouces et demi entre le sacrum et le
pubis : comme alors on a vu quelquefois l'expulsion
de l'œuf s'effectuer sans secours, et le fœtus naître
vivant, l'honneur de l'art et l'humanité se réunissent
pour défendre de porter sur l'enfant aucun instrument
meurtrier, ni de rien tenter qui puisse le faire périr.

1111. L'accouchement provoqué à sept mois serait
particulièrement applicable quand le bassin a deux
pouces et demi au moins, et trois pouces moins un quart
au plus, parce qu'il est clair, d'après les mesures prises
par Mme Lachapelle, qu'à sept mois le diamètre bi-
pariétal n'offre pas plus de trois pouces d'étendue, et
qu'il peut en présenter beaucoup moins ; ce qui fait
qu'on a les mêmes chances que si l'accouchement

s'opérait à terme, à travers un diamètre de trois pouces et quelques lignes. Mais comment savoir au juste si le fœtus est viable? Si, pour plus de certitude, on opère quinze jours plus tard, qui donnera l'assurance que la tête n'est pas déjà trop grosse pour franchir les détroits? Et si, à près de huit mois, elle peut les traverser, n'est-il pas probable qu'elle y parviendrait également à la fin du neuvième?

Je suis loin de croire que la difficulté consiste à pénétrer jusqu'aux membranes pour les perforer; cependant les blessures de l'utérus sont tellement redoutables, que l'on doit toujours être effrayé de porter quelque instrument dans son intérieur; ou s'abuserait étrangement ensuite, en s'imaginant que l'avortement ainsi provoqué n'est pas plus dangereux, toutes choses égales d'ailleurs, qu'un accouchement à terme : sans parler des hémorrhagies, des convulsions, des péritonites qui en sont trop souvent l'effet, on doit encore s'attendre à voir le fœtus succomber avant de naître ou immédiatement après, dans la grande majorité des cas. A peine viable, il est trop faible pour supporter les contractions utérines. Si, après que les membranes sont percées, la matrice entre quelquefois assez promptement en action, il arrive aussi qu'elle reste un, deux, trois, et même parfois quinze jours avant de réagir sur le produit de la conception; encore ses contractions sont-elles le plus ordinairement lentes, faibles et trop éloignées les unes des autres pour le chasser quand il est un peu volumineux.

A moins d'attacher peu de prix à la vie du fœtus, cette ressource est donc d'un très-faible avantage; au moins, avant d'en faire un précepte général, mérite-t-elle d'être mûrement examinée par des hommes dépourvus de prévention et d'une manière plus philosophique qu'on ne paraît l'avoir fait jusqu'à présent en Angleterre et en Allemagne.

1112. *Signes qui annoncent la mort du fœtus.* Nul doute que le fœtus ne soit encore vivant, s'il remue, ou si l'auscultation permet d'entendre les mouvemens de son cœur; nul doute aussi qu'il ne soit mort, s'il s'en échappe des lambeaux putréfiés et reconnaissables; mais, à l'exception de ces cas, qui ne laissent pas la moindre incertitude, la question de la vie ou de la mort est ici une des plus délicates de la physiologie, des plus difficiles à résoudre qu'il y ait en tokologie. Il en est de la mort de l'enfant comme de la grossesse; elle s'annonce par des signes nombreux, mais extrêmement variables et jamais certains. Comment en serait-il autrement, puisqu'il est quelquefois impossible de se prononcer sur l'état d'un fœtus qui vient de naître et qu'on a sous les yeux?

Quoi qu'il en soit, les signes de mort peuvent être divisés en deux classes, en rationnels et en sensibles, comme ceux de la gestation. Les signes rationnels s'observent avant ou pendant le travail.

1113. Avant terme, la femme a fait une chute, de grands mouvemens, un effort; s'est heurté l'abdomen contre un corps solide; elle a usé avec trop d'ardeur du coït; s'est abandonnée sans réserve à de vives impressions morales, à des mouvemens inaccoutumés; elle a fait une maladie grave, pris des médicamens très-actifs, enfin elle s'est exposée à quelques-unes des causes qui peuvent produire l'avortement; alors

on a quelque raison de présumer que l'enfant est
mort; si, peu de temps après l'accident, elle a res-
senti des frissons, des nausées, une pesanteur vers le
bassin, du dégoût, des horripilations, du froid au
ventre; si les seins se sont gonflés, remplis de lait,
puis affaissés; si la matrice suit le point le plus déclive du corps, et se porte à droite, à gauche ou en
avant, comme le ferait un corps inerte; si le fœtus a
cessé d'exécuter des mouvemens actifs; si dès lors le
volume du ventre ne change plus, si la bouche exhale
une odeur putrescente, s'il y a un malaise général ou
un état fébrile continuel, la mort de l'enfant est extrêmement probable.

1114. Au moment du travail, la mort est annoncée
par la sortie du méconium, par l'absence complète de
mouvement, par une odeur infecte qui s'échappe du
vagin ou plutôt de l'utérus avec les eaux, par le ralentissement des douleurs, et par la plupart des phénomènes que je mentionnais tout-à-l'heure. On a lieu
de la craindre, surtout, quand le liquide amniotique
s'est écoulé prématurément, ou du moins depuis long-
temps, et que la position est mauvaise, ou que d'une
manière quelconque les contractions utérines ont dû
porter avec force sur le fœtus lui-même.

Les signes sensibles ne sont appréciables qu'à dater
du moment où il est possible de toucher immédiatement quelque partie de l'œuf. Parmi eux on range
la sortie du cordon ombilical et l'absence de ses battemens, l'impossibilité d'obliger l'enfant à se mouvoir,
bien qu'on le soulève dans la matrice, les lambeaux
d'épiderme qui s'enlèvent, le défaut de tumeur rénit-
tente et un peu molle de la tête, la mobilité des os du

crâne, le peu de résistance que le thorax ou toute
autre partie offre à la pression, l'absence des battemens du cœur, etc.

Mais, il faut l'avouer, peut-être n'est-il pas un de
ces symptômes, qui, pris isolément, suffise à l'homme
prudent pour l'autoriser à prononcer sans hésiter
que le fœtus est mort; il en est même très-peu qui
méritent réellement qu'on s'y arrête. C'est de leur
réunion seulement, de leur ensemble, qu'il est parfois permis de tirer des conclusions plus ou moins
rigoureuses : le gonflement des seins, puis leur affaissement, peuvent se rencontrer, quoique l'enfant continue de vivre ; mais ce signe n'en aura pas moins une
grande valeur, s'il coïncide avec la plupart des autres
signes rationnels, (parce que, dit M. Dubois, lorsque le fœtus est mort, l'accouchement, considéré
comme terme du grand acte de la reproduction, est
en quelque sorte fait pour l'organisme, et la révolution
laiteuse tend à s'opérer de la même manière que si
l'œuf était expulsé. On peut en dire autant de ce poids
incommode que sent la femme dans tous ses mouvemens, de ce sentiment de pesanteur qu'elle éprouve
dans le fond du bassin.

Les eaux peuvent être écoulées depuis trois, quatre, dix, quinze, trente, et même cinquante-sept
jours, selon Bauhin, Bœr et M. Morlanne, sans que
le fœtus ait nécessairement cessé de vivre ; mais le
contraire est cependant beaucoup plus ordinaire. Si
le méconium s'échappe et que le pelvis ne soit pas
de partie qui se présente, les craintes doivent être
aussi très-grandes, bien qu'on ait vu plus d'une fois,
en pareil cas, le fœtus ne sortir qu'au bout de plu-

sieurs heures et naître robuste et bien portant : quand le siége descend le premier, la sortie du méconium n'a rien que de très-naturel, c'est la pression que subit le bas-ventre en traversant l'orifice ou les détroits qui la déterminent ; elle est toute mécanique. Quand c'est la tête, au contraire, la même cause n'existe plus, et, en général, les intestins ne se vident pas à moins que les sphincters, affaiblis comme tous les autres muscles, ne se relâchent au point de ne plus offrir aucune résistance à l'action de la matrice ; ce qui n'a guère lieu qu'au moment où l'enfant est près de succomber. Du reste, il ne faudrait pas s'en laisser imposer à ce sujet par l'aspect bourbeux ou la couleur verdâtre des eaux ; car c'est un caractère qu'elles offrent assez souvent sans que le méconium y soit pour rien.

1118. Un fœtus vivant cesse quelquefois tout-à-coup ses actions musculaires et peut rester plusieurs jours, plusieurs semaines, jusqu'à son expulsion complète enfin, sans se mouvoir, et n'avoir cependant couru aucun danger ; d'un autre côté, la femme croit assez souvent le sentir remuer, quand il est réellement mort depuis long-temps ; ainsi qu'il me serait facile d'en relater de nombreux exemples, et que je l'ai vu encore tout récemment avec le docteur Lesible, chez une jeune dame qui est accouchée d'un enfant mort depuis quatre ou cinq jours au moins, bien qu'une heure auparavant elle nous soutînt encore qu'elle le sentait remuer. Cela n'empêche pas ce signe d'avoir une grande valeur pour les praticiens qui savent l'apprécier, et on a de bonnes raisons de s'effrayer quand, dans le cours d'un travail pénible, on s'aperçoit que

le fœtus cesse tout-à-coup de se mouvoir, après s'être
agité avec plus ou moins de violence, et comme con-
vulsivement.

Des lambeaux d'épiderme et des cheveux pourraient, il est vrai, se détacher de quelque point enflammé, gangréné ou ulcéré, sans que l'enfant fût
mort : dans tous les cas, il faudrait, pour rencontrer ce signe, s'il dépendait de la putréfaction, que
la vie eût cessé depuis long-temps ; du reste, j'ai
peine à croire qu'on puisse s'y tromper en examinant
les choses avec quelque attention.

1116. L'odeur qui s'échappe du vagin m'a toujours
paru fort insignifiante tant que la poche des eaux
n'est pas déchirée ; mais, plus tard, je la regarde
comme un des signes les plus certains ; elle dépend
incontestablement de ce que l'air, en pénétrant dans
la cavité utérine fortement échauffée par ses contractions, a favorisé d'une manière très-active la putréfaction de ce qui reste de liquide dans les membranes ; cette odeur se manifeste parfois très-rapidement et peut devenir presqu'insupportable dans l'espace de quelques heures. Il serait difficile de la confondre avec une autre, avec celle qui s'exhale d'une
ulcération, d'une suppuration quelconque, et jusqu'à
présent je ne l'ai jamais rencontrée, que l'enfant ne
soit venu mort.

1117. Quant à la tumeur du cuir chevelu, puisqu'elle est produite par l'accumulation des fluides,
au-dessous du point de la tête, qu'étrangle avec plus
ou moins de force et plus ou moins long-temps le col
de la matrice ou le détroit du bassin, il est évident
qu'elle ne se formera pas si la vie cesse avant la rup-

ture des membranes; mais si l'enfant ne périssait qu'a-
près sa formation, elle pourrait persister ensuite,
comme si la mort n'avait pas lieu; je ne parle point
du chevauchement ni de la mobilité des os du crâne,
parce qu'il est trop facile de s'y méprendre et parce
que ces deux phénomènes peuvent tenir à des causes
trop diverses.

Quand il est possible d'atteindre le cordon ombilical, on constate aisément s'il est encore le siége de
quelques battemens, et je ne vois pas comment ce
signe pourrait tromper un homme instruit, sur l'état
réel de l'enfant; les vaisseaux de cette tige peuvent
suspendre leurs battemens, je le sais, dans le moment
de chaque effort que fait ou la matrice ou la femme,
sans que, pour cela, le fœtus coure réellement de
grands risques; mais ce n'est pas pour avoir exploré le
cordon pendant une contraction, ni parce qu'on a cessé
momentanément de sentir ses pulsations, qu'on déci-
dera que l'enfant est mort. C'est après s'être assuré que
les battemens y sont tout-à-fait anéantis, depuis plusieurs minutes, pendant comme dans l'absence des
contractions utérines, au-dessous comme au-dessus de
la tête, soit qu'il se trouve libre ou qu'il soit comprimé,
que l'accoucheur peut se prononcer sans crainte sur
l'état du fœtus. Pour plus de certitude encore, si la
tête n'avait pas franchi le détroit supérieur, je ne
vois pas pourquoi la main ne serait pas glissée plus ou
moins profondément dans la matrice, à l'effet de savoir si les mouvemens du cœur persistent, et de toucher la tige omphalo-placentaire, plus près de sa
racine ou dans un lieu qui soit à l'abri de toute compression.

1118. Si donc la réunion de ces signes ou des principaux d'entr'eux se rencontrait toujours quand l'enfant a cessé de vivre, on serait rarement embarrassé pour porter son jugement; mais ils manquent si souvent, quand il est indispensable d'agir, quand il n'est plus permis de temporiser, que l'on conçoit facilement comment on a pu pratiquer des opérations graves, mortelles même, sur la femme, quoique l'enfant fût mort, et que d'autres fois on ait morcelé le fœtus encore plein de vie. Jusqu'ici les médecins n'ont fait que des efforts inutiles pour sortir d'une position aussi pénible, et Dieu veuille que le moyen récemment proposé par MM. Bermond, Baudelocque neveu et Toirac, ne trompe pas l'attente de ses inventeurs. Ces trois médecins semblent avoir imaginé en même temps et à l'insçu l'un de l'autre qu'en portant les deux extrémités d'un cercle électrique dans la matrice, sur une partie donnée de l'enfant, ou même tout simplement sur le ventre, on mettrait nécessairement en jeu ses contractions musculaires, s'il n'était pas mort. Il est de fait que le raisonnement et l'analogie sont en faveur de cette idée; mais sur un sujet aussi épineux et si grave, on doit attendre qu'une plus longue expérience ait parlé et ne pas se prononcer légèrement.

1119. Le fœtus est vivant, et, pour le conserver tel, il faut agrandir les ouvertures qu'il doit traverser ou lui en pratiquer de nouvelles: au commencement du dernier siècle encore, lorsque les accoucheurs se trouvaient en présence d'un bassin vicié au point de rendre l'accouchement impossible, ils aimaient mieux sacrifier l'enfant que de pratiquer aucune opération sur la mère. Sous ce rapport, les uns, plus hardis, avec Mauriceau, avaient recours de suite à l'embryotomie, ou pour le moins à la céphalotomie, tandis que d'autres, avec De la Motte, plus timides, plus humains en apparence, mais encore plus barbares en réalité, attendaient patiemment la mort de l'enfant pour le morceler; aujourd'hui que la symphyséotomie et l'opération césarienne ont été mises en usage un grand nombre de fois avec succès, l'embryotomie n'est plus admise que dans les cas où tout annonce que le fœtus est mort ou ne peut pas vivre.

SECTION III.

De la Symphyséotomie.

1120. *Historique.* Persuadés que les articulations, que les os même du bassin étaient susceptibles de se ramollir pendant la grossesse, Fernel, S. Pineau et plusieurs autres auteurs anciens, imaginèrent qu'il serait bon d'en favoriser le ramollissement dans les cas d'angustie pelvienne, et qu'on y parviendrait peut-être au moyen d'embrocations, de cataplasmes et de bains locaux ou généraux; fondés sur ces traditions vulgaires dont parlent Riolan et Paré, et qui font croire au peuple que dans divers pays on brise les os pubis aux petites filles, dès leur naissance, pour rendre, chez elles, la parturition plus facile, sur ce que Galien a dit en parlant du bassin, *non tantùm dilatari, sed et secari tutò possunt, ut internis succurratur*, quelques modernes ont pensé que la symphyséotomie avait été entrevue dès la plus haute antiquité ; il est vrai que Cl. Delacourvée (1) fait mention d'une femme contrefaite qui mourut avant d'être délivrée, sur le cadavre de laquelle il divisa la symphyse des pubis pour agrandir le bassin ; Plenk s'est comporté de la même manière en 1766, sur un autre sujet ; mais il est juste d'avouer aussi que personne n'avait formellement songé à proposer cette opération sur la femme vivante, dans le but de faciliter l'accouchement, lorsque Sigault, encore élève en médecine, en fit le sujet d'un mémoire qu'il présenta en 1768 à l'Académie de Chirurgie.

1121. C'est donc à ce chirurgien qu'est réellement due l'idée de la symphyséotomie ; l'Académie voulut à peine en écouter la première proposition, et Louis, qui en fit part à Camper, la traita comme un projet ridicule, sorti d'une jeune tête encore incapable de réflexion ; mais le célèbre hollandais n'en jugea pas de même, et, après plusieurs essais sur le cadavre, répondit au secrétaire de l'Académie qu'un jour à venir il ne serait pas impossible d'en tirer un grand parti. Sigault, de son côté, ne se déconcerta point et reproduisit la même idée dans sa thèse aux écoles d'Angers en 1773. Quatre ans après il pratiqua son opération en présence de A. Leroy, sur la femme Supiot, et fut assez heureux pour sauver la mère et l'enfant. Ce succès causa un enthousiasme extraordinaire ; les cent voix de la renommée parurent insuffisantes pour célébrer la gloire de l'auteur d'une si belle découverte. La faculté de médecine de Paris

____

(1) *De Nutr. Fœtus in utero paradoxa*. Dantisci, 1655.

ne crut pas trop le récompenser en rendant un décret solennel, et en faisant graver une médaille en son
honneur ; de façon que ce même Sigault, que l'Académie de Chirurgie n'avait pas daigné entendre quelques années auparavant, fut bientôt proclamé le premier bienfaiteur de l'humanité et presque l'égal des
Dieux. Une pareille exagération ne tarda pas à rencontrer une vive opposition parmi les chirurgiens,
et devint le signal d'un combat, auquel un très-
grand nombre de médecins de différens pays de
l'Europe crurent devoir prendre part. L'Académie
de Médecine soutint avec chaleur les idées de Sigault ; l'Académie de Chirurgie, autant peut-être
par dépit de ne pas les avoir retenues dans son
sein, que par conviction, continua à les repousser avec non moins d'ardeur. De part et d'autre
on fut injuste : la dispute devint scandaleuse ; on publia des libelles ; les personnalités ne furent point
épargnées, et, divisés en *symphysiens* et en *césariens*,
comme on les appelait alors, les accoucheurs, achar-
nés les uns contre les autres, n'eurent pas honte d'a-
limenter cette controverse, bizarre autant qu'extraordinaire, jusqu'au commencement du siècle actuel,
sans pouvoir s'entendre. Plenck, Siebold, A. Leroy, Baudelocque, Saccombe, Giraud, Ansiaux
descendirent dans l'arène, mais sans s'apercevoir
que la question avait été mal posée. Sigault, en
effet, eut tort de donner la symphyséotomie comme
devant remplacer l'opération césarienne ; tous les suf-
frages se seraient tournés de son côté s'il ne l'eût
proposée que comme une nouvelle ressource propre
à enrichir l'art, comme une opération qui devait avoir

ses applications, ses avantages et ses dangers particuliers, et finir par rendre la céphalotomie et l'opération césarienne plus rarement indispensables. Wei-
deman, Desgranges, l'envisagèrent des premiers sous
ce dernier point de vue, et, en les imitant, Thouret
et M. Gardien ont enfin mis un terme à cette polé-
mique dégoûtante, qui servit de prétexte et de voile
à la jalousie, à l'envieuse rivalité de toutes les médio-
crités de l'époque, pour dénigrer une foule d'hommes
recommandables.

Mais aujourd'hui que toutes les passions soulevées
à l'occasion de cette querelle sont éteintes, il est facile d'apprécier la symphyséotomie à sa juste valeur.

1122. *Mécanisme.* Quand on divise le fibro-carti-
lage inter-pubien, soit après la mort, soit pendant la
vie, les os s'écartent, en général, d'environ un pouce
spontanément, et cet écartement pourrait, à la rigueur, être porté jusqu'à trois pouces artificiellement, sans désorganiser les articulations postérieures :
quand le cartilage est divisé, l'os coxal représente en
quelque sorte un levier du premier genre; le centre
de mouvement se trouve à la partie postérieure de la
facette articulaire du sacrum; la branche postérieure
de ce levier, très-courte, et formée par la tubérosité
de l'ilium, est entraînée en arrière et vers la ligne médiane par les ligamens sacro-iliaques postérieurs; sa
branche antérieure, fortement coudée, s'écarte en
proportion de son excès de longueur sur la branche
puissante; le devant des symphyses postérieures s'entr'ouvre; la toile fibreuse qui les recouvre cède, s'allonge, se redresse, se décolle; le coussinet élastique,
qui est en arrière, s'affaisse, et le sacrum, comprimé

d'arrière en avant, tend à s'échapper vers l'intérieur du bassin. Quand le chirurgien ajoute encore à l'écartement des pubis en pressant sur les crêtes iliaques, la puissance est transportée sur la branche antérieure du levier, et l'on sent dès-lors qu'il ne faudrait pas un bien violent effort pour déchirer tous les liens des articulations postérieures. C'est dans ce cas, surtout, qu'au dire de certains accoucheurs, le déplacement du sacrum en avant doit faire disparaître l'agrandissement du diamètre antéro-postérieur à mesure qu'il s'effectue. Sur le bassin vide et sur des pièces de carton, il en est réellement ainsi; mais sur la femme vivante, en même temps que les pubis s'éloignent, la tête repousse le sacrum en arrière, au-delà de ses limites naturelles, bien plutôt qu'elle ne lui permet de s'avancer dans l'excavation. Cependant il serait dangereux, pour la plupart des femmes, d'éloigner les os pubis l'un de l'autre de plus d'un à deux pouces : on ne pourrait aller au-delà, sans déchirer le tissu cellulaire lâche et abondant de l'excavation, les ligamens sacro-iliaques antérieurs et une partie des postérieurs, sans donner lieu aux douleurs les plus violentes, et sans faire naître les inflammations les plus redoutables, à moins que les symphyses ne fussent déjà fortement ramollies d'avance, et, dans ce dernier cas, il n'est pas probable que la symphyséotomie soit jamais nécessaire. Puisque vous convenez, disent les antagonistes de l'opération, d'une part, qu'il n'est pas prudent de tenter un écartement de plus de deux pouces ou de deux pouces et demi; de l'autre, que le diamètre antéro-postérieur n'est agrandi que de deux lignes pour un pouce, de quatre lignes pour deux pouces, de six à huit lignes pour trois pouces (1), il est évident que vous ne pouvez compter que sur trois à quatre lignes d'ampliation : or, est-il permis, pour ne gagner que trois lignes, ou deux, peut-être, de pratiquer une opération aussi grave ? Cet argument a paru presque sans réplique d'abord ; ensuite on a répondu : sans doute nous n'obtenons que trois lignes d'allongement du diamètre antéro-postérieur, mais en s'engageant dans le vide inter-pubien, la bosse pariétale ou la saillie de l'occiput ôte au moins trois ou quatre lignes à l'un des diamètres de la tête ; en sorte que nous gagnons pour le moins un demi-pouce. En parlant ainsi, on n'a pas fait attention que c'est ordinairement derrière le corps du pubis ou la cavité cotyloïde, et non à la face postérieure de la symphyse, que se trouve l'occiput ou la bosse pariétale. Mais aussi cette dernière disposition donne à son tour un très-grand avantage à l'opération, et je suis étonné que les auteurs en aient à peine parlé. Je veux dire que si le diamètre antéro-postérieur n'est agrandi que de deux à trois lignes, les obliques le seront au moins de cinq à six ; et, comme ce n'est pas directement d'avant en arrière, mais bien obliquement, que sont dirigés les axes occipito-frontal, bregmatique et bi-pariétal, il en résulte qu'au fond la section du pubis semble être moins limitée dans ses applications qu'on ne l'admet généralement. Les recherches de M. Desgranges prouvent qu'elle permet d'agrandir de près d'un pouce les diamètres oblique

(1) Boer prétend même que, poussé à l'extrême, cet écartement ne peut jamais donner plus de trois lignes d'ampliation au diamètre antéro-postérieur.

et transverse du bassin ; qu'au détroit inférieur, surtout, elle procurerait une ampliation considérable, et
que, sous ce rapport, il y aurait encore, je crois,
quelques expériences à tenter.

1123. *Avantages et inconvéniens.* La symphyséotomie paraît donc applicable toutes les fois que quatre,
cinq ou six lignes de plus permettraient à la tête
de passer, toutes les fois, par exemple, que le forceps est insuffisant, et que cependant le plus petit
diamètre du bassin offre plus de deux pouces et demi
d'étendue. Mais comme il est rarement possible de
constater sur la femme vivante jusqu'à quel point
la tête est susceptible de se laisser réduire par la
pression, et si le détroit a plutôt deux pouces huit
lignes que deux pouces et demi, il s'en est suivi
qu'embarrassés pour marquer le point où la section
pubienne commence à devenir indispensable, et celui
où elle n'est plus suffisante, les accoucheurs se décident plus volontiers pour l'opération césarienne,
une fois qu'ils ont reconnu l'absolue nécessité de
sauver la vie de l'enfant. Quant à ses dangers, il me
paraît difficile de les prévenir, dès que le volume de
la tête exige un écartement un peu considérable, et
toutes les fois que les articulations pelviennes sont
peu relâchées naturellement. Quand même on se dis-
penserait d'agir sur les hanches ou les cuisses pour
écarter les pubis, il n'en faudra pas moins que l'enfant sorte, et, soit qu'on l'entraîne avec le forceps,
par la version, ou que les contractions suffisent pour
la chasser, rien ne me paraît capable d'empêcher la
tête, en traversant le détroit resserré, de distendre
avec violence les articulations postérieures, de les

déchirer même, pour peu que ses dimensions dé-
passent celles du cercle qu'elle doit franchir.

Je suis loin de penser, cependant, avec Denman, Lauverjat, Hunter, Osborn, M. Dewees, qu'on
doive la rejeter dans tous les cas; je veux seulement
faire sentir que ses partisans en ont trop atténué les
dangers et singulièrement exagéré les avantages.

C'est le seul moyen de salut qu'on puisse invoquer : 1°. lorsque la tête se trouve enclavée dans
l'excavation, après avoir traversé un détroit supérieur
très-resserré; 2°. quand la tête a franchi l'orifice et
qu'elle est arrêtée par l'angustie du détroit inférieur;
3°. quand le tronc est dehors, la vie de l'enfant non
douteuse, et la tête dans l'impossibilité de franchir
les voies naturelles. Dans ces trois cas, elle est préférable à l'opération césarienne, même après la mort
de la femme; et cela, parce qu'il serait presque impossible de ne pas faire périr l'enfant en cherchant à
l'extraire par l'ouverture abdominale.

1124. En outre, elle offre des avantages incontestables toutes les fois que le resserrement porte sur les
diamètres transversal et oblique; qu'il existe au détroit
inférieur; qu'il dépend de la barrure, d'une exostose,
d'une tumeur solide quelconque placée latéralement,
d'une saillie de la cavité cotyloïde; il en est de même
dans l'enclavement, soit que l'espèce de paragomphose
décrite par Rœderer ait lieu, soit que la tête se trouve
prise par les deux extrémités de son diamètre bi-pariétal ou occipito-frontal, ou de toute autre manière qui
l'empêche de descendre et de pouvoir être facilement
repoussée; que cet enclavement enfin soit entendu
à la manière de Baudelocque, de Mme Lachapelle, ou

de M. Desormeaux, pourvu toutefois que le détroit inférieur ne soit pas rétréci à l'extrême; on voit, au reste, que si l'allongement du diamètre sacro-pubien produit par la section des pubis doit être, dans certains cas, d'autant plus considérable que le resserrement du bassin était plus prononcé, ainsi que l'ont avancé Giraud et Ansiaux, il peut arriver aussi tout le contraire, comme l'ont très-bien remarqué Boer et Mme Lachapelle.

1125. Pour la pratiquer, il faut : 1°. que le fœtus soit vivant; car, quoi qu'en dise M. Gardien, quand la symphyséotomie est indiquée, s'il était mort, la céphalotomie, toujours suffisante alors, devrait être préférée ; 2°. que la présentation soit naturelle et, autant que possible, qu'on ne soit pas obligé par la suite d'entraîner l'enfant par les pieds, parce que la version le fait trop souvent périr; 3°. que le col utérin soit largement dilaté : car autrement on n'aurait pas la certitude que l'opération est indispensable, et de plus, après son exécution, on se trouverait dans l'impossibilité de terminer l'accouchement avec toute la promptitude nécessaire ; 4°. que la femme soit assez jeune pour qu'on n'ait pas à craindre l'ankylose du bassin.

1126. *Mode opératoire*. La malade, placée sur une table à opération ou sur son lit, comme pour l'application du forceps, ayant les cuisses et les jambes légèrement fléchies et convenablement écartées, un aide lui soutient les épaules, deux autres s'emparent de ses genoux, un quatrième tend la peau du ventre, et un cinquième est chargé de donner à l'opérateur les instrumens dont il peut avoir besoin.

1127. Situé à droite ou entre les jambes de la femme, le chirurgien, armé d'un bistouri convexe et bien tranchant, fait une incision qui doit commencer un peu au-dessus de la symphyse et se prolonger tout auprès du clitoris; cette incision comprend la peau, préalablement rasée, et toutes les parties molles qui constituent le mont de Vénus; parallèle à la ligne médiane, elle doit tomber, autant que possible, sur le milieu de l'articulation; à sa partie inférieure, cependant, il est bon de l'incliner un peu de côté, entre le sommet de la grande et de la petite lèvre, de séparer même de la branche pubienne une des racines du clitoris, afin d'éviter plus tard des déchirures dangereuses. Il ne peut y avoir que de très-petites artères à lier, à moins qu'on n'ait divisé la honteuse interne, en prolongeant avec trop peu de précaution la section des parties par en bas. Pour diviser le cartilage, les uns ont conseillé d'agir de bas en haut, d'autres de haut en bas, plusieurs d'arrière en avant ou de dedans en dehors, et le plus grand nombre d'avant en arrière. Il en est qui se sont servis d'un bistouri, d'une sorte de scalpel en rondache, du couteau pliant d'Aitken, du bistouri boutonné ou du bistouri ordinaire, dont M. Gardien recommande de couvrir la pointe avec l'ongle de l'indicateur gauche pour prévenir toute lésion des organes internes. En pareil cas, on ne peut contester à chacun le droit de choisir l'instrument qui lui plaît le mieux; pour moi, je pense qu'ici comme ailleurs, c'est bien plus à la main qui agit qu'à la forme du bistouri qu'il faut avoir égard, et que la seule qualité essentielle du couteau opérateur est qu'il soit solide et bien affilé. Le plus sûr est de couper le cartilage de haut en bas et de la face cutanée vers la face pelvienne de la symphyse. En haut, l'incision doit se prolonger, dans l'étendue d'un demi-pouce ou même d'un pouce, sur la ligne blanche. Pour ne pas s'exposer à blesser la vessie ou l'urèthre, comme il est arrivé à quelques chirurgiens qui sont allés du même coup jusqu'à la tête de l'enfant, à travers la poche urinaire et la matrice, il suffira toujours, je pense, de maintenir la lame du bistouri à quelque distance de sa pointe, avec le pouce et l'indicateur de la main gauche, pendant qu'on en fait agir le tranchant avec la main droite : dans le but d'éviter plus sûrement encore le réservoir de l'urine et son canal excréteur, on pratique le cathétérisme dès le principe ou du moins avant de commencer le second temps de l'opération. Par ce moyen on vide la vessie, et la sonde sert à rejeter l'urèthre un peu à droite, pendant qu'on incline légèrement à gauche l'incision du ligament sous-pubien. Quand l'appareil ligamenteux est en grande partie traversé, on redouble de précautions ; on ne coupe plus qu'en traînant, en quelque sorte, la pointe de l'instrument, et l'on cesse de s'en servir dès qu'il ne rencontre plus rien d'élastique et de résistant à diviser.

1128. Effrayé des désordres imaginaires que l'air devait produire en pénétrant dans l'articulation, A. Leroy conseilla de faire l'opération en deux temps : pour cela, M. Lescure, son élève, veut qu'on fasse d'abord une incision de neuf à dix lignes à la peau ; puis, qu'après avoir coupé le tiers du cartilage avec une extrême lenteur, on revienne prolonger la section des ligamens jusqu'au clitoris, pour retourner ensuite

au cartilage qui reste à couper : « Sans s'inquiéter au-
» cunement du sang qui sort des petits vaisseaux hon-
» teux externes, on fait cette section, dit-il, avec beau-
» coup de lenteur et en tâtonnant le cartilage. »

D'autres ont pensé atteindre plus sûrement encore
le même but en ne divisant la peau qu'au-dessus et
au-dessous de la symphyse ou bien seulement dans
l'étendue de quelques lignes vis-à-vis de sa partie
moyenne, ce qui devait très-certainement rendre fort
difficile la section du ligament ; mais aujourd'hui on
est revenu de ces craintes mal fondées : tout le monde
sait que les accidens qui suivent trop souvent la symphyséotomie sont étrangers à l'action de l'air sur le
cartilage, et qu'au surplus les modifications dans le
procédé opératoire ne la préviendraient en aucune
manière.

1129. Avant de commencer, il importe de s'assurer du lieu qu'occupe l'articulation ; car lorsque
le bassin est vicié, il n'est pas rare de la trouver assez
fortement déviée à droite ou à gauche, pour que plus
d'une fois on soit tombé sur le corps des os au lieu
de mettre le cartilage à découvert.

S'il arrivait que la symphyse fût ossifiée, comme
dans les bassins cités par Wiedemann, Lauverjat,
et comme Boer et M⁽ᵐᵉ⁾ Lachapelle disent qu'on
la rencontre assez souvent, il y aurait si peu de
chances d'obtenir un agrandissement un peu considérable, qu'au lieu de scier l'articulation, comme l'a
fait Siebold, j'aimerais mieux avoir recours à l'opération césarienne. En portant la scie en dehors de la
symphyse, sur le corps même de l'os, d'après le conseil de M. Desgranges, l'opération ne serait ni plus

ni moins dangereuse; car ici c'est en arrière, dans les articulations sacro-iliaques, et non pas en avant, que se trouve la difficulté.

1130. Aussitôt après la section du cartilage, la branche postérieure du levier coudé, que forme l'os coxal, entraînée par l'élasticité des ligamens sacro-iliaques postérieurs, produit un écartement de six à douze lignes entre les pubis. Cet écartement doit nécessairement varier, selon le degré d'étroitesse du bassin et selon le degré de consistance et de ramollissement des symphyses : s'il s'opère parfois par portions égales aux dépens des deux os, il doit aussi porter d'autres fois beaucoup plus sur l'un que sur l'autre. Quoi qu'il en soit, j'ai peine à comprendre qu'il puisse aller de lui-même assez loin pour devenir dangereux et pour qu'il soit utile de le borner, comme on l'a recommandé, en fixant les hanches avant la fin de l'opération. Au contraire, on est presque toujours forcé, pour le porter au point convenable, de presser d'avant en arrière et de dedans en dehors avec lenteur et modération sur les épines iliaques, ou d'écarter avec ménagement les cuisses de la femme.

1131. Malheureusement, quand l'opération est terminée, l'accouchement est loin d'être effectué. Si les contractions sont énergiques et bien soutenues, on l'abandonne aux ressources de la nature, à laquelle il serait sans doute mieux aussi de s'en remettre du soin d'amener au degré convenable l'écartement des os; mais si la matrice ne réagit pas, si le travail languit ou s'il survient quelque accident qui réclame l'extraction prompte de l'enfant, on est bien obligé d'appliquer le forceps ou de pratiquer la version, en se conformant du reste aux préceptes qui ont été posés plus haut ; en se souvenant, en outre, que la version fait courir les plus grands risques au fœtus, et que c'est pour lui conserver la vie qu'on a soumis sa mère à la section des pubis.

Je craindrais tellement d'être obligé de ramener les pieds en pareil cas, à moins qu'ils ne se fussent présentés d'avance, que je donnerais, sans hésiter, le seigle ergoté pour exciter les contractions utérines, et que je tenterais l'emploi du forceps, même dans les cas où la tête, encore engagée dans le détroit supérieur, se trouverait placée transversalement. C'est pendant cette partie du travail qu'il serait probablement nécessaire de soutenir les hanches ou la totalité du bassin, soit avec les mains, soit avec un bandage approprié, pour empêcher les articulations d'être trop profondément déchirées par la pression excentrique de la tête ou les efforts de l'accoucheur.

1132. *Pansement.* Une fois la parturition opérée, on nettoie la femme ; on rapproche les pubis l'un de l'autre ; de la charpie enduite de cérat et des compresses sont placées sur la plaie ; un bandage de corps, passé autour du bassin, maintient le tout et doit être assez serré pour s'opposer, au moins jusqu'à un certain point, à un nouvel écartement des os ; la malade, reportée dans son lit, doit y rester couchée sur le dos, et garder le repos le plus complet ; ses cuisses, surtout, ne doivent exécuter aucun mouvement pendant six semaines ou deux mois, temps indispensable pour la consolidation des symphyses ; on la tient d'ailleurs au régime des opérations graves, et l'on combat les accidens avec énergie, s'il en survient.

Il faut soigner l'écoulement des lochies, faire des injections émollientes ou détersives dans le vagin, s'il menace de cesser avant le temps ordinaire, conseiller à la femme de nourrir son enfant, s'il est possible, et veiller à ce que les lèvres de la plaie restent constamment en contact. Qnand le terme de la guérison approche, on ne doit permettre les mouvemens, et surtout la marche, qu'avec une grande réserve. Pour peu qu'il y ait encore de mobilité et de douleur dans le bassin, on en revient au repos pour un temps plus ou moins long, et souvent ce n'est qu'au bout de trois ou quatre mois que la station et la progression sont possibles sans danger. Rien n'est plus à désirer, sans doute, que la consolidation de la symphyse divisée; mais on a vu des femmes chez lesquelles on ne l'avait pas obtenue, et qui ont cependant pu marcher, se tenir debout et même sauter, sans en être sensiblement incommodées, disposition qu'on explique par la grande solidité qu'avaient acquise les symphyses postérieures. MM. Mansuy et Dubois ont relaté chacun une observation de ce genre. A. Léroy et M. Lescure vont même jusqu'à dire qu'on doit la favoriser, en n'appliquant point de bandage autour du bassin; ils prétendent, et peut-être n'ont-ils pas entièrement tort, que le vide de la symphyse se remplit de tissu cellulo-fibreux, qui n'empêche pas la solidité des articles, et qui fait que, par la suite, la femme accouche avec beaucoup plus de facilité.

1133. *Résultat.* Au total, quand on considère que sur quarante-trois femmes qui ont subi la symphyséotomie, il en est mort quatorze ; que plusieurs sont

restées infirmes pour toute leur vie, notamment
les deux dont parle Mme. Lachapelle, et qui furent
opérées à la Maternité ; que chez un certain nombre l'opération n'était pas indispensable, puisque,
comme on peut le voir dans l'ouvrage de Baudelocque, elles sont accouchées plus tard sans secours et sans difficulté ; que le plus souvent l'enfant
n'a pas survécu, et qu'il doit succomber, en effet,
dans la plupart des cas, à cause de la version ou de
l'application du forceps qu'on est presque toujours
obligé de tenter ; enfin, comme le dit Lauverjat, que
sur dix-huit opérations, vingt-un individus, mères
ou enfans, sont morts ; qu'il a fallu recourir deux
fois à l'opération césarienne ; que cinq ont été suivies d'incontinence d'urine, et une de claudication ;
que sur les trente-quatre cas dont parle Baudelocque,
on ne sauva que onze enfans ; quand on considère,
dis-je, tous ces dangers, et qu'on les met en balance
avec les avantages qu'on en retire dans les cas les plus
heureux, il est difficile de ne pas convenir, avec
M. Desormeaux, qu'au fond la section des pubis n'est
guères moins grave que l'opération césarienne, et que
son usage doit se renfermer dans des limites assez
étroites.

1134. *Procédé de M. Catolica.* Si j'ai bien compris
ce que m'en a dit le professeur Vulpès, il paraîtrait
que le docteur Catolica, de Naples, remplace la symphyséotomie par une autre opération, qui ne serait,
à proprement parler, qu'une modification de ce qu'a-
vait déjà proposé Desgranges, de Lyon. Au lieu de
diviser le cartilage, il veut qu'on fasse, des deux côtés, la section du corps et de la branche des pubis,
entre les deux trous sous-pubiens, comme l'avait déjà

conseillé Aitken. De cette manière, les symphyses sacro-iliaques restent intactes; on ne court aucun risque de blesser la vessie ni l'urèthre; le tissu cellulaire du bassin est à peine tiraillé, la consolidation est facile à obtenir; point d'abcès, point de carie, point de fistule, ni de claudication, ni de péritonite à redouter, et l'on obtient une ampliation considérable du diamètre sacro-pubien. Je ne connais pas assez les raisons de l'auteur pour me permettre de le combattre ou de l'approuver, et, en attendant un plus ample informé, je me contenterai du peu que je viens de dire.

SECTION IV.

De l'Opération césarienne (hystérotomie, hystérotomotokie, enfantement césarien, gastro-hystérotomie.)

On donne le nom de section césarienne à l'ouverture qu'on fait au ventre et à la matrice pour extraire l'enfant, quand il ne peut sortir par les voies naturelles; par extension, on le donne aussi, depuis Simon, à l'incision ou aux incisions qu'il est quelquefois nécessaire de pratiquer sur le col utérin, dans le but de favoriser le passage de la tête.

1135. *Historique.* Comme perdue dans la nuit des temps, l'origine de cette opération n'a pu jusqu'ici être précisée par personne. Dans les siècles fabuleux, les uns ont dit qu'un fœtus, fils de Jupiter, fut retiré du ventre de Sémélé par Mercure. Les Romains ont avancé la même chose d'Esculape, qui fut extrait du ventre de sa mère par Apollon, lorsqu'elle était déjà sur le bûcher qui devait bientôt la consumer. Virgile dit aussi que Lycus vint au monde de cette manière. Ces traditions vagues, un passage de Pline et de quelques lois romaines portent à croire que l'opération césarienne était en usage dans les temps les plus reculés. M. Mansfeld, dans un travail dont le *Bulletin des Sciences médicales* renferme un extrait, cherche même à prouver qu'elle était pratiquée chez les juifs. Il est dit, dans le Talmoud et le Mischajoth, que l'enfant né par la section du ventre n'a pas le droit de primogéniture. Jaschi l'a décrite dans son commentaire sur le *Nidda*, et dit que les femmes qui l'ont subie ne sont point obligées aux quarante jours de purification. Rien ne prouve cependant d'une manière authentique qu'elle ait été pratiquée sur la femme vivante avant 1520, à moins qu'on n'admette comme certaine l'observation de cette dame de Craon, qui, au dire de Goulin, fut soumise à la section du ventre, en 1424, et y survécut ainsi que son enfant. Les anciens médecins grecs et latins n'en parlent en aucune manière. Guy de Chauliac, qui semble l'avoir décrite le premier, se fondant sur le passage suivant, tiré de Pline ; *Auspicatiùs, enectà parente, gignuntur, sicut Scipio africanus prior natus, primusque cæsus, cæso matris utero, dictus ; quâ de causâ, cæsones appellati. Simili modo natus est Manlius qui Carthaginem cum exercitu intravit,* croit qu'elle a pris son nom de Jules César, d'autres ont prétendu, au contraire, que c'était de l'opération que ce général et sa famille avaient tiré le leur. Bayle remarque qu'Aurélie, mère de César, vivait encore à l'époque où son fils vint en Bretagne, et qu'on doit par conséquent rejeter parmi les fables l'histoire racontée par Pline ; les recherches de Weidemann et de Sprengel n'ayant pas donné de solution satisfaisante sur ce sujet, on est forcé d'avouer que l'étymologie de l'opération césarienne n'est pas mieux connue que son origine.

1136. Rousset est le premier auteur qui ait osé soutenir qu'on peut, qu'on doit même y avoir recours pendant la vie ; après avoir invoqué diverses expériences et de nombreuses analogies, il mentionne sept femmes qui avaient été soumises à l'opération césarienne avec un plein succès ; mais l'observation de la femme Godon, qui fut opérée sept fois, celle dont parlent les chirurgiens Lenoir et Lebrun, qui opérèrent trois fois le même sujet, le récit d'Alibax, de Sens, de Colot, le fait de cette autre femme qui avait une longue cicatrice au côté droit du ventre, et qui dit qu'on lui avait extrait un fœtus par cet endroit sept années auparavant, sont-ils bien authentiques ? Doit-on prendre à la lettre ce que dit G. Bauhin de cette Alipaschie, de Siergershensen, en Allemagne, qui fut opérée par J. Nufer, son mari, châtreur de bétail, après avoir été abandonnée par plusieurs sages-femmes, et qui se rétablit si bien, qu'au bout de quelques années elle accoucha sans danger de deux autres enfans? Que penser de cet autre fait, dont parlent Paré et Schenk, et qui a pour sujet Nicole Béranger? Comment se fait-il que cette femme soit accouchée, deux années plus tard, d'une fille et ensuite d'un garçon, si elle avait eu besoin de subir l'opération césarienne? J'en dirai autant d'Élisabeth Turgois, qui accoucha par la suite de quatre enfans

53*

par les voies naturelles, au dire même de Bauhin. Enfin, il est sûr que des soixante et quelques observations relatées par Rousset, Bauhin et Simon, il n'y en a qu'un très-petit nombre qui soient tout-à-fait concluantes, et que Paré, Guillemeau, Marchant, Mauriceau, de La Motte, et tous ceux qui ne voulaient se laisser convaincre que par des faits avérés, ne durent pas manquer d'excellentes raisons pour combattre les assertions de Rousset.

1137. Quoi qu'il en soit, d'après Baudelocque lui-même, la section césarienne a été faite vingt-quatre fois avec succès, depuis 1750 jusqu'au commencement de ce siècle, et, sans compter les deux observations de Lauverjat, qui sont incontestables, elle l'a été depuis deux fois à Nantes, sur la même femme, par Bacqua, une fois par M. Le Maistre, d'Aix, une fois par M. Dariste, à la Martinique, une fois par Vonderfuhr, en 1823, à Dahlen, une autre fois, le 18 mai 1827, par les médecins de l'hôpital de Florence; deux fois par Schenck, une fois par Bulk, une fois par Grœfe, une fois par Leuch, une fois par Buren, une autre fois, tout récemment, aux colonies; de sorte qu'on ne peut plus se refuser de croire maintenant à la possibilité de sauver au moins quelques femmes par l'opération césarienne.

1138. Il n'est pas permis, cependant, d'en nier le danger. Boërhaave et Boer ont eu tort sans doute d'avancer qu'on obtient à peine un succès sur quatorze opérations; mais il est au moins certain qu'elle a été pratiquée quatre fois à la Maternité de Paris depuis vingt ans, et que les quatre femmes y ont succombé; que de soixante-treize cas cités par

Baudelocque, quarante-deux ont été suivis de la mort; que sur cent six faits rapportés par Sprengel, quarante-cinq n'ont point eu de succès, et que sur les deux cent trente-une opérations dont parlent Kellie et Hull, cent vingt-trois n'ont point empêché les femmes de mourir; ajoutons que tous les cas de réussite ont très-certainement été publiés, et qu'il en est un grand nombre dont l'authenticité peut être justement contestée; tandis que, selon toutes les apparences, il n'en a pas été de même des cas malheureux dont on pourrait bien avoir tu le plus grand nombre. On peut donc dire que jusqu'à présent l'opération césarienne a été mortelle, au moins une fois sur deux, et que Tenon s'est trompé, en affirmant que depuis le temps de Bauhin on l'a pratiquée à l'Hôtel-Dieu sur soixante-dix femmes qui ont survécu. Au rapport de J. Burns et de S. Cooper, elle n'a point encore eu un seul exemple bien avéré de succès dans toute la Grande-Bretagne, bien qu'elle y ait été pratiquée quinze à vingt fois.

Ces détails suffiront, je pense, pour en faire sentir toute la gravité aux jeunes praticiens, et pour les empêcher d'y avoir recours sans une nécessité absolue.

A priori, on ne conçoit pas bien néanmoins qu'elle puisse être aussi redoutable. La plaie qu'on est obligé de faire aux parois abdominales est très-large, à la vérité, mais les parties qu'on divise, sont peu délicates; point d'artères, point de nerfs volumineux, rien de bien important à ménager; on blesse le péritoine, mais les organes digestifs peuvent être facilement évités; combien de fois, d'ailleurs, n'a-t-on pas vu les éventrations les plus larges et les plus compliquées, des plaies pénétrantes de toute espèce, ne donner lieu qu'à des accidens peu graves, et permettre aux malades de se rétablir; n'ouvre-t-on pas tous les jours la membrane séreuse du ventre, sans en être effrayé, chez les sujets affectés de hernie étranglée? La blessure de la matrice serait-elle donc par elle-même si dangereuse? mais tout indique, au contraire, dans cet organe une irritabilité peu développée, peu de tendance à contracter des inflammations, et les meilleures conditions pour que la cicatrisation se fasse sûrement et promptement. N'a-t-on pas maintes observations de femmes qui ont subi l'opération césarienne avec succès à la suite d'une déchirure de l'utérus, et notamment celle qu'a publiée tout récemment le docteur Frank? La plaie, très-large d'abord, se réduit bientôt des quatre cinquièmes ou des cinq sixièmes, et l'hémorrhagie cesse trop vîte, quand l'organe est libre de se rétracter, pour être réellement à craindre. Enfin, à l'aide de précautions bien entendues, n'est-il pas possible d'empêcher l'eau de l'amnios, le sang et autres fluides de s'épancher dans le péritoine pendant et immédiatement après l'opération?

1139. Il semblerait donc que ce n'est pas autant par elle-même que par suite de l'état particulier dans lequel on opère les femmes, que la section césarienne est si grave. En conséquence, j'ai peine à me défendre de cette idée, que si on agissait dès que l'indication est bien positive, sans attendre que la personne se fût épuisée en vains efforts, que l'utérus fût tombé dans l'inertie, ou près d'être enflammé, s'il ne l'est déjà, que la péritonite ou l'entérite fussent imminentes ou déclarées, que la vie enfin parût gravement compromise, l'opération césarienne ne serait pas à beaucoup près aussi fréquemment mortelle, qu'on l'a malheureusement observé jusqu'ici.

A l'appui de cette manière de voir, qu'il me soit permis d'invoquer le sentiment du docteur Hull, qui attribue les résultats fâcheux obtenus par ses compatriotes, à ce qu'en Angleterre on ne pratique jamais cette opération que dans des cas désespérés, tandis que sur le continent on y a recours plus volontiers de bonne heure.

1140. Lorsque le plus petit diamètre du bassin a moins de quinze lignes, que le fœtus vive ou qu'il soit mort, l'hystérotomie est la seule chance de salut qu'on puisse proposer à la femme. Quand ce diamètre offre de dix-huit lignes à deux pouces un quart, elle est également indispensable, si on ne veut pas agir sur l'enfant ; mais il faut alors que celui-ci n'ait pas cessé de vivre, et encore, dans ce dernier cas, il resterait à décider s'il ne vaut pas mieux suivre la doctrine des Anglais et détruire le fruit, que de s'exposer à faire périr la mère. Enfin, il peut arriver qu'on soit forcé de la mettre en usage, quand même il y aurait deux pouces et demi ou trois pouces moins un quart au plus petit passage, si le forceps, la version ou la section pubienne avaient été jugés inutiles ou vainement tentés.

1141. Non seulement on doit pratiquer l'opération césarienne sur la femme vivante, mais il est encore de règle d'y soumettre celles qui succombent après le septième mois de la grossesse sans être délivrées.

L'enfant ne meurt pas toujours au même moment que sa mère, quoique, le plus fréquemment, il cesse de vivre le premier. On pourrait croire même, en prenant pour vrai ce qui a été dit à ce sujet, que la vie peut quelquefois se maintenir dans l'œuf au-delà de douze, vingt-quatre et quarante-huit heures. La princesse de Schwartzemberg, morte à Paris des suites d'une brûlure, ne put être ouverte que le lendemain, et le fœtus fut néanmoins trouvé vivant. Une autre femme, dont parle M. Gardien, ne fut opérée qu'au bout de quarante-huit heures, et l'enfant n'était pas mort. Flajani, Veslingius et plusieurs autres rapportent des cas à-peu-près semblables ; mais peut-on ajouter foi aux assertions de Cangiamila, quand on le voit affirmer dans son *Embryologie sacrée*, qu'on sauva de cette manière vingt-un enfans dans l'espace de vingt-quatre ans, à Montéréali, treize à Girgenti, et qu'on pratiqua l'opération césarienne, en pareille circonstance, vingt fois à Syracuse en dix-huit mois.

1142. Quoi qu'il en soit, la loi romaine, *lex regia* (1), qu'on rapporte à Numa Pompilius, ordonne déjà aux médecins d'ouvrir toutes les femmes qui meurent enceintes, dans l'intention de conserver des citoyens à l'état. Pour fortifier cet ancien usage, sans compromettre la vie des femmes qui pourraient n'être que dans un état de mort apparente, le sénat de Venise porta un décret, en 1608 et 1721, qui punissait sévèrement les gens de l'art, dans le cas où ils n'auraient pas opéré avec le même soin que pendant la

(1) Digest., lib. IX, tit. VIII, L. 2, et lib. I, tit. V, etc.

vie le sujet supposé mort. En 1749, le roi de Sicile fit une autre loi par laquelle il infligeait la peine de mort aux médecins qui auraient omis de pratiquer l'opération césarienne aux femmes mortes dans les derniers mois de leur grossesse.

Il est bien inutile sans doute de songer à conserver la vie du fœtus avant la fin du septième mois ; mais dans les pays catholiques, on veut au moins pouvoir lui appliquer le baptême, et que l'opération soit de rigueur à partir du milieu de la grossesse.

1143. Quant à la nécessité de se comporter immédiatement après la mort de la mère avec les mêmes précautions que sur la femme vivante, personne n'en doutera, si l'on se rappelle la difficulté de constater d'une manière sûre que la vie est éteinte sans retour, et la promptitude avec laquelle il importe d'agir alors. La précipitation pourrait amener réellement une mort qu'il eût été possible d'éviter, et le temps nécessaire pour convaincre que la mort a lieu serait plus que suffisant pour faire périr le fœtus, qui, dans le fait, n'est extrait vivant, à part quelques cas rares, tenant en quelque sorte du prodige, que dans les premiers momens qui suivent la mort de la femme.

Van Swieten et Baudelocque citent trois observations de femmes qu'on croyait mortes, et sur lesquelles on allait pratiquer l'opération césarienne, lorsqu'elles revinrent de leur état léthargique. Peu rapporte un exemple encore bien plus propre à effrayer : il commençait son incision, lorsque la femme fit un tressaillement accompagné de grincement des dents et de remuement des lèvres. Rigaudeaux en a relaté un autre qui n'est pas moins remarquable : on le fait demander à deux lieues de Douai, près d'une malheureuse dont le travail donnait les plus vives inquiétudes; quand il arrive près d'elle, on la croit morte depuis deux heures. Au lieu de lui ouvrir le ventre sans autre examen, il explore les organes génitaux, s'aperçoit que le bassin est bien conformé, va chercher les pieds de l'enfant qui sort dans un état de mort apparente, mais qu'à force de soins on rappelle à la vie au bout de deux heures. Les membres de la mère conservant leur souplesse, il défendit de l'ensevelir avant que l'abdomen ne fût vert; quelques heures après, cette femme sortit si bien de son engourdissement, qu'elle vint elle-même, quatre ans plus tard, annoncer à Rigaudeaux qu'elle n'était pas morte!

Ainsi, quand on est appelé près d'une femme qui vient de mourir, il faut d'abord s'assurer de l'état du bassin, et tâcher d'extraire l'enfant par les voies naturelles toutes les fois qu'elles sont assez spacieuses pour lui donner passage. Ensuite, si l'hystérotomie est indispensable, on la pratique d'après les mêmes règles et avec les mêmes soins que si on agissait sur une femme vivante. En se conduisant de cette manière, quelque chose qui arrive, on ne peut rien avoir à se reprocher et on ne s'expose au blâme de personne.

1144. Lorsqu'on n'avait recours à l'opération césarienne qu'après la mort, on la pratiquait sur le côté gauche de l'abdomen; « *la femme soit ouverte avec un rasoir de long à côté gauche*, dit Guy de Chauliac, *d'autant que cette partie là est plus libre que la dextre, à cause du foie.* » Mais depuis qu'elle a été tentée sur la femme vivante, on l'a soumise à des règles mieux raisonnées. Parmi les divers procédés proposés par

les accoucheurs, il en est cinq qui ont plus spécialement fixé l'attention : dans l'un, on incise sur la ligne médiane et parallèlement à l'axe du corps ; dans
le second, on incise en dehors du muscle droit ;
dans le troisième, les parois abdominales sont divisées transversalement sur l'un des côtés ; dans le quatrième, la plaie se trouve immédiatement au-dessus
du ligament de Fallope et parallèle à ce ruban fibreux ;
enfin, c'est au niveau de la crête iliaque qu'on la pratique dans le cinquième.

1145. *Procédé de Mauriceau.* C'est à tort que Solayrès, Henkel, Deleurye, etc., ont attribué l'idée
d'inciser sur la ligne médiane à Platner, à Guérin
ou à Varoquier. Mauriceau s'était déjà exprimé en
ces termes : « La plupart veulent qu'on incise au côté
gauche du ventre, mais l'ouverture sera mieux au
milieu entre les muscles droits, car il n'y a en cet
endroit que les tégumens et les muscles à couper. »
Préféré par Baudelocque, généralement suivi maintenant en France, en Angleterre et en Allemagne, ce
procédé permet d'éviter les muscles, de n'agir que
sur la ligne blanche ; on ne produit que peu de douleur ; nulle artère ne peut être lésée, et, de plus,
on incise l'utérus parallèlement à ses principales fibres.
Mais aussi, a-t-on dit, il expose à blesser la vessie ;
l'écoulement des liquides, soit pendant soit après
l'opération, ne peut que difficilement se faire ; la
plaie, ne comprenant que des tissus fibreux, est lente
à se cicatriser, et l'utérus, ouvert sur presque toute
l'étendue de sa paroi antérieure, au lieu de tendre à
rapprocher les lèvres de la division, les écarte au contraire en se contractant.

1146. *Procédé des anciens.* En opérant sur le côté du ventre, les anciens accoucheurs choisissaient en général le côté gauche, et faisaient une incision tantôt droite, tantôt légèrement oblique, et d'autres fois en forme de croissant, mais toujours immédiatement en dehors du muscle droit. Au dire des médecins qui l'ont adoptée, cette méthode a sur la précédente l'avantage de mettre la poche urinaire à l'abri de tout accident, de permettre une cicatrisation facile, et de moins gêner l'issue des matières qui doivent s'échapper de la plaie. Comme la matrice a presque toujours éprouvé un mouvement de torsion sur son axe, en s'inclinant à droite ou à gauche, on a cru qu'en incisant sur la ligne médiane on tomberait plus près de son bord gauche que du milieu de sa région antérieure; c'est encore d'après cette considération qu'on a conseillé d'opérer sur le côté vers lequel l'utérus est naturellement dévié. En admettant comme réels tous ces avantages, ils seraient néanmoins plus que compensés, il me semble, par le danger de blesser l'artère épigastrique ou ses branches, d'avoir une plaie dont les lèvres seraient presque impossibles à maintenir rapprochées, à cause de la rétraction des muscles obliques et transverses, et par l'impossibilité d'obvier au défaut de parallélisme des plaies de la matrice et de l'abdomen.

1147. *Procédé de Lauverjat.* Pour éviter les inconvéniens attachés à ces deux méthodes, Lauverjat, qui avait d'abord reconnu de grands avantages à l'hystérotomie de la ligne blanche, s'efforça de régulariser un procédé déjà mis en usage par quelques praticiens, et conseilla de pratiquer une incision transversale longue de cinq pouces, entre le muscle droit et la colonne épinière, plus ou moins au-dessous de la troisième fausse côte, selon que le fond de la matrice s'en trouve plus ou moins éloigné. En procédant ainsi, dit-il, on écarte plutôt qu'on ne divise les fibres des muscles transverses; on évite les artères épigastrique et lombaire; on tombe sur le fond de la matrice, dont la cavité forme un entonnoir qui rend l'écoulement des lochies très-facile, et par le vagin et par l'hypogastre; le parallélisme est très-facile à conserver; la suture est inutile; la simple position suffit pour maintenir exactement rapprochées les lèvres de la plaie; enfin, l'angle externe de la solution de continuité occupant un point déclive, les épanchemens abdominaux sont incomparablement moins à craindre que dans les autres méthodes. Mais on peut objecter que les fibres charnues du grand et du petit oblique sont nécessairement divisées; que le moindre effort doit chasser les viscères au-dehors; que la matrice, divisée dans son fond, en travers et là où ses vaisseaux sont le plus volumineux, ne tarde pas à s'éloigner considérablement de l'ouverture extérieure, et que ses fibres, en se contractant, devront gêner plutôt que favoriser le rapprochement des bords de la division interne; en sorte que, malgré les deux succès obtenus par Lauverjat, et la préférence que semblent lui accorder Sabatier et M. Gardien, cette méthode n'est évidemment guère moins dangereuse que les deux autres.

1148. *Procédé de M. Ritgen.* Craignant par-dessus tout la blessure du péritoine et du corps de l'utérus, Ritgen a conseillé, dans ces derniers temps, de diviser transversalement l'attache des muscles larges de l'abdomen au-dessus de la crête iliaque, de décoller le péritoine jusqu'au détroit supérieur, et de diviser le col de la matrice dans une étendue suffisante pour permettre l'extraction du fœtus. D'abord, je ne vois pas comment il serait possible d'inciser le sommet de la matrice sans la membrane séreuse qui l'enveloppe; ensuite, les difficultés inhérentes à ce procédé, jointes au décollement qu'il faudrait produire dans la fosse iliaque, ne me paraissent pas de nature à rendre l'opération moins grave que celles qui viennent d'être mentionnées; d'ailleurs, à ma connaissance du moins, elle n'existe encore qu'en projet, et personne, jusqu'ici, ne l'a mise en pratique sur la femme vivante.

1149. *Procédé de M. Baudelocque, neveu.* Attribuant les principaux dangers de l'opération césarienne à la double lésion du péritoine, et de plus, regardant les plaies de l'utérus comme presqu'essentiellement mortelles, M. Baudelocque a proposé une nouvelle méthode qui, sous ce double rapport, lui paraît infiniment meilleure que toutes les autres, et qui, dans le fait, en diffère considérablement.

L'incision est commencée près de l'épine du pubis et se prolonge, parallèlement au ligament de Poupart, jusqu'au-delà de l'épine iliaque antéro-supérieure. Il choisit le côté gauche à cause de l'inclinaison du col, quand l'utérus est dévié à droite, et le côté droit dans le cas contraire. Après avoir divisé la paroi abdominale sans toucher à l'artère épigastrique, il refoule le péritoine de la fosse iliaque jusque dans l'excavation et en débarrasse la partie supérieure du vagin, qu'il ouvre; à travers cette ouverture, qui doit avoir une certaine étendue, on porte le doigt dans l'orifice utérin, qu'on tâche d'attirer vers la plaie du ventre, en même temps qu'on presse le fond de l'organe gestateur en sens inverse, pour en favoriser le renversement. Quand on est parvenu à mettre le col en rapport avec l'ouverture des parois abdominales, on abandonne l'accouchement aux contractions de la matrice; ou bien, s'il le fallait absolument, on dilaterait l'orifice avec les doigts, et le fœtus serait entraîné, soit avec la main, soit avec le forceps.

1150. L'idée de cette méthode, que l'auteur nomme élytrotomie, ne laisse pas d'être ingénieuse; il a fait sur le cadavre de la femme, morte enceinte ou sans être enceinte, un certain nombre d'expériences qui l'ont confirmé dans l'opinion avantageuse qu'il s'en était formée d'abord, et qui ont suffi pour engager quelques praticiens à suspendre leur jugement sur sa valeur. Cependant, j'ai peine à croire qu'elle soit praticable dans la majorité des cas, et que la déchirure du vagin, jointe au dégât qu'on opère nécessairement dans la fosse iliaque ou l'excavation, soient moins redoutables que l'incision simple et méthodique du péritoine et de la matrice, telle qu'on peut la pratiquer dans l'hystérotomie ordinaire. Je puis ajouter, d'ailleurs, que tout récemment M. Baudelocque n'a pu se dispenser de recourir à l'opération césarienne proprement dite, après avoir tenté son élytrotomie chez une femme qu'il observait depuis long-temps, et près de laquelle il fut aidé par M. Hervez-de-Chégoin. Un seul fait n'autorise pas, je le sais, à tirer des conclusions rigoureuses; mais celui-ci, le seul qui soit relatif à la femme vivante, me paraît donner une grande force aux préventions formées *à priori* par le raisonnement contre les idées de l'auteur.

1151. *Procédé du docteur Physick*. Une autre manière d'opérer, qui se rapproche un peu de celle de M. Ritgen, et qui ne s'éloigne pas beaucoup non plus de celle de M. Baudelocque, paraît avoir été proposée presque en même temps par M. Physick. Après avoir remarqué que, sur les femmes enceintes, le péritoine est facile à séparer de la vessie et des environs du col utérin, ce chirurgien a pensé qu'en faisant une incision horizontale immédiatement au-dessus du pubis, on pourrait arriver au col de la matrice, et l'ouvrir sans intéresser la membrane séreuse abdominale; mais, quoi qu'en puisse dire M. W. E. Horner, cette opération est peu digne de son inventeur, et ne vaut pas la peine d'être discutée.

1152. *Avant d'opérer*, il importe de calmer l'esprit de la malade et de lui inspirer la plus grande confiance possible; un bon état des forces en général, et de la matrice en particulier; une sensibilité obtuse, plutôt que vive, une grande résignation, telle qu'on l'observe assez souvent chez les personnes de la campagne, est ce qu'il y a de plus à désirer. Si l'enfant court des risques, il faut se hâter; autrement, la saignée, les bains, les purgatifs, ou tout autre moyen approprié, seront quelquefois mis en usage; au surplus, on se conduit ici pour les préparatifs comme dans toutes les grandes opérations.

Si *la poche des eaux n'est pas rompue*, faut-il la déchirer, comme le veut Planchon, avant d'inciser la matrice, ou faut-il la laisser intacte, comme le recommandent la plupart des auteurs? En vidant les membranes, on prévient l'épanchement du liquide amniotique dans le péritoine, on a moins à craindre l'hémorrhagie et l'inertie utérines. Mais ces accidens ne sont pas ce qu'il y a de plus à redouter pendant l'opération; on est bien plus fréquemment gêné par les contractions de la matrice que par son inertie. Quand l'œuf est entier, l'enfant est plus facile à extraire; la plaie de l'utérus, plus régulière et d'abord plus étendue, finit cependant par se réduire à de moindres dimensions; enfin, il en résulte moins d'irritation pour la matrice, et, tout bien considéré, je crois avec M. Desormeaux, qu'il est avantageux de conserver la poche amniotique.

On ne doit jamais omettre de *vider le rectum* et la vessie, surtout quand on veut suivre le procédé de Mauriceau. L'*appareil* se compose d'un bistouri convexe, d'un bistouri droit et boutonné, de pinces, de ciseaux, d'aiguilles à suture, de fil, de tuyaux de plumes, de bandelettes adhésives, de charpie en boulettes et en gâteaux; des linges enduits de cérat, des compresses longuettes, carrées, un bandage de corps, des éponges fines et volumineuses, une seringue, des canules de gomme élastique, en cas qu'on ait à faire des injections, de l'eau tiède, de l'eau froide, du vinaigre, du vin et de l'eau de Cologne sont aussi nécessaires.

La *malade* est, autant que possible, *couchée* sur le lit qu'elle doit garder les premiers jours de l'opération; sa position ne doit point être gênée. Placée sur le dos, la tête modérément élevée, les jambes et les cuisses très-légèrement fléchies, des aides sont chargés de veiller aux mouvemens inconsidérés que les douleurs pourraient lui faire exécuter ; deux personnes bien entendues appliquent leurs mains sur les côtés et le fond de l'utérus, de manière à le circonscrire très-exactement, afin qu'il ne puisse se glisser aucun organe entre sa surface et les parois abdominales, et qu'il ne forme, en quelque sorte, qu'une seule masse avec ces dernières parties. A cet effet, les mains nues me paraissent un peu moins convenables qu'appliquées sur de larges éponges, comme le veut le docteur Hédénus.

1153. Avec le bistouri convexe le chirurgien *incise les tégumens*, des environs de l'ombilic vers le pubis, dans l'étendue de cinq à six pouces, sans qu'il soit pour cela nécessaire, ni même toujours possible, d'en faire d'abord un large repli, comme le recommande Levret. La couche sous-cutanée, l'aponévrose et les fibres musculaires, si on n'opère pas sur la ligne médiane, ainsi que le tissu cellulaire, sont successivement divisés de la même manière et dans la même étendue. Cette incision ne doit pas descendre trop près du pubis, à cause de la vessie, et parce que, là, les parois abdominales conservent ordinairement une grande épaisseur. Il vaudrait mieux la prolonger au-dessus de l'ombilic, en ayant soin de passer à gauche de cette cicatrice, pour éviter la veine ombilicale, et surtout l'anastomose, qui peut exister entr'elle et la veine épigastrique, anastomose que MM. Mesnière, Clément et Martin ont notée dans ces derniers temps.

Après avoir *ouvert le péritoine* de manière à permettre l'introduction du doigt indicateur gauche, qui doit servir de conducteur à l'instrument, on agrandit la plaie de cette membrane avec le bistouri boutonné, au point de lui donner la même étendue qu'à la division de la peau.

La *matrice* est alors *à découvert*; on l'incise, couche par couche, et avec lenteur, jusqu'à ce qu'on arrive à la surface de l'œuf; puis, pour conserver au col autant de longueur que possible, on recommande aux aides d'abaisser doucement le fond de l'utérus en le faisant basculer en avant; on pourrait même, à l'instar du docteur Kluge, accrocher l'angle inférieur de la plaie de cet organe pour opérer, ou du moins pour favoriser un pareil mouvement, qui, en donnant la facilité de prolonger la section très-loin supérieurement, permet de ménager le col. Afin de ne point s'exposer à blesser les vaisseaux du placenta, il est mieux d'employer le bistouri boutonné en finissant l'incision, que d'avoir recours à la sonde cannelée pour diriger le bistouri convexe. Je ne verrais d'ailleurs aucun inconvénient à ce que le doigt décollât d'avance le gâteau placentaire et les membranes dans une certaine étendue.

C'est à ce moment, et non avant de commencer l'opération, qu'il serait peut-être permis de suivre le conseil de Planchon, d'aller rompre la poche des eaux par le vagin, soit avec les doigts soit avec l'instrument de Siebold, comme on le fait généralement en Allemagne; en supposant, ce qui me paraît préférable, qu'on perce la coque de l'œuf, par la plaie, il importe que les aides redoublent de soins pour que les parois abdominales n'abandonnent point la matrice; on s'opposera, de cette manière, à l'épanchement des eaux dans le péritoine, et la tendance qu'ont les viscères à s'échapper au dehors restera sans effet.

1154. L'extraction de l'enfant doit se faire sans retard; quand il se présente par la tête ou le siége, on l'entraîne dans cette position, et pour favoriser sa sortie, on prescrit aux aides de presser légèrement les côtés de la matrice à travers les parois du ventre; s'il est autrement placé, on va le saisir par les pieds et on en fait l'extraction avec les mêmes précautions que dans l'accouchement par les voies naturelles, en se donnant de garde, surtout, de contondre ou de tirailler les lèvres de la plaie de l'utérus.

1155. Aussitôt après la sortie du fœtus, on pourrait imiter Planchon, et, à l'aide d'une sonde de gomme élastique, reporter le cordon à travers la plaie pour entraîner le délivre par le vagin, mais il n'en résulterait aucun avantage pour la suite, et l'opération en serait sensiblement ralentie; au surplus, la rétraction de la matrice, qui rendrait le plus souvent cette manœuvre impossible, bientôt force le placenta à s'engager dans la plaie, et indique ainsi la voie qu'il faut choisir pour l'extraire. Afin qu'il offre moins de volume et de résistance, on le saisit même par un de ses bords, quand on le peut, plutôt que de tirer simplement sur le cordon. Quant aux membranes, on a soin de les rouler en corde comme dans la délivrance naturelle, pour empêcher qu'il n'en reste dans la matrice. S'il s'est épanché du sang et formé des caillots, on doit les enlever avec la main. Il serait bien, en outre, de nettoyer toutes les parties avec une injection d'eau tiède; mais je ne pense pas que, dans le but de tenir le col ouvert, il soit utile d'y placer la mèche effilée que conseille Baudelocque, ni le *cierge pertuisé* de Ruleau, ni la tente de Rousset, ni la sonde de M. Tarbès, ni aucune espèce de canule que ce soit ; ces moyens n'empêcheraient pas l'orifice de se fermer, et augmenteraient en pure perte son irritation. Le doigt qu'on y porte de temps en temps suffit pour l'entr'ouvrir, s'il cesse de donner issue aux matières, que rien ne peut empêcher, après tout, de passer en tout ou en partie par la plaie.

1156. *L'opération terminée*, on doit songer à suspendre l'écoulement du sang. Dans le procédé latéral et dans celui de Lauverjat surtout, plusieurs artérioles peuvent avoir été divisées ; on en fait la ligature, si on n'a mieux aimé la faire à mesure qu'elles ont été ouvertes. Pendant l'opération, les principaux orifices des artères utérines ont été fermés par les doigts des aides ; il ne peut jamais être question de les oblitérer avec des fils ; mais on a conseillé de les cautériser avec des chevilles de vitriol, et le plus souvent de s'en rapporter au resserrement de la matrice, resserrement qu'on sollicite, s'il tarde trop à s'effectuer, en excitant la cavité de cet organe ou la plaie avec les doigts, ou des linges imbibés d'eau vinaigrée ; au bout de quelques minutes la division se réduit à l'étendue d'un à deux pouces, et dès lors toute espèce d'hémorrhagie devient impossible.

1157. En Angleterre, en Allemagne et même en France, on réunit, en général, la plaie de l'abdomen à l'aide de la suture à points passés, ou de la suture entortillée, parce que c'est, dit-on, le seul moyen d'en maintenir les lèvres rapprochées et de prévenir la hernie des viscères. Cependant Sabatier veut qu'on s'en dispense, et dit qu'à moins de comprendre toute l'épaisseur des parois abdominales dans chaque anse du fil, ce qui ne laisserait pas d'être dangereux, les bandelettes agglutinatives en feront tout autant que la suture, sans compromettre, de la même manière, le salut de la malade. Il me paraît préférable, néanmoins, malgré les raisons invoquées par ce savant auteur, d'avoir recours à la suture, même quand on a suivi le procédé de Lauverjat. Dans tous les cas, l'angle inférieur de la division doit être laissé libre, pour permettre aux matières de s'écouler et à la mèche dont on a placé une extrémité dans la matrice, de les entraîner au dehors. Les points de suture, du reste, n'empêchent pas de placer des bandelettes emplastiques entr'eux, ni d'en aider l'action au moyen du bandage unissant et d'une position favorable.

On couvre ensuite la plaie d'un linge troué, ou de bandelettes enduites de cérat ; deux longues et larges compresses sont placées sur les côtés ; des plumasseaux de charpie fine, des compresses ordinaires et le bandage de corps bien appliqué, compléteront le pansement.

Avant de quitter la femme, on la débarrasse des linges salis pendant l'opération ; on la rapproche, en lui imprimant le moins de mouvement possible, du milieu de son lit, et on tâche de la placer de manière que tous ses muscles soient dans le relâchement.

1158. Quelques potions antispasmodiques légèrement opiacées, pour calmer l'agitation nerveuse, des précautions pour que les lochies puissent s'écouler par le vagin et ne pas s'épancher dans le ventre, des boissons délayantes, la saignée et des sangsues dès qu'il se manifeste le moindre symptôme inflammatoire, avec le plus grand calme de corps et d'esprit, voilà tout ce que le chirurgien peut recommander à l'opérée, pour prévenir les dangers qui la menacent.

Section V.

Opération césarienne vaginale.

1159. Un grand nombre de causes peuvent, au rapport des auteurs, nécessiter l'opération césarienne vaginale : une oblitération avec induration fibro-cartilagineuse du col, comme dans le cas relaté par Simson, et même dans cet autre dont parle Van-Swieten ; des convulsions violentes qui mettent les jours de la femme en danger pendant que l'orifice trop tendu, encore trop peu dilaté, pour permettre l'introduction de la main ainsi qu'on le voit dans les observations de Dubosq et de Lambron ; une obliquité extrême de l'orifice en arrière, en même temps que la tête de l'enfant entraîne dans l'excavation et jusqu'à la vulve la paroi antérieure de la matrice, qu'elle distend, amincit et finirait par déchirer, si on ne s'empressait pas d'y pratiquer une incision, comme le fit Lauverjat, sont les accidens qui l'ont le plus fréquemment réclamée ; elle peut encore devenir utile lorsque l'utérus, échappé du bassin pendant la grossesse, n'a point été réduit, et que son col ne peut être dilaté à l'aide des doigts, quoiqu'il y ait du danger à retarder l'accouchement, comme M. Thénance, Jacomet et un chirurgien de Vaux dont parle M. Bodin, en ont cité des exemples; mais c'est plus spécialement dans les cas de squirrhosités qu'on l'a proposée, et quand l'orifice présente une telle résistance aux contractions de la matrice, que la femme s'épuise en vains efforts sans en produire la dilatation; enfin elle serait également indiquée, ainsi que s'est efforcé de le démontrer M. Bodin, dans les cas de présentation du bras, si jamais il était réellement impossible, en pareil cas, d'aller chercher les pieds, et s'il n'y avait pas d'autre moyen d'éviter l'amputation du membre.

1160. Quoique généralement peu dangereuse, l'accoucheur serait cependant coupable de la pratiquer sans une nécessité bien constatée; je ne puis en conséquence m'empêcher de blâmer avec force la témérité de ceux qui ne balancent pas à la mettre en usage, par cela seul que le col, plus ou moin dense, ne se dilate pas au gré de leurs désirs impatiens; et d'après ce que j'ai dit à l'article des *Déviations du col*, je ne doute pas qu'on n'y ait eu recours plusieurs fois, quand il eût été facile de s'en dispenser.

En tous cas, si l'orifice existe, rien n'est plus facile que de la pratiquer; le spéculum employé par quelques-uns est inutile; on conduit le bistouri boutonné, enveloppé d'une bandelette de linge jusqu'à huit à douze lignes de son extrémité, sur le doigt indicateur; on arrive ainsi sans difficulté jusque dans le col, s'il n'est pas trop éloigné du centre du bassin; dans le cas contraire, il faudrait remplacer le bistouri droit par le bistouri courbe de Pott. A la rigueur, on pourrait se contenter d'une seule incision ; mais comme il importe qu'elle ne soit pas trop profonde, on doit préférer d'en pratiquer plusieurs, à quelques distances les unes des autres. Au premier abord, il semble que le passage de la tête ne se fera point sans agrandir de pareilles plaies, au point de les prolonger jusqu'au corps de l'utérus et de déchirer le péritoine ; mais au fond, il n'en est rien, et elles restent ordinairement limitées à l'épaisseur du col. Lorsqu'on opère pour une induration squirrheuse ou fibreuse, c'est à peine s'il s'en écoule quelques onces de sang. C'est alors aussi que M. Dugès voudrait, avec raison, je crois, qu'on enlevât en même temps toutes les parties malades au lieu de les inciser simplement.

1161. Quand on divise la paroi antérieure de la matrice sans aller jusqu'à l'orifice, on est obligé de se servir d'un bistouri droit ou convexe et non boutonné pour commencer l'opération, qui est toujours plus délicate que dans le cas précédent. Pour ne pas blesser la partie du fœtus qui se présente la première, on ne peut pas prendre trop de soins en faisant l'incision. Toutefois, lorsqu'on a pénétré jusque dans l'utérus, l'indicateur devient un directeur sûr, et l'instrument peut agrandir la plaie autant qu'il est nécessaire sans aucun danger ; remarquons cependant qu'il y a moins d'inconvéniens à la prolonger en arrière qu'en avant, à cause de la vessie, et qu'il est d'ailleurs inutile de lui donner une grande étendue. Après l'accouchement, cette plaie se resserre très-rapidement, et souvent il ne s'est pas écoulé plus d'une demi-journée, que le col a déjà repris sa position naturelle. Si le sang fluait en trop grande quantité, les injections d'oxicrat ou le tamponnement l'arrêteraient aisément ; et la cautérisation, du reste très-facile à essayer, ne sera que rarement nécessaire en pareil cas. Quant aux lochies, elles s'échappent ou par le col ou par la plaie, et la femme, sous ce rapport, n'exige pas d'autres soins qu'à la suite d'une parturition ordinaire.

SECTION VI.

De la Céphalotomie et de l'Embryotomie.

1162. En Angleterre, on préfère généralement la perforation du crâne ou le morcellement du fœtus, même quand il est vivant, à la section césarienne. Wigan, en Allemagne, combattu par Busch, soutient la même doctrine. En France, on n'emploie la céphalotomie qu'autant que la mort de l'enfant est certaine ou du moins très-probable, et que l'accouchement est tout-à-fait impossible par les voies naturelles. Quand le bassin a moins de quinze lignes, ou que la main ne peut pas pénétrer en entier dans la matrice, on aime encore mieux l'opération césarienne, quoique l'enfant ait cessé de vivre. A ce sujet, je dirai que nos voisins ont trop rarement recours à l'hystérotomie, et qu'ils sacrifient avec trop de légèreté la vie du fruit, dans la crainte de compromettre celle de la mère ; qu'en de-çà de la Manche nous tombons dans un excès tout opposé, et qui n'est peut-être pas moins blâmable. Quand tout annonce que le fœtus conserve toute sa force, et qu'il est robuste, nul doute que, loin de le sacrifier, comme on le fait dans la Grande-Bretagne et dans le Nord, il ne faille l'extraire sans compromettre sa vie, au moyen d'opérations, graves à la vérité, mais non toujours mortelles pour la femme; nul doute aussi, selon moi, qu'on ne doive préférer la céphalotomie, quand on a de bonnes raisons de craindre sa mort ou de croire qu'il ne peut pas continuer de vivre. Il serait par trop cruel, après l'opération césarienne, de ne pouvoir offrir qu'un cadavre ou un être faible, chétif et qui doit succomber au bout de quelques minutes ou de quelques heures, à la malheureuse mère pour prix de tant de souffrances et de tant de périls! Mais aussi on s'abuserait étrangement si on s'imaginait que l'embryotomie n'est aucunement dangereuse pour la femme; c'est bien, au contraire, l'opération la plus redoutable et la plus révoltante qu'il y ait en tokologie, toutes les fois qu'elle ne se réduit pas à la crâniotomie.

1163. En résumé, la céphalotomie est indiquée, 1°. quand le fœtus est mort et que les passages sont trop resserrés pour permettre de l'extraire avec le forceps ou par la version; 2°. lorsqu'il est très-probable que l'enfant a cessé de vivre ou qu'il est sur le point de mourir, et que, pour l'avoir entier, il faudrait pratiquer l'hystérotomie; 3°. lorsque la tête est restée seule dans le bassin, et que la main, le forceps ou les crochets ne suffisent pas pour l'extraire. Elle serait inutile, dangereuse, et doit être proscrite même quand le fœtus est mort, si le petit diamètre du bassin avait moins de dix-huit à vingt lignes d'étendue.

1164. L'embryotomie, c'est-à-dire cette opération qui consiste à porter un instrument tranchant dans la matrice, pour diminuer le volume de l'enfant, en le dépeçant et le réduisant en lambeaux, afin de l'extraire ensuite par portions, était fréquemment employée par les anciens, qui n'avaient pas d'autres moyens à mettre en usage, ou qui n'étaient pas assez confians dans les ressources de l'organisme ; mais aujourd'hui le forceps, le levier, la version, la symphyséotomie et l'opération césarienne, justement appréciées dans leur valeur respective, la rendent à-peuprès complètement inutile ; aussi, n'est-elle plus, de nos jours, pratiquée, de temps à autre, que par certains médicastres de campagne, aussi étrangers à l'art des accouchemens, qu'ils déshonorent par leur ineptie, qu'aux plus simples notions des autres branches de la médecine.

1165. La crâniotomie elle-même doit être trèsrarement nécessaire ou indispensable, puisque sur un total de vingt et quelques mille accouchemens, Mme Lachapelle n'en indique que trois exemples. Pour la pratiquer, Avicenne et Mauriceau se sont servis de tire-tête tranchans en forme de crochet ; Levret, Denys, Fried, Ould, employaient des perforateurs à gaine ; Simson a vanté un anneau-scalpel ; des perce-crâne en fer de lance ont été conseillés et modifiés d'une infinité de manières ; mais actuellement on se contente d'un simple bistouri, ou des ciseaux de De la Motte, perfectionnés par Smellie et par Walbaum, quand il faut pénétrer profondément, et qu'il est nécessaire d'employer une certaine force pour perforer les os.

1166. La femme doit être placée comme pour l'ap-

plication du forceps; le bistouri, enveloppé d'une bandelette de linge jusqu'à quelques lignes de sa pointe, que Baudelocque garnissait d'une boulette de cire, est dirigé sur la face palmaire d'un ou deux doigts de l'une des mains, préalablement portés dans le vagin et jusque sur le point de la tête qu'on a l'intention de perforer. On choisit une fontanelle, ou tout au moins une suture pour l'enfoncer, quand c'est le vertex qui se présente ; si le tronc était au dehors, on pourrait être forcé de traverser les os eux-mêmes, et, dans ce cas, on s'adresse au front ou bien à la base de l'occipital. Lorsque la tête est seule dans le bassin, on doit aussi chercher l'un de ses vides membraneux, mais il n'est pas toujours facile de les atteindre, et l'accoucheur alors en est réduit à choisir l'os qui lui offre le moins de résistance et que son doigt peut toucher. Pendant cette opération, pour peu que la tête soit mobile, il faut qu'un aide embrasse la matrice avec les deux mains, comme le voulait Celse, et la refoule vers le détroit, afin de donner toute la fixité nécessaire aux parties qui vont être divisées. D'un autre côté, la pointe de l'instrument ne doit jamais se mouvoir dans le sein de la femme sans être protégée, couverte par la pulpe de quelque doigt. Une fois enfoncé dans le crâne, on prolonge l'incision autant qu'on le peut, dans l'étendue d'un pouce au moins ; le plus souvent même on ne doit pas se contenter d'une incision simple ; il faut faire une ouverture cruciale, qui puisse permettre d'y pénétrer avec le doigt et d'aller broyer la pulpe cérébrale, que l'on peut dilacérer aussi avec le céphalotome lui-même.

Quand on préfère le perce-crâne de Smellie, on l'introduit fermé avec les mêmes précautions que le bistouri ; dans cet état, il représente un céphalotome ordinaire ; mais, les deux branches dont il est composé étant tranchantes sur leur bord externe, quand on les écarte, il agrandit nécessairement en raison directe de son degré d'ouverture, l'incision qu'il avait faite d'abord ; on le referme ensuite pour le rouvrir de nouveau dans un autre sens ; après quoi on peut s'en servir pour réduire le cerveau en bouillie.

Si le défaut de proportion entre la tête et le bassin n'est pas considérable, et que la matrice conserve encore de l'énergie, le reste de l'accouchement est abandonné aux efforts de la femme, et se termine avec beaucoup de rapidité ; dans le cas contraire, on est obligé de recourir à l'emploi du forceps ou des crochets. Le forceps serait toujours préférable quand il est possible de l'appliquer, et quand la tête offre encore une certaine solidité ; s'il n'était pas aussi sujet à glisser et à lâcher prise dès qu'il devient nécessaire d'employer quelque force pendant les tractions.

SECTION VII.

Des Crochets et de leur emploi.

Autrefois les crochets étaient employés dans presque tous les cas qu'on termine heureusement aujourd'hui par le moyen du forceps, et dans une infinité d'autres, que la version ou l'action bien entendue de la main suffisent pour amener à bien ; aussi, leur emploi devient-il de plus en plus rare, à mesure que les connaissances obstétriques se répandent, comme celui de tous les instrumens meurtriers dont les anciens ont tant abusé.

1167. Les crochets sont de deux espèces : les uns, terminés par une extrémité mousse et arrondie, olivaire et plus ou moins renflée, proposés pour remplacer les doigts ou les lacs, ne divisent point les parties de l'enfant, et s'appliquent pendant la vie, comme après la mort, sur différentes parties de son corps. On en possède de formes extrêmement diverses. On a conseillé de les remplacer tous par celui qui termine le manche des forceps modernes ; mais les meilleurs sont de longues tiges d'acier supportées par un manche en bois, et recourbées en arc de cercle dont le sinus est assez ouvert pour embrasser sans peine l'aine, l'aisselle ou le jarret ; s'ils ne sont courbés qu'à angle droit, comme le recommande Mme. Lachapelle, ils glissent avec trop de facilité ; recourbés en S ou resserrés sous un angle trop aigu, ils ne peuvent que difficilement s'accommoder à la forme des parties sur lesquelles on doit les appliquer ; Baudeloeque, Steidèle, et la plupart des accoucheurs de notre époque, ont pensé qu'il serait possible de réunir les deux crochets mousses du forceps, pour en former une pince à extrémité recourbée, qui pût embrasser les deux aines en même temps ; mais il ne semble pas qu'on puisse jamais avoir besoin de cette modification. Une seule tige suffit ordinairement, et même, à l'exception d'un petit nombre de cas, les doigts la remplacent avantageusement. L'utilité du crochet mousse ne peut guère être contestée, cependant, lors-

que, par une cause quelconque, la tête se trouve séparée du tronc, qu'il n'est pas possible d'entraîner autrement qu'en essayant d'agir sur les aisselles; alors,
comme dans les positions du siége et des genoux, la seule
règle essentielle à suivre, est d'atteindre toujours le
pli du membre qui regarde en arrière, et, quand on
arrive aux tractions, de ne point perdre de vue les
axes du bassin.

1168. La pointe des crochets aigus est tantôt arrondie, comme on le voit dans l'olive du forceps,
tantôt aplatie et triangulaire, comme dans ceux de
Mauriceau et de la plupart des anciens, de sorte
que la totalité de l'instrument n'est autre chose qu'un
céphalotome à lame recourbée. Simple dans quelques-uns, double dans d'autres, cette pointe peut se
continuer avec une tige droite, avec une tige courbe,
ou bien ne représenter que le crampon d'une chaîne,
plus ou mons longue, ainsi qu'on en voit des figures
dans l'*Armamentarium* de Scultet; fixe sur la tige
qu'elle termine dans presque toutes les espèces,
cette pointe peut se fléchir et s'ouvrir néanmoins
dans ceux d'Aitken et de Saxtorph. On a fait aussi
des forceps ou des tenettes à crochets aigus; Mesnard, Levret, Smellie, Baudelocque, et beaucoup
d'autres ont vanté ces crochets-forceps, dont on
voit un modèle au Muséum de la Faculté, et qui
ne sont, au surplus, que le petit forceps de Smellie, dont les cuillers sont pleines, et terminées
par une pointe triangulaire, tranchante et recourbée. Le forceps à dents de loup d'Avicenne et les
pinces dentées de Rueff doivent encore être rangés
parmi les crochets aigus.

1169. Après la crâniotomie, si la nature est impuissante, avant d'en venir au forceps à trois branches de Levret, et à plus forte raison aux crochets, Burns veut qu'on attende au moins vingt-quatre heures; il se fonde sur ce que le fœtus, passant rapidement à la putréfaction, se ramollit, devient d'autant plus facile à extraire qu'on attend davantage, en admettant même qu'il ne soit pas expulsé spontanément.

Cette pratique, bien que recommandée par Kelly, Mackenzie, Denman, Osborn, Boer, Simson et Asdrubali, ne me paraît pas devoir être suivie; je pense, avec M. Dugès, qu'il est inutile de perpétuer ainsi les angoisses de la femme; on ne prolonge pas non plus impunément un travail déjà trop pénible pendant vingt-quatre ou quarante-huit heures; et n'y eût-il que la nécessité de renouveler l'appareil toujours effrayant d'un accouchement forcé, qu'on devrait la rejeter.

1170. Le crochet aigu se place sur un des points les plus solides du crâne, sur l'occiput ou l'apophyse mastoïde, par exemple, lorsque la tête vient la première; sur la mâchoire inférieure, dans l'orbite, ou sur le front quand elle descend après le tronc; de manière enfin, à ce qu'autant que possible, son diamètre occipito-mentonnier n'abandonne pas les axes du bassin, à ce qu'elle se maintienne dans son état de flexion naturelle. On peut aussi l'appliquer à l'intérieur du crâne, en le fixant sur le rocher ou sur l'apophyse basilaire; mais il est essentiel alors qu'il ne glisse pas, qu'il ne vienne pas prendre son point d'action sur les os mêmes de la voûte crânienne, car,

en les entraînant, il pourroit les traverser et labourer
les organes de la femme. Comme le perce-crâne,
le crochet aigu ne doit jamais être enfoncé dans
les parties du fœtus, sans être conduit, en quelque sorte protégé, couvert même, par le doigt de
l'accoucheur; quand il est fixé, soit à l'extérieur,
soit à l'intérieur, il faut que le pouce soutienne sa
tige, et que les doigts restent solidement appliqués
sur les points opposés de la tête, pendant que l'autre
main exerce des tractions convenables sur son manche. De cette manière il ne peut lâcher prise, sans
qu'on s'en aperçoive aussitôt; les deux mains d'ailleurs agissent de concert, peuvent combiner exactement leurs efforts, et l'opération cesse d'être dangereuse. On n'a plus à craindre ces échappées si
terribles, et que le hasard seul pouvait prévenir,
lorsqu'on était assez téméraire pour tirer en aveugle
sur un pareil instrument.

1171. Quand un des os se rompt ou cède, on
reporte le crochet sur un autre plus solide. On a conseillé d'en porter la pointe en avant du côté du pubis, d'autres ont voulu qu'on l'appliquât en arrière
au contraire pour entraîner plus facilement la tête
à travers le détroit supérieur; mais il est difficile
d'établir des règles générales à cet égard; il faut faire
tantôt d'une manière, tantôt d'une autre, selon les
circonstances. Si la tête se relevait avec force, chaque
fois qu'on cesse de tirer sur elle avec un crochet fixé
en arrière, il serait bon d'imiter M. Dugès, de placer
un second crochet en avant pendant qu'avec le premier on continue de la tenir abaissée, de remonter
celui-ci, ou d'en placer un troisième, pendant qu'avec

l'autre on la maintient le plus bas qu'il a été possible de la faire descendre.

Pour forcer la base du crâne à franchir le détroit supérieur, on rencontre quelquefois des obstacles excessivement difficiles à surmonter. Les os qui la forment ne fléchissent pas comme ceux de la voûte, et les crochets sont tout aussi peu capables d'en diminuer les dimensions que le forceps; ce n'est qu'en l'engageant dans une direction oblique, qu'on parvient le plus souvent à l'entraîner, quand le diamètre antéro-postérieur n'a pas plus de deux pouces ou deux pouces un quart.

Peut-être que dans ces cas on pourrait user avec avantage du *térébellum* de M. Dugès; c'est une sorte de tire-fond, capable de perforer les os et les cartilages, de briser la base du crâne pour la rendre flexible, et de remplacer la plupart des céphalotomes.

1172. M. Baudelocque neveu vient de faire construire un forceps, qui a pour but de vaincre toutes ces difficultés, de rendre superflus tous les perce-crânes et la plupart des crochets aigus. Les cuillers de ce forceps n'ont pas de fenêtre et sont peu courbées, de façon qu'étant rapprochées, elles peuvent traverser un détroit qui n'aurait pas plus de quinze lignes dans son petit diamètre; les manches de l'instrument sont traversés par une vis qui permet de les rapprocher avec tant de force, que la tête du fœtus sera très-facilement réduite à tel volume qu'on voudra, sans faire courir le moindre risque à la femme. Cet instrument me paraît ingénieux; mais avant de le juger définitivement, je voudrais en avoir vu faire l'essai sur le vivant.

1173. Quoi qu'il en soit, quand la base du crâne est arrivée dans l'excavation, on saisit la tête avec les mains, et les crochets deviennent inutiles, à moins qu'on ne veuille les appliquer sur le tronc, en supposant en outre que les crochets mousses portés sous les aisselles soient eux-mêmes insuffisans.

Ici, comme dans les cas où la tête s'est décollée en entier, il n'y a que trois points sur le tronc qui puissent supporter l'action du crochet aigu, le rachis, le sternum et les côtes; encore ce dernier est-il peu sûr, et voit-on assez souvent tous les arcs osseux d'un côté de la poitrine se briser, du flanc vers la clavicule, dès qu'il faut donner une certaine force aux tractions. C'est donc sur la colonne vertébrale surtout qu'il faut tâcher d'en fixer la pointe, et se comporter du reste comme quand on l'applique sur la tête.

1174. Une seule circonstance me paraît exiger l'emploi du crochet aigu sur le tronc quand le pelvis s'est présenté le premier; c'est lorsque les membres abdominaux ont été séparés du corps, ou qu'ils manquent par suite de monstruosités, ou qu'ils n'offrent pas à la main une prise assez solide pour qu'en agissant sur eux elle puisse entraîner le reste du corps. Dans les cas de ce genre, le crochet devrait être placé sur le pubis, la crête iliaque, ou mieux encore sur le sacrum.

SECTION VIII.

De l'Extraction de la Tête, restée seule dans les voies génitales.

1175. C'est presque toujours parce que la tête s'était placée dans de mauvais rapports au détroit supérieur, ou parce que l'accoucheur malhabile n'a pas su la dégager à temps, qu'elle reste quelquefois seule dans le bassin : dans ce cas, le décollement n'a pas plutôt lieu, qu'elle devient en quelque sorte mobile dans la matrice, qui la ramène promptement à la meilleure direction possible ; quelques contractions suffisent ensuite pour l'expulser, et les secours de l'art sont le plus souvent inutiles. D'autres fois, la détroncation survient parce que le fœtus, mort depuis quelque temps, est déjà près de se putréfier. Pour peu qu'on attende alors, le cerveau s'affaisse, les os du crâne deviennent très-mobiles, peuvent chevaucher, et, bien que le bassin fût d'abord trop étroit, la tête finit cependant par sortir spontanément ; c'est même sur ces résultats et sur les malheurs qui ont plus d'une fois été la suite de manœuvres maladroites employées dans le but de hâter la délivrance, que se fondent les chirurgiens anglais cités plus haut, pour donner le conseil d'abandonner à l'organisme le soin d'une pareille opération ; mais comme le travail a déjà trop duré, comme il faudrait, dans certains cas, attendre encore plusieurs jours ; comme l'irritation extrême de l'utérus doit en faire redouter l'inflammation, et que la femme peut succomber d'épuisement avant d'avoir complété son œuvre, il serait imprudent et peu rationnel de ne pas venir à son secours. La célérité avec laquelle il convient d'agir ne doit pas toutefois être irréfléchie, dit M. Desormeaux ; il est des cas où il est bon de temporiser ; les forces peuvent avoir besoin d'être relevées par quelque aliment, un peu de vin, ou d'autres fortifians. Des bains, des anti-phlogistiques, etc., peuvent être réclamés avant toute chose, par une phlegmasie commençante de la matrice ou du péritoine, etc.

Quand la main doit suffire, c'est-à-dire quand la tête est peu volumineuse, ou qu'elle n'a besoin que d'être mieux dirigée pour descendre, on tâche de saisir la mâchoire inférieure ; puis, après avoir ramené le diamètre occipito-mentonnier dans le sens des axes, on exerce sur elle des tractions qu'on fait marcher de concert, autant que possible, avec les efforts de la matrice et de la femme.

Le forceps, après la main, est ce qu'il y a de mieux et de plus inoffensif ; mais il n'est pas toujours possible de l'appliquer, quand la tête est encore au détroit supérieur, et d'autres fois son emploi n'empêche pas d'être obligé d'avoir recours à la crânio-tomie et même aux crochets aigus. On a bien, il est vrai, pour éviter ces derniers, proposé des tire-tête de mille espèces différentes ; mais il n'en est aucun qui puisse les remplacer. La double croix de Bacquié, la bascule de Levret, le basiocestre de Metzler, la fronde de Mauriceau, le T de Stein, les filets d'Amand, la coiffe imaginée par M. Desormeaux père, le forceps à trois branches de Levret, et le petit bâtonnet en bois au milieu duquel on fixe une ficelle, ou bien en fer, et que l'on place à l'extrémité d'une tige métal-

lique, de manière à ce que, parallèle à cette tige
pendant qu'on l'introduit, il puisse se mettre en travers une fois qu'il est arrivé dans l'intérieur du crâne,
instrument dont on fait honneur à Danavia ou bien à
Assalini, et que plusieurs autres accoucheurs ont trop
vanté, ne sont, de nos jours, employés par personne.
Le crochet, implanté aux environs du trou occipital,
sur la mâchoire supérieure ou quelqu'autre point
solide, pendant qu'on soutient le point opposé de la
tête, est ici, comme ailleurs, la dernière ressource ;
mais il forme cependant le seul tire-tête réellement
efficace, toutes les fois que la main, le forceps ordinaire, le forceps à dent de loup, le forceps tire-tête
à trois branches, les crochets forceps ou le forceps
de M. Baudelocque neveu, sont inutiles ou insuffisans.

CHAPITRE VII.

Des Phénomènes naturels qui suivent la sortie du Fœtus.

ARTICLE PREMIER.

DE LA DÉLIVRANCE.

Le placenta et les membranes, après l'accouchement, portent le nom de *délivre*, et c'est leur expulsion, leur sortie ou leur extraction, qu'on appelle délivrance. Comme l'accouchement, la délivrance est une fonction naturelle ; comme l'accouchement aussi, cette fonction peut être *simple* ou *compliquée*, ou, si on l'aime mieux, *naturelle* ou *contre nature*, *spontanée* ou *artificielle*.

SECTION PREMIÈRE.

De la Délivrance simple ou naturelle.

Tous les phénomènes de la délivrance simple se rapportent, 1°. au décollement du placenta ; 2°. à l'expulsion de ce corps hors des organes génitaux.

1176. *Premier temps.* C'est dans le cours du travail, et notamment à la fin, lorsque les eaux sont écoulées, que l'œuf se décolle. Formant en quelque sorte un corps inerte, il doit nécessairement perdre ses adhérences pendant les mouvemens alternatifs de resserrement et de dilatation de l'utérus, à moins, toutefois, que l'accouchement ne soit assez prompt, pour n'exi-

Accouchemens observés par MM. BLAND, MERRIMAN, DEWEES, ARNELL, MOORE, NŒGÈLE, BOER, MM^mes BOIVIN et LACHA-PELLE, et à la Maison des Femmes en couche de Dublin.

	Nombre d'enfans.	Jumeaux.	Trijumeaux.	Quadrijumeaux.	Garçons.	Filles.	Morts.
MM. Dewees, Arnell et Moore.	35,000 environ.	200 environ.	1 seul.	»	Indét.	Indét.	Indét.
Mme Boivin. . .	20,517	153	3	»	Indét.	Indét.	Indét.
Merriman. . . .	1,813	22	1	»	929	884	»
Mais. de Dublin.	106,766	2,110	26	1 seul.	55,804	50,962	9,497
Mme Lachapelle.	37,895	444	5	»	19,474	18,421	2,291
Nœgèle..	415	6	1	»	199	216	31
Boer.	15,608	Indét.	»	»	Indét.	Indét.	Indét.
»	Ou sur 6,555	92	»	»	Indét.	Indét.	463
Totaux.	224,569	3,027	37	1	76,406	70,483	12,282

Ainsi, 3027 jumeaux, 37 trijumeaux et un seul quadrijumeau, sur environ 200,000 naissances. — 146,889 donnent 76,406 garçons et 70,483 filles ; et sur 160,269 enfans, 12,282 sont venus morts ; M. Schweighauser cite un second quadrijumeau ; les papiers publics en ont mentionné un troisième en France dans ces dernières années ; Merriman parle d'un quatrième, observé dans le Worcestershire, en 1820 ; et Osiander dit, d'après une lettre, qu'une femme est accouchée de cinq enfans vivans, près de Porto, en 1788.

Tome II, pag. 872 (bis).

ger presque aucun effort de la part de l'organisme, ou qu'il n'existe des adhérences contre nature.

La cause de ce décollement réside dans les contractions de la matrice tout entière, et non pas seulement dans le muscle orbiculaire que Ruysch croyait avoir découvert. Tantôt il s'opère de manière que la face fœtale de l'œuf vient se présenter la première à la vulve, et que le sang, fluide ou en caillots, s'accumule derrière la face spongieuse du placenta, comme dans une espèce de cul-de-lampe ; tantôt il se fait graduellement, du centre à la circonférence, ou commence par un point du pourtour placentaire, si les enveloppes résistent davantage dans tous les cas, sa surface lisse ou interne devient externe ; et le sang, comme emprisonné en dehors des annexes, ne s'échappe qu'après la sortie du délivre, dont il augmente parfois singulièrement le volume.

D'autres fois, en se décollant, le placenta se roule en forme de cylindre ou de cornet d'oublie. Alors il se présente par sa face utérine ou par son bord aux différens passages ; le sang n'étant point retenu s'écoule à l'extérieur à mesure qu'il est versé dans la cavité utérine, et cesse ordinairement de fluer aussitôt après la sortie du délivre.

Deuxième temps. Une fois décollé, le placenta pèse sur le col, s'engage dans l'orifice, qu'il fatigue, et la matrice, arrêtée par sa présence, se resserre de plus en plus, se contracte, et le force bientôt à passer dans le vagin. Là, il ne tarde pas à faire naître un sentiment de gêne, de ténesme, d'épreinte, qui sollicite encore les contractions de l'utérus et met en jeu les efforts musculaires. Le diaphragme et les muscles du ventre réagissent sur les viscères abdominaux et la matrice, comme pour expulser le fœtus, et le placenta franchit le détroit inférieur.

Quelques personnes, M. Desormeaux, entr'autres, divisent cette période d'expulsion en deux temps. Il est vrai que pour passer de l'utérus dans le vagin, le délivre a quelquefois besoin d'une dilatation du col assez considérable pour qu'on en forme un temps particulier, et qu'il peut rester ensuite assez long-temps dans ce canal pour que sa sortie définitive constitue réellement une période distincte ; mais comme ces deux temps sont loin d'être toujours aussi bien séparés, il m'a semblé qu'on pourrait les confondre sans inconvénient. Au surplus, ceci est une affaire de choix, et non de nécessité.

Si le travail a duré long-temps, si la femme est forte, si les secours de l'art ont été mis en usage pour extraire l'enfant, si la matrice jouit de beaucoup d'énergie, le placenta tombe dans le vagin et se présente à la vulve presque aussitôt après l'accouchement. Dans les cas opposés, la délivrance se fait quelquefois attendre une demi-heure, une ou même plusieurs heures. Il peut arriver encore qu'elle ne s'effectue qu'au bout d'un, ou même de plusieurs jours. Cette différence s'explique aisément : Dans le premier cas, l'œuf, décollé depuis long-temps, descend tout entier avec le fœtus. La matrice, revenant avec force sur elle-même à mesure qu'elle se vide, se débarrasse simultanément et du délivre et de l'enfant. Dans le second, la promptitude de l'accouchement fait que l'utérus n'a pas eu le temps de rompre les adhérences de l'œuf, ou de se resserrer suffi-

samment. Jusqu'à ce que la cavité de l'organe gestateur soit assez réduite pour que le délivre la rem-
plisse en totalité, l'arrière-faix pourra se tenir au-
dessus de l'orifice. Quand l'enfant vient de traverser
le col, pourvu que le placenta soit décollé et poussé
par la matrice, rien ne l'arrête, rien ne peut l'empêcher de descendre ; mais si l'orifice se ferme avant
que le corps de l'organe se soit réduit en même proportion, le délivre reste comme emprisonné dans la
cavité utérine et peut n'en sortir qu'au bout d'un
temps considérable, quoiqu'il ait perdu dès le principe toutes ses adhérences.

1177. Bien que l'organisme se suffise ordinairement
pour expulser l'arrière-faix quand il est descendu dans
l'excavation, on observe cependant quelques cas dans
lesquels il resterait un temps infini dans le vagin,
si l'art ne venait favoriser sa sortie. C'est même à
cause de ces lenteurs, et pour abréger l'ennui, les
inquiétudes de la femme, que la délivrance naturelle
ou simple n'est presque jamais abandonnée en entier
aux efforts de la nature. De la Motte, Deventer, Peu
et quelques modernes veulent à peine qu'on attende
une demi-heure : selon eux, si on n'agit pas immédiatement, le col se resserre, peut retenir le délivre,
et de là des accidens plus ou moins graves. Levret et
Smellie, Baudelocque, et presque tous les praticiens
de l'époque actuelle, recommandent, au contraire,
de ne point agir avant que le placenta ne soit complètement décollé et ne se présente de lui-même à
l'orifice utérin.

Ces deux doctrines, prises à la lettre, me paraissent être également vicieuses. La conduite des an-

ciens, suivie sans exception dans tous les cas, serait quelquefois dangereuse, on ne peut en douter; mais je suis porté à penser que de nos jours on est tombé dans l'extrême opposé; en cherchant à se rapprocher autant que possible de la nature, on s'est éloigné du but que l'accoucheur doit se proposer.

D'ailleurs, s'il est permis d'agir dès que le placenta est décollé, je ne vois pas pourquoi la délivrance serait si fréquemment différée; car, à part un très-petit nombre de cas, ce décollement est déjà effectué avant la sortie de l'enfant. J'ai peine à comprendre même comment la matrice a pu se réduire au quart ou au cinquième de son volume, sans détruire les filamens délicats qui l'unissaient à l'œuf. La plupart des faits qu'on invoque pour démontrer que les adhérences du placenta persistent après l'accouchement, ne sont rien moins que concluans, et ne me semblent pas avoir toujours été exactement interprétés.

Je sais qu'on a vu des tractions intempestives exercées sur le cordon produire le renversement de l'utérus; mais d'abord, cet accident est extrêmement rare; ensuite, il ne prouve pas que l'union du délivre se soit maintenue; car, si de pareilles tractions sont pratiquées lorsque la matrice est encore souple, et non contractée, qu'il y ait adhérence ou non, elles déterminent la femme à pousser, et dès lors l'inversion utérine est un phénomène tout naturel. Souvent on a tiré au point de rompre le cordon, de faire éprouver des douleurs, des tiraillemens à l'accouchée, sans que le placenta descendît le moins du monde. Sans doute, mais sans rien accorder à ces prétendues crètes utérines, dont on a tant parlé jadis, la matrice ne se resserre-t-elle jamais que d'une manière régulière sur les secondines ? ne se moule-t-elle pas en quelque sorte au contraire sur les diverses bosselures de l'arrière-faix, au point d'en rendre l'extraction assez difficile ? Ensuite, est-on sûr qu'alors les tractions ont été faites dans la meilleure direction possible, et au seul degré convenable ; n'a-t-on pas le plus souvent attribué aux adhérences du placenta les fautes de l'accoucheur ? J'ai vu maintes fois à mon amphithéâtre les élèves renoncer aux tractions sur le cordon, et rester bien convaincus que le placenta n'était pas encore décollé, quand il me suffisait de tirer un peu plus méthodiquement qu'eux pour terminer la délivrance à l'instant et sans peine, sous leurs yeux. Chez une femme qui venait d'accoucher à l'hôpital de l'École, et qui avait une perte, les tractions avaient été assez fortes pour rompre le cordon. Je portai la main dans la matrice, et ne rencontrai aucune adhérence. Appelé rue de la Montagne Sainte-Geneviève, près d'une dame qui était accouchée depuis six heures, j'appris qu'on avait fait toutes les tentatives imaginables pour la délivrer. Le médecin n'avait demandé du secours que parce qu'il était persuadé que la main devait être portée dans l'utérus pour détruire les adhérences du placenta. Il renouvela ses tentatives en ma présence, et je compris bientôt qu'elles seraient sans succès. Je saisis le cordon à mon tour, et je n'eus besoin d'aucun effort particulier pour entraîner le délivre. J'ai rencontré si fréquemment de ces cas de prétendues adhérences, j'ai déjà porté la main tant de fois dans la cavité utérine avec l'intention d'en détruire, qu'on m'avait annoncées, et qui, dans le fait, n'existaient pas ; le raisonnement a d'ailleurs tant de peine à les admettre, que je ne balance pas à les regarder comme très-rares. Comment concevoir, après tout, qu'elles puissent céder si facilement aux faibles contractions qui se manifestent après la sortie du fœtus, si elles avaient pu résister aux violens efforts de la fin du travail ? Je crois donc que s'il n'est pas prudent de délivrer tout de suite après l'accouchement, on doit en chercher une autre raison que celle du non décollement de l'arrière-faix ; que les contractions utérines ont bien plus pour but et pour effet de pousser graduellement ce corps vers le col ou dans le vagin, que d'en rompre les moyens d'union ; qu'il n'est pas indispensable que la femme éprouve des coliques ou des tiraillemens dans les lombes pour que l'accoucheur la délivre, et qu'il y a des inconvéniens à ne pas agir aussitôt que le moment opportun se présente.

Encore imbu des idées générales sur ce sujet en 1823, j'attendais, pour exercer des tractions, que les coliques utérines se manifestassent, et je m'arrêtais à la moindre résistance ; aussi ai-je été forcé dans le court espace de six mois d'attendre une fois dix heures, une autre fois vingt-quatre, une troisième trente-six, et une quatrième quarante-huit heures, avant de voir se terminer la délivrance, et même, dans ce dernier cas, d'aller chercher le placenta avec la main. Depuis lors, il ne m'est point arrivé d'attendre au-delà d'une heure ; il me suffit que la matrice soit revenue sur elle-même et qu'elle se durcisse, quand

même la femme ne ressentirait ni douleurs ni tiraillemens, et je n'ai eu jusqu'à présent qu'à m'applaudir
de cette conduite.

1178. Ainsi, après avoir donné à l'enfant les premiers soins, on revient à la mère, et si la main appliquée sur l'hypogastre reconnaît que la matrice se
contracte avec une certaine force, on aide à la délivrance; quand le globe utérin ne se forme pas, on
doit attendre, ou mettre en usage les moyens indiqués
contre l'inertie.

Pour favoriser l'expulsion de l'arrière-faix, on saisit
le cordon de la main droite, en le tournant sur la racine du médius et de l'annulaire, pour le ramener entre le pouce et l'indicateur; ou bien on le prend tout
simplement à pleine main après l'avoir enveloppé d'un
linge, et toujours le plus près possible de la vulve;
on glisse ensuite deux ou trois doigts de la main gauche dans le vagin, en passant sous la symphyse des
pubis, jusqu'à l'orifice de la matrice ou jusqu'à la racine de la tige ombilicale; comme ces doigts doivent
former une gouttière ou une sorte de poulie de renvoi, j'aime mieux en employer trois que deux, parce
que dans le premier cas, le médius formant le fond de
la rigole, il est facile à l'indicateur et à l'annulaire
d'empêcher le cordon de glisser à droite ou à gauche,
tandis que quand il n'y en a que deux, il parvient
presque toujours à les séparer, et alors on aurait tout
autant d'avantage à les placer en travers, dans le haut
de la vulve, comme le font quelques personnes.

Le moyen d'en tirer tout le parti possible consiste
à faire pénétrer leur extrémité jusqu'à la face fœtale
du placenta, fût-il au-delà de l'orifice utérin, et de

s'en servir comme d'un levier du premier genre. Leur dos porte contre le sommet de l'arcade pubienne, et, pendant que l'autre main tire dans l'axe du détroit inférieur, ils appuient sur la racine du cordon; puis, par une sorte de mouvement de bascule, que leur fait éprouver l'élévation graduelle du poignet, ils entraînent le placenta de haut en bas et d'avant en arrière, vers la pointe du sacrum, dans l'axe du détroit supérieur.

Ce temps de l'opération en est le plus délicat, le plus important et le plus difficile à bien exécuter. La matrice est quelquefois tellement coudée en devant, que si les doigts ne poussent pas le cordon presque directement en arrière, le placenta reste immobile; d'autres fois il faut les diriger un peu à gauche ou à droite, parce que le col est plus ou moins dévié latéralement; l'axe de la matrice offre d'ailleurs mille nuances qu'il faudrait pouvoir saisir, et que la pratique seule apprend à reconnaître. C'est là ce qui fait qu'une délivrance regardée comme impossible par tel accoucheur sera souvent des plus simples pour tel autre, et que cette opération, en apparence si facile et de si peu d'importance, mérite cependant la plus minutieuse attention quand on veut la bien faire. Si la poulie de renvoi n'était pas convenablement placée; si le levier représenté par les doigts n'était pas bien situé, ou n'agissait pas méthodiquement, le délivre, arrêté par le bord supérieur des pubis ou la face postérieure de la symphyse, ne descendrait pas; tout l'effort se porterait sur la racine du cordon, qui ne manquerait pas de se rompre, ou sur un point de l'orifice utérin, et de là ces tiraillemens, ces douleurs qui font naître l'idée d'adhérences contre nature.

Quoi qu'il en soit, quand le placenta est arrivé dans le vagin, les doigts de la main gauche doivent se tenir à la même place qu'ils occupaient d'abord, mais seulement pour favoriser la sortie des annexes qui pourraient ne pas avoir encore franchi le col, et former une sorte de plan incliné, sur la face inférieure duquel glissera la totalité du délivre, pendant que la main droite continue à le tirer dans l'axe du détroit périnéal. De cette manière, on peut élever fortement la main qui tient le cordon, sans crainte d'être gêné par le sommet de l'arcade des pubis, et l'on évite d'être arrêté par la face inférieure du périnée; inconvénient très-fréquent lorsqu'on tire plutôt dans l'axe du détroit proprement dit que dans celui de la vulve.

Du moment où l'arrière-faix se présente à la vulve, on place la main gauche au-dessous, en travers et en supination pour le soutenir; la main droite, tournée en pronation, l'embrasse du bout des cinq doigts, et le roule quatre ou cinq fois, en le tirant avec modération et lenteur; sans ces mouvemens de rotation les membranes pourraient se séparer du placenta et rester dans les organes de la femme, tandis qu'ainsi tordues elles se rassemblent, se contournent en corde et deviennent faciles à extraire.

Pendant ces diverses manœuvres la matrice manque rarement de se contracter avec plus ou moins de force, et semble, de la sorte, venir au secours de l'accoucheur; la femme elle-même est ordinairement portée à faire quelques efforts aussitôt que le délivre est descendu dans le vagin, et ces efforts suffiraient, à la rigueur, pour terminer la délivrance s'ils avaient toujours lieu ; mais, au fond, ils sont peu nécessaires, et peuvent souvent être nuisibles : ce n'est qu'indirectement qu'ils favorisent l'expulsion du placenta, et c'est immédiatement qu'ils peuvent produire la descente ou le renversement de l'utérus ; on doit en conséquence engager la femme à les modérer plutôt qu'à les faire valoir ; il serait non seulement inutile ou ridicule, mais encore quelquefois fort dangereux de lui donner des sternutatoires, de lui recommander de souffler dans une bouteille ou dans ses mains, sur un grain de sel, pour hâter la délivrance ; car si jamais de pareils moyens ont eu quelque effet, c'est tout simplement en déterminant des secousses, ou ces efforts que je blâmais tout-à-l'heure.

Les tractions nécessaires dans cette opération n'ont jamais besoin d'être portées au point de rompre le cordon : si le placenta résiste, on doit en chercher la cause dans la direction de l'orifice ou son resserrement, etc., attendre ou tirer dans un autre sens, et rester bien convaincu que la force n'est jamais nécessaire pour triompher de pareils obstacles.

1179. On recommande d'examiner le délivre aussitôt qu'il est extrait, afin de s'assurer qu'il n'en reste pas dans les organes génitaux : ce conseil est bon à suivre, sans doute, lorsque la délivrance a présenté quelques difficultés ou quelque chose de spécial; mais, dans les autres cas, ce serait une puérilité de s'y arrêter, d'autant mieux qu'en admettant même qu'il soit resté quelques parcelles du placenta ou des lambeaux de membranes, on ne serait pas autorisé pour cela à les aller chercher avec la main.

Section II.

Délivrance compliquée.

L'inertie, l'hémorrhagie, les convulsions, les syncopes, la rupture du cordon, les adhérences contre nature, l'enkystement du placenta, son excès de volume, le resserrement spasmodique du col utérin, sont autant d'accidens qui compliquent quelquefois la délivrance, et qui exigent qu'on en hâte ou qu'on en recule le terme.

1180. L'*inertie de l'utérus* après l'accouchement s'observe plus particulièrement chez les femmes languissantes, épuisées par une hémorrhagie ou par la fatigue d'un long travail; on la rencontre aussi à la suite des accouchemens trop prompts, et dans ces différens cas elle réclame des soins particuliers. Son remède est tantôt un peu de bon vin, tantôt quelques alimens légers et analeptiques, d'autres fois le repos; mais il est toujours utile d'exciter la matrice à travers l'hypogastre, de la frictionner, de la presser avec le bout des doigts, de la comprimer même avec une certaine force, alternativement de haut en bas, d'un côté à l'autre, et d'avant en arrière, comme pour la *masser*, afin de l'obliger à revenir sur elle-même. Les tractions sur le cordon, tentées avant que l'inertie ait cessé, exposeraient au renversement de l'utérus, moins peut-être par suite des adhérences non détruites du placenta, que par la pression directe des viscères abdominaux sur une poche molle et non contractée ; transmises à la surface interne de l'organe gestateur, elles pourraient en outre y appeler le sang et faire naître une hémorrhagie. Il faut donc s'en dispenser, à moins qu'un accident plus grave n'oblige à se comporter autrement. Ainsi, l'inertie de la matrice doit être rangée parmi les complications qui retardent la délivrance.

1181. Le *volume* de l'arrière-faix est, dans certains cas, la seule cause qui apporte quelque retard à son expulsion. Mais souvent cet excès de volume est plutôt apparent que réel, et dépend du sang amassé derrière les membranes. Quand le placenta est réellement trop volumineux, des tractions modérées et bien entendues suffisent presque toujours ; sinon, il faut attendre, et la rétraction naturelle de l'utérus finit par en rendre l'extraction facile. Dans le second cas, qui est le plus commun, si les contractions de la matrice et les efforts exécutés avec ménagement sur la tige omphalo-placentaire sont impuissans, on peut déchirer les membranes, perforer le placenta lui-même avec les doigts, et frayer ainsi une voie aux fluides qu'il retenait à l'intérieur.

On pourrait d'ailleurs soupçonner l'existence de cet état, si on voyait l'utérus conserver un volume plus qu'ordinaire au-dessus des pubis, quoiqu'il ne manquât ni de fermeté ni d'énergie ; si déjà le délivre était dans le vagin, le diagnostic et l'application des moyens convenables seraient trop faciles pour en parler ici plus longuement. Au total, l'excès de volume des annexes de l'enfant forme à peine un accident de la délivrance, à moins toutefois qu'il ne coïncide avec quelque autre complication.

1182. J'en dirai autant du *resserrement spasmodique du col*. On ne conçoit que difficilement, en effet, qu'une ouverture qui vient de donner passage au fœtus puisse se contracter spasmodiquement au point de s'opposer à la sortie du délivre. Pour admettre un pareil obstacle, il faudrait, ce qui n'est pas, en posséder des exemples bien authentiques. Au surplus, comme il n'est pas dans la nature du spasme de persister, on pourrait, s'il se rencontrait, s'en rapporter au temps, et se contenter d'administrer quelques calmans ou quelques antispasmodiques, selon les cas.

1183. C'est évidemment le *resserrement naturel*, mais *un peu précipité*, du col, qu'on a qualifié de contraction spasmodique : considéré sous ce point de vue, c'est une particularité qui mérite qu'on y fasse attention. Lorsque l'accouchement est terminé, le col revient en général plus vite que le corps de l'organe sur lui-même, et si, dans ce cas, on cherche à délivrer la femme avant que le fond se soit mis en mesure de vaincre la résistance de l'orifice, le placenta ne franchit ce dernier qu'avec peine, et peut faire croire à la contraction spasmodique.

Une saignée du bras, si la femme est forte et qu'il y ait des symptômes d'irritation; des injections émollientes ou légèrement narcotiques, la pommade de belladone ou même un bain entier, si elle est très-nerveuse, peu robuste, s'il existe une vive sensibilité aux organes sexuels, et qu'il y ait menace de convulsions ou de perte; de la patience et quelques douces frictions sur l'hypogastre, s'il ne se manifeste pas d'accidens ; tels sont les moyens qu'un semblable état peut exiger : ce n'est que par suite de circonstances pressantes et graves, qu'il est permis de porter les doigts dans le col pour le dilater, pendant qu'avec l'autre main on exerce des tractions sur le cordon.

1184. *L'enchatonnement*, que Solingen appelle *hernie de l'arrière-faix*, n'a pas été compris de la même manière par les différens auteurs qui en ont parlé ; Levret ne l'a observé qu'une fois dans un cas, où il fut appelé par une sage-femme qui croyait avoir affaire à une déchirure de l'utérus. Suivant cet auteur, l'enkystement tient à ce que le point de la matrice qui correspond au placenta reste dans l'inertie, pendant que les autres parties de l'organe se resserrent avec plus ou moins de force après l'accouchement. Simson l'attribue, au contraire, à la simple tendance de l'utérus à reprendre sa forme première, tendance qui fait que l'orifice interne produit bientôt un véritable étranglement au-dessus duquel se trouve renfermé le délivre dans la cavité du corps, comme dans une espèce de cellule, tandis que la cavité du col reste libre au-dessous. Plessman a reproduit l'idée de Levret, en la modifiant. D'après lui, la matrice doit être bien plus fortement irritée dans les points qui portent directement sur le fœtus, que dans ceux qui ne le touchent qu'à travers le placenta pendant les efforts du travail ; d'où il suit que les premiers reviennent plus promptement sur eux-mêmes que les seconds, et que la formation d'une poche séparée pour l'arrière-faix est très-facile à comprendre. Peu semble penser que l'enchatonnement dépend d'une conformation particulière de l'utérus ; Leroux et Kok, qu'il tient le plus souvent à la déchirure de filets nerveux, qui détermine un afflux d'humeurs, et par suite une contraction spasmodique de quelques portions de l'organe. Toutes ces explications peuvent être vraies dans quelques cas particuliers ; mais c'est la théorie de Simson que Baudelocque préfère ; M. Desormeaux, d'après un fait cité par Meyfeld, ne paraît pas éloigné d'adopter, au moins en partie, la manière de voir de Levret et de Plessmann.

L'enkystement est toujours le résultat des contractions ou du resserrement inégal de l'utérus après la sortie du fœtus, mais je ne crois pas que ces contractions puissent trouver une explication générale et satisfaisante dans les hypothèses de Simson, de Levret, etc. Chez une femme près de laquelle me fit appeler Mme Bevalet, l'orifice interne du col ne m'opposa qu'une faible résistance, tandis qu'un peu plus haut je trouvai un resserrement très-prononcé, et qu'après avoir pénétré dans une cavité située à gauche de la matrice, cavité qui contenait une grande partie du placenta, je fus obligé de traverser encore un rétrécissement pour arriver dans le fond et à droite de cet organe, où était arrêtée l'autre portion du délivre. Sur une autre femme, morte à l'hospice de l'École, j'ai trouvé l'utérus tellement moulé sur le placenta, que sa cavité était comme divisée en cinq cellules peu profondes et qui dépendaient évidemment de la saillie formée par les cotylédons placentaires correspondans. Si le délivre était solide et régulier comme la tête, la matrice, en se

rétractant, conserverait nécessairement la forme d'une
ampoule; mais en se détachant, les cotylédons peuvent
s'isoler et le placenta dès-lors offre plus de résistance
dans quelques points que dans d'autres; en sorte
que l'utérus ne tarde pas à se diviser en plusieurs lo-
ges, à former divers compartimens plus ou moins
distincts les uns des autres, de même qu'on le voit
s'accommoder à la forme de la tête, de l'épaule, de
la poitrine, du pelvis, et de toutes les parties saillantes ou resserrées du fœtus après la sortie du liquide
amniotique. Quel est l'accoucheur, un peu exercé
d'ailleurs, qui n'a pas eu occasion de remarquer
à travers les parois abdominales que l'utérus est quelquefois bosselé, plus ou moins inégal ou allongé, et
non pas seulement globuleux ou arrondi, comme on
l'indique trop généralement?

1185. Quoi qu'il en soit, le kyste peut être formé
par le fond de l'utérus, comme l'entendaient Simson et
Baudelocque, et alors l'organe se rapproche plus ou
moins de la forme d'une calebasse; tantôt au contraire
il se trouve sur le côté, comme l'a observé Levret; tantôt en avant ou en arrière, et vers des points plus ou
moins élevés. Le Roux dit que, dans un cas, le placenta était encadré au fond de la matrice, comme un
verre de montre dans son couvercle. Mais ce fait n'a
point été observé depuis, et tout porte à croire
que l'auteur aura été trompé par quelques circonstances particulières. M. Herbin a dû se méprendre
aussi, quand il a cru que l'arrière-faix était encha-
tonné dans la trompe chez une femme qu'il fut
obligé de délivrer artificiellement.

Le placenta peut d'ailleurs être contenu tout en-

lier, ou seulement en partie, dans la cellule accidentelle; il est quelquefois étranglé par le cercle
du kyste; de façon qu'une de ses portions reste libre
dans le col, tandis que l'autre est en quelque sorte
emprisonnée au-dessus, dans une ou plusieurs cellules
du corps et du fond.

1186. Il suffit de comprendre ce qui vient d'être
dit de l'enchatonnement pour en deviner les signes.
Les soins qu'il réclame diffèrent selon qu'il existe
ou n'existe pas en même temps d'autres complications. Dans ce dernier cas, les contractions de la
matrice abandonnée à elle-même le font ordinairement disparaître; on les sollicite à l'aide de frictions sur l'hypogastre et de tractions méthodiques
exercées sur le cordon. En somme, on ne doit rien
brusquer, il faut attendre. S'il y a menace d'hémorrhagie, de convulsions, etc., ou que le bien-être de la
femme se trouve compromis d'une manière quelconque, on se hâte d'agir, au contraire. On introduit les
doigts l'un après l'autre, dans le collet du kyste qu'on
dilate avec lenteur et précaution, qu'on traverse ensuite avec la main tout entière pour aller saisir le placenta; s'il existe une seconde ouverture, on en fait
autant que pour la première, et, dans tous les cas, le
cordon est un guide sûr pour arriver au délivre, qu'on
détache, qu'on isole, en glissant les doigts à plat entre
lui et l'utérus, et qu'on entraîne enfin, en le poussant
avec la face palmaire de la main jusque dans le haut
du vagin. Si le placenta n'était que partiellement en-
kysté, on pourrait, après avoir dilaté l'orifice du cha-
ton, se dispenser de pénétrer plus loin, le saisir avec

les doigts, et en faire immédiatement l'extraction. Mais il est, en général, et plus sûr et plus prompt d'aller jusque dans le kyste lui-même ; bien entendu que pendant cette manœuvre la main qui reste à l'extérieur soutient le fond de la matrice, l'incline même, et tend à l'abaisser vers celle qui est à l'intérieur.

1187. La *rupture du cordon* ne complique, par elle-même, la délivrance qu'en ce qu'elle rend impossibles les tractions d'usage : on la prévient, en cessant de tirer, aussitôt qu'elle devient imminente ; mais on ne peut y remédier qu'en allant chercher le placenta avec la main ; et tant qu'il n'y a rien à craindre pour l'accouchée, cette ressource est inutile, on doit s'en remettre à l'organisme. Elle a particulièrement lieu, quand le cordon s'insère aux environs de la circonférence placentaire, ou que ses vaisseaux se séparent trop tôt et s'isolent de manière à simuler les rayons d'un parasol en arrivant au placenta. Dans le premier cas, les efforts se concentrent presqu'en entier sur la racine du cordon, qui cède avant de les avoir transmis à l'arrière-faix ; dans le second, les vaisseaux n'ont plus la même force que s'ils étaient réunis ; de plus, les tractions ne pouvant pas porter également sur tous, il en résulte qu'elles les déchirent très-facilement l'un après l'autre.

1188. L'*adhérence* morbide, ou contre nature, du placenta, est totale ou partielle, légère ou intime. Les anciens, Smellie et d'autres, la rapportent aux squirrhosités de la matrice ou du délivre ; beaucoup de modernes ont mieux aimé l'attribuer à l'inflammation. Mais, d'un côté comme de l'autre, on manque de preuves. J'ai vu le placenta dur, épais, jaunâtre, ayant perdu son aspect spongieux tantôt sur quelques points, tantôt dans toute l'étendue de sa surface utérine ; je l'ai vu rempli de masses homogènes, grosses comme des noix ou des œufs de perdrix, dures, élastiques : or, dans tous ces cas, ses adhérences, au lieu d'être plus fortes, étaient, au contraire, beaucoup moindres ; quoique rugueuse et bosselée, sa surface était lisse et ne présentait aucune trace de déchirures. J'ai rencontré aussi cette dégénérescence jaunâtre, ces *placentas gras*, comme on les appelle, et presque toutes les altérations indiquées par M. Brachet de Lyon et M. Gendrin. Mais, comme M. Desormeaux, je n'ai point remarqué qu'il en soit résulté d'adhérence contre nature. Je n'ai point vu, d'ailleurs, dans les auteurs, que des squirrhes aient été observés dans la matrice justement à l'endroit où les adhérences morbides existaient, et tout le monde sait que le placenta contracte une union en général moins intime avec les tumeurs fibreuses sur lesquelles il s'est quelquefois greffé et développé, qu'avec l'utérus lui-même.

1189. Pour ce qui est de l'inflammation, on peut l'admettre comme cause probable, dans un certain nombre de cas ; par exemple, quand, à la suite d'un coup porté sur le ventre, on voit une douleur sourde et de la chaleur se maintenir pendant quelques semaines dans le point correspondant de la matrice, et les adhérences du placenta exister en effet à l'époque de l'accouchement ; mais souvent ces phénomènes persistent pendant tout le cours de la grossesse, sans qu'il survienne d'adhérence, et plus souvent encore on rencontre des adhérences sans avoir observé de pareils symptômes. En outre, on sait que l'inflammation des membranes muqueuses a pour caractère spécial d'augmenter leur sécrétion, et de ne se terminer que très-rarement par l'adhésion de leur surface aux corps qui les touchent. La prudence veut donc qu'on attende de nouvelles recherches avant de se prononcer sur ce point de pathologie.

1190. Quand l'adhérence est partielle, elle occupe tantôt un point, d'autres fois la totalité de la circonférence du placenta; tantôt, au contraire, les bords de ce gâteau sont libres, et c'est par son milieu, par un ou plusieurs points de sa surface, qu'il adhère à l'utérus. Quand elle est générale, ce qu'on observe plus rarement, mais ce qui a été vu néanmoins par plusieurs praticiens, par M. Desormeaux en particulier, elle offre, ainsi que dans le cas précédent, divers degrés. Quelquefois on parvient à la détruire par de simples tractions sur le cordon, sans être obligé de pénétrer dans l'utérus; d'autres fois elle est tellement forte que les tissus semblent être confondus et qu'il est impossible d'en triompher sans déchirer les parties.

1191. Je ne dirai pas, avec M. Desormeaux, que l'on *reconnaît*, mais bien que l'on *soupçonne*, ou que l'on est en droit de soupçonner une adhérence morbide du délivre, lorsque, malgré les contractions répétées, la dureté, la forme globuleuse de l'utérus; on sent, en portant le doigt à travers le col, que le placenta ne vient pas s'y présenter et ne cède pas aux tractions convenablement exercées sur le cordon;

en se rappelant, outre ce qui a été dit précédemment, que l'adhérence morbide est extrêmement rare, on devra ne pas la confondre avec les cas où l'extraction des secondines est rendue difficile par quelqu'autre cause.

192. Deux pratiques fort différentes ont été suivies par les accoucheurs à l'occasion de l'adhérence pathologique du placenta : les uns veulent qu'on l'abandonne entièrement aux efforts de la nature ; les autres, au contraire, prétendent qu'on ne peut trop s'empresser de la détruire. D'un côté, on a pensé qu'en laissant séjourner indéfiniment le délivre dans l'utérus, on expose la femme à l'hémorrhagie, aux convulsions ; qu'en se décomposant, qu'en se putréfiant, ce corps doit réagir d'une manière fâcheuse sur l'organisme tout entier, sur les organes génitaux et le péritoine en particulier ; et faire naître une fièvre de mauvaise nature. De l'autre, on a soutenu que ces accidens sont bien plus l'effet de manœuvres intempestives que de la présence prolongée du placenta. Haller, Sandifort, M. de Saint-Amand, ont rapporté des cas de matrices déchirées, enflammées, gangrénées à la suite d'efforts pour détruire des adhérences contre nature du placenta ; on a vu le délivre rester deux, quatre, six, huit, quinze, trente jours et même des mois dans les organes génitaux, sans produire le moindre accident ; s'il se putréfie, les lochies l'entraînent par lambeaux, et à l'aide d'injections il est toujours facile d'en prévenir l'absorption ; enfin les dangers qui semblent devoir suivre son décollement forcé ont paru beaucoup plus graves que ceux que peut entraîner sa rétention plus ou moins prolongée.

1193. De part et d'autre on a tort et raison : s'il est incontestable que le placenta reste quelquefois plusieurs jours dans la matrice sans causer d'accidens, très-fréquemment aussi il en fait naître de fort graves. On l'a vu mille fois conduire les femmes jusqu'au bord de la tombe, et tous les accidens disparaître comme par enchantement aussitôt après son expulsion ; s'il en fallait de nouvelles preuves, je renverrais le lecteur aux deux observations publiées récemment par M. Goupil, et j'invoquerais celles que j'ai pu recueillir moi-même. Comme corps étranger, il irrite la matrice, y appelle le sang, est une cause continuelle de pertes, d'accidens nerveux et de douleurs de tous genres ; l'âcreté qu'il contracte en se putréfiant et l'odeur qu'il répand ne peuvent pas être indifférentes pour la plupart des femmes ; la sanie, le putrilage, qui résultent de sa décomposition, ne resteront point en contact avec l'intérieur de l'utérus sans pénétrer, par imbibition ou par absorption, en plus ou moins grande partie dans les veines de cet organe ; et qui oserait affirmer alors qu'il n'est pas dangereux ? S'il est arrivé que la main, portée dans la matrice, ait quelquefois déchiré les parties de la femme au lieu de décoller le placenta, c'est à la maladresse de l'accoucheur, et non pas à l'opération en elle-même, qu'il faut s'en prendre ; d'ailleurs, il ne s'agit pas d'arracher, de détruire, bon gré, mal gré, des adhérences intimes, de *décortiquer* le placenta comme le faisaient les anciens, mais bien seulement de le séparer avec précaution et de l'extraire toutes les fois qu'on le peut, sans dilacérer la matrice. En cela, je partage l'avis de M. Duchâteau, et, à moins que l'accouchement ne soit terminé depuis long-temps, on aurait tort de croire que l'introduction de la main doive être bien douloureuse et irriter beaucoup la matrice. Est-il raisonnable de redouter le frottement modéré des doigts, de douces tractions exercées avec la main sur un organe qui s'est contracté sans inconvéniens pendant plusieurs heures et avec tant de violence auparavant? Qu'on n'aille pas croire toutefois que je conseille ici l'introduction de la main, dès que l'arrière-faix résiste, et que j'approuve ceux qui, en se conformant au précepte de Celse et de Kushler, ne manquent jamais d'y avoir recours dans le seul but d'enlever les caillots et autres substances que peut contenir l'utérus. Mon opinion est qu'on attende quelques heures, si rien ne presse d'ailleurs, qu'on attende davantage même si la femme est bien constituée et qu'elle ne se tourmente en aucune manière; mais que, dans les autres circonstances, on agisse sans trop tarder.

1194. Si le cordon est conservé, on le saisit et on fait sur lui des tractions comme il a été indiqué en parlant de la délivrance simple ; lorsqu'il est rompu, on tâche d'accrocher une portion du placenta lui-même. Levret, Baudelocque et tous les modernes, ont beaucoup insisté sur la nécessité de tirer le cordon perpendiculairement au plan du placenta. A cet égard, on s'est servi d'une comparaison qui fait image : Si vous tirez une feuille de papier mouillé parallèlement au plan sur lequel elle se trouve appliquée, vous la déchirerez et vous ne la décollerez pas, dit Levret ; mais si vous la saississez par un de ses bords, et que vous la renversiez sur elle-même, vous la détacherez facilement sans la rompre. Selon cet auteur, il faut d'abord tâcher de s'assurer du lieu qu'occupe le placenta, attendu que, s'il est en avant, on ne changera rien à ce qui a été dit de la poulie de renvoi, tandis que cette poulie deviendra inutile si le placenta est inséré en arrière, et qu'on devra la porter à droite ou à gauche, s'il est fixé latéralement.

Ce raisonnement serait fort juste sans doute, si on manœuvrait dans un espace libre, si le placenta n'était que plaqué contre les parois de la matrice fortement distendue ; mais on semble avoir perdu de vue que les doigts ne soutiennent le cordon qu'au-dessous du col ; que le délivre touche les parois de l'utérus et par sa face spongieuse et par sa face membraneuse ; que, de quelque manière qu'on s'y prenne, le cordon sera toujours parallèle et non perpendiculaire au grand diamètre de la matrice, depuis son insertion jusqu'à ce qu'il ait traversé l'orifice de cet organe ; qu'en le repoussant avec force, comme on le conseille, en arrière, en avant ou de côté, on l'oblige à frotter, à glisser sur le point correspondant du col, comme sur la gorge d'une poulie, sans que cela puisse changer en rien sa direction par rapport au placenta lui-même. Il est donc tout aussi bon, et même meilleur, de placer les trois doigts de manière qu'en agissant tout à-la-fois comme un levier et comme une poulie, ils puissent entraîner le cordon et le reste du délivre dans l'axe longitudinal de la matrice ; mais comme cet axe peut varier, s'écarter plus ou moins de celui du détroit, en se portant en avant, à droite ou à gauche, rester droit ou se courber en arc de cercle, ou même en zigzag, selon la position, la forme et la direction qu'affecte la matrice, il n'en sera pas moins nécessaire de diriger les tractions tantôt plus, tantôt moins en arrière ou de côté, ainsi que je l'ai déjà fait remarquer en parlant de la délivrance naturelle. C'est seulement après avoir vainement employé ces tractions avec toute la prudence désirable, ou quand le cordon ne peut plus les supporter, qu'on va directement à la recherche de l'arrière-faix. Pour peu que la tige ombilicale tienne encore, on s'en sert comme d'un guide ; lorsqu'elle est complètement séparée, la main distingue le délivre, à sa mollesse plus grande, à ses inégalités, si c'est sur sa face externe que l'on tombe ; à son aspect lisse et glissant, aux ramifications vasculaires qui le couvrent, si c'est sur sa face fœtale ; et, dans tous les cas, à la sensation moins vive éprouvée par la femme au moment où les doigts portent sur lui, que quand ils appuient immédiatement sur la matrice. Cette exploration n'est pas, en général, fort embarrassante pour une personne exercée ; mais en la négligeant, il ne serait pas impossible de confondre les saillies que présente quelquefois l'intérieur de l'utérus, quand il s'est inégalement contracté, avec des reliefs du placenta, et, pour des mains ignorantes ou maladroites, cette méprise serait dangereuse.

Une fois reconnu, on tâche de le saisir par quelque point de son pourtour, s'il y en a un qui ne soit pas adhérent ; ensuite on le décolle en le renversant sur sa face membraneuse, ou bien on suit le conseil de Baudelocque : on glisse à plat l'extrémité des doigts entre lui et la matrice ; puis, par des mouvemens bien ménagés de *va-et-vient*, on le détache graduellement de la même manière qu'on sépare deux feuilles de papier légèrement collées ensemble ; quand l'adhérence est générale, la main, disposée comme précédemment, glisse d'abord sur la face externe de quelque point des membranes ; on la conduit ensuite, par degrés, jusqu'à la circonférence du gâteau placentaire ; arrivée là, elle doit agir comme il vient d'être dit. Si la circonférence seule avait contracté des adhérences morbides, comme Leroux semble l'avoir observé, et que la partie moyenne du délivre fût déprimée par le sang, ainsi que Baudelocque dit l'avoir rencontré, on pourrait, à l'instar de ce dernier accoucheur, pénétrer à travers le centre du placenta, et se conduire pour le reste comme dans les autres cas. Sa séparation opérée, la main l'entraîne en le poussant devant elle ; on fait en sorte de n'en point laisser derrière, et d'extraire en même temps tous les caillots que peut renfermer l'utérus.

1195. En se comportant ainsi, il est excessivement rare que les adhérences ne puissent pas être détruites sans danger. Cependant elles sont parfois tellement solides, qu'il devient tout-à-fait impossible de les faire céder. Dans ce cas, on se conduit comme Smellie, Levret, etc., on détruit les adhérences sur tous les points où elles ne sont pas trop intimes, on déchire et on entraîne tout ce qu'on a pu décoller, et le reste est abandonné aux ressources de la nature. C'est à ce point seulement que la décortication est permise, et il serait extrêmement dangereux de s'obstiner à vouloir tout enlever, et ne rien laisser absolument dans les organes de la femme.

1196. Tantôt la portion de placenta qu'on n'a pu décoller se sépare d'elle-même au bout de quelques jours et sort avec les caillots ; tantôt elle se décompose et s'échappe avec les lochies ; d'autres fois elle n'est rendue qu'après un temps considérable ; Smellie avance qu'une de ses malades ne l'expulsa qu'au bout de deux mois, et qu'elle était dure et toute desséchée ; Kerkring en cite une autre qui ne la rendit qu'à la fin du huitième mois. M. Prost a rapporté deux faits non moins remarquables : dans l'un, le délivre ne fut expulsé que le cinq cent troisième jour, et dans l'autre que huit mois et demi après l'accouchement. Quoique sa présence puisse bien ne pas faire naître d'accidens particuliers, on doit néanmoins prendre quelques précautions à cet égard : on a soin, par exemple, de porter les doigts dans le vagin de temps à autre, pour voir s'il ne s'est pas détaché, et l'extraire dès qu'il cherche à s'engager dans le col ; en cas que les doigts ne pussent pas le saisir, on pourrait recourir à la pince à faux germe de Levret, ou bien au crochet de M. Dewees ; des injections avec de l'eau de guimauve, de l'eau d'orge miellée, ou même de la décoction de kina, seront faites chaque jour dans la cavité utérine pour déterger, prévenir l'absorption et entraîner les détritus du délivre à mesure qu'ils se séparent ou se putréfient.

Il ne faut pas oublier d'ailleurs que ces adhérences sont le résultat d'une maladie, et qu'après leur destruction forcée la surface interne de l'utérus

57*

reste nécessairement dans un état pathologique plus ou moins inquiétant, qu'elles laissent à leur suite une sorte de plaie suppurante qu'il importe de mondifier et de cicatriser.

1197. L'*hémorrhagie* peut exister avant la délivrance comme complication de tous les accidens que j'ai mentionnés jusqu'ici; mais on l'observe aussi quelquefois seule. Qu'elle dépende de l'inertie, du spasme, de la pléthore, de l'irritation de la matrice, c'est toujours un phénomène dangereux qu'il faut se hâter de combattre; si la présence du placenta n'en est pas toujours la cause, il sert au moins à l'entretenir et à l'aggraver; on doit en conséquence s'empresser de l'extraire, quand même il y aurait inertie. Quelques auteurs, cependant, ont pensé que la délivrance ne devait pas être accélérée lorsque la matrice ne revient pas sur elle-même, à moins qu'il n'y eût un décollement incomplet du placenta. M. Lacour s'est encore efforcé, dans ces derniers temps, de démontrer que la délivrance artificielle ne pouvait qu'augmenter l'inertie, et par suite la perte; mais l'expérience de tous les jours s'élève contre cette manière de voir, et l'opinion contraire est généralement adoptée. Je n'ai point l'intention de revenir ici sur ce que j'ai dit des causes, des signes et du traitement général de l'hémorrhagie; mais je dois en parler comme d'une complication de la délivrance.

1198. Il ne me paraît pas certain que son mécanisme ait été bien compris; on l'attribue mal-à-propos à ce que la matrice ne se rétractant pas; le sang doit couler à flots par de prétendues ouvertures qui restent béantes à la surface interne de cet organe;

mais ne serait-elle pas plutôt due, d'une part, à ce que les vaisseaux hypogastriques ayant cessé brusquement d'être comprimés, le sang s'y précipite avec force ; de l'autre, à ce que ce fluide doit s'accumuler en quelque sorte mécaniquement dans les vaisseaux utérins, qui, n'étant plus soutenus, le versent dans le vide que l'œuf occupait quelques instans auparavant, ou bien à ce qu'avec ces dispositions il se trouve dans la cavité utérine même une cause irritante quelconque.

Dans cette hypothèse, le meilleur moyen de prévenir une hémorrhagie ne serait pas de frotter l'ombilic et l'hypogastre avec une cuillerée d'eau-de-vie ou d'eau de Cologne, comme le voulait A. Le Roy, mais bien d'appliquer promptement un bandage un peu serré sur le ventre, et de faire placer la femme la tête très-basse aussitôt après l'accouchement.

1199. Après avoir extrait le placenta, si la perte continue au point de donner des inquiétudes, on doit, en cas que la matrice reste molle et inactive, ou que les sinapismes entre les épaules aient été vainement employés, ne pas hésiter à porter la main dans cet organe. De la Motte avait fort bien remarqué que c'est le plus sûr moyen de faire cesser l'inertie ; la compression exercée en sens divers avec la main sur l'hypogastre, compression vantée comme une découverte importante dans le *Journal des Savans*, de 1722, ne remplacera jamais ce moyen d'une manière complète.

Les injections d'oxicrat, de vinaigre pur ou d'eau à la glace, conseillées par Saxtorph ; l'alcool et les acides sulfurique ou nitrique étendus d'eau, avec lesquels

Pasta veut qu'on aille cautériser les vaisseaux utérins;
l'introduction d'une vessie de porc, qu'on remplit
d'air, d'eau ou de liquides astringens, dans l'utérus
même, proposée par MM. Rouget et Vernet, offri-
raient bien moins d'avantages, exposeraient à beaucoup plus d'accidens, et ne sont pas d'une application
aussi facile que la main ; ajoutons, avec MM. Pasteur
et Evrat, qu'on peut toujours porter en même temps
un citron débarrassé de son écorce, ou, à son défaut,
une éponge imbibée de vinaigre, dans la cavité utérine,
pour l'exciter plus vivement, si on craint que la main
seule ne suffise pas.

1200. Mais s'il n'y avait point inertie, on devrait
avoir recours au traitement indiqué à l'article de l'Hémorrhagie en général, aux révulsifs, aux réfrigérans
et même au tampon. Peut-être serait-il bon, quand la
perte est foudroyante, de comprimer l'aorte au-dessus de l'angle sacro-vertébral, en attendant qu'on pût
mettre en pratique les autres moyens ; immédiatement après la sortie du fœtus, les parois abdominales
sont molles, et chez beaucoup de femmes il ne serait pas difficile d'agir sur l'aorte avec les pouces; en
sorte que, sans attacher à ce moyen, dont parlent
déjà Boer, Mme Lachapelle, M. Dugès, etc., autant
d'importance que MM. Trahon et Baudelocque neveu, j'y aurais volontiers recours, si l'occasion s'en
présentait.

1201. Le seigle ergoté, mis en usage par MM. Ba-
lardini, Bigeschi, Bordot, Goupil, Villeneuve, etc.,
fait cesser l'inertie, dit-on ; oblige la matrice à se contracter, à détruire les adhérences du délivre, à chasser le placenta, et suspend par suite l'hémorrhagie.

Selon ces praticiens, la délivrance étant toujours prompte et n'ayant jamais été accompagnée ni suivie de perte chez les femmes qui ont pris de cette poudre oxytocique, pendant le travail, on doit naturellement en conclure qu'elle doit être d'un grand secours dans les cas d'adhérences contre nature du placenta et quand il survient une hémorrhagie après la sortie de l'enfant.

Je l'emploierais volontiers contre les adhérences; mais n'ayant pas eu occasion d'en rencontrer, je n'ai point de faits non plus par devers moi sur ce sujet. Quant à l'hémorrhagie, quelques médecins ont cru remarquer qu'elle avait été déterminée par la poudre obstétricale : Une jeune femme fut prise d'une perte violente après son accouchement, bien que je lui eusse administré le seigle ergoté, à la dose de quarante-cinq grains, pendant le travail, et que cette substance eût d'ailleurs produit l'effet que j'en attendais. Tout récemment j'ai encore observé un fait semblable, et je suis porté à penser que si le seigle cornu peut être utile quand la perte est le résultat de l'inertie de l'utérus, il pourrait bien être nuisible dans les autres cas, qui sont, pour le dire en passant, beaucoup plus nombreux qu'on ne le pense généralement.

1202. Une autre ressource mise en pratique d'abord par le docteur Mojon, puis par MM. Hoffman, Taroni, Lemaistre, etc., consiste à pousser par la veine ombilicale un liquide styptique et froid dans le placenta. M. Mojon veut qu'avant de commencer l'injection on aspire avec la seringue le sang qui peut être contenu dans la veine et ses ramifications; mais

MM. Hoffman et Taroni ont réussi sans cette précaution ; le premier a employé de l'oxicrat ; le second s'est servi d'eau-de-vie étendue d'eau ; mais le troisième s'est contenté d'injecter de l'eau froide. Dans les trois cas, la matrice, auparavant molle et inerte, est aussitôt entrée en contraction ; le placenta a été chassé et l'hémorrhagie s'est arrêtée ; seulement rien ne prouve, pas même le fait récemment publié par M. Sandras, que le placenta fût encore adhérent ni que des tractions mieux dirigées sur le cordon n'eussent pas produit le même effet ; une observation relatée il y a quelques jours dans une feuille publique prouverait même, si l'auteur et le journal étaient dignes de quelque confiance, que ces injections peuvent rester inefficaces.

1203. On pourrait tenter ce moyen, au surplus, dans le cas d'adhérence supposée, d'inertie et de perte, après avoir inutilement essayé les ressources ordinaires et avant de porter la main dans la matrice. Son action doit être tout à-la-fois mécanique et chimique ; il déplisse et gonfle le délivre, distend la matrice, produit un abaissement subit de température, un resserrement des bouches vasculaires et une astriction plus ou moins forte, en admettant toutefois que le liquide injecté pénètre jusqu'à la face utérine du placenta. Il doit enfin réunir une partie des avantages attribués par quelques auteurs aux injections faites à nu ou à travers des vessies, dans la cavité utérine et au tamponnement tant vanté par Leroux, sans en avoir les inconvéniens.

1204. L'opération est, au reste, extrêmement simple : après avoir dégagé le cordon, on porte dans la veine le syphon d'une seringue, contenant six à huit onces d'eau vinaigrée, d'eau-de-vie très-affaiblie, ou de tel autre liquide médicamenteux qu'on jugera convenable; on pousse l'injection avec assez de force pour qu'elle pénètre toute l'épaisseur du placenta, et, pour l'empêcher de ressortir avant d'avoir produit son effet, on place une ligature sur le cordon ombilical. Bientôt, la femme est prise de ténesme et de colique; l'utérus et les muscles du ventre se contractent; le col cède, et le délivre est promptement expulsé. M. Guillon veut qu'au lieu de tous ces moyens on injecte une bouillie, une sorte de cataplasme liquide, astringent, émollient, etc., dans l'intérieur même de la matrice, et je ne vois pas ce qui empêcherait de l'imiter, lorsque l'intervention de la main n'est plus permise.

1205. Les *convulsions*, les *syncopes* répétées, qui surviennent après l'accouchement, peuvent, comme l'hémorrhagie, être déterminées par des causes fort diverses; mais la présence de l'arrière-faix étant capable de les produire à elle seule, on doit commencer par délivrer les femmes qui en sont affectées. Pour le reste, on se comporte comme il a été dit en parlant des convulsions en général. Il en est de même de la simple faiblesse et de l'épuisement qui suivent quelquefois un long travail ou qui succèdent aux autres accidens. Pour peu que le délivre semble avoir d'influence sur cet état, on se hâte de l'extraire; il n'y aurait que le besoin de laisser la femme en repos ou la crainte de rappeler une perte, qui pourrait engager à temporiser, en cas qu'il n'y eût pas d'autre accident pour le moment.

1206. **Dans la grossesse multiple, on ne doit solliciter la délivrance qu'après la terminaison complète de l'accouchement.** Comme les annexes des deux fœtus adhèrent toujours entr'elles, au moins par quelques points, on ne pourrait pas entraîner celles de l'un sans décoller celles de l'autre : ce n'est pas que cette pratique dût absolument faire naître l'inertie ni amener nécessairement une hémorrhagie, comme on se l'est imaginé, en se fondant sur cette fausse idée qu'il reste de larges orifices béants par lesquels le sang s'écoule à la surface interne de la matrice ; mais bien parce qu'il est toujours dangereux de rompre les rapports organiques d'un fœtus avec sa mère, à moins qu'il ne soit sur le point d'être expulsé lui-même. Une seule circonstance pourrait permettre de s'écarter de cette règle : c'est lorsque le délivre du premier fœtus vient à se présenter spontanément à la vulve avant la naissance du second ; encore faut-il prendre des précautions pour ne pas détruire les adhérences de celui qui reste.

En général, la délivrance, à la suite d'accouchemens de jumeaux, se fait plus attendre que dans les cas ordinaires, si l'accoucheur ne vient pas la solliciter ; ce qui tient à ce que l'utérus conserve habituellement un peu moins de tendance à revenir sur lui-même, et peut-être aussi à ce que le volume du double arrière-faix est nécessairement plus considérable.

Pour l'aider, on peut saisir l'un des cordons ou l'un des placentas, et entraîner les deux délivres l'un après l'autre ; mais il est mieux, plus prompt et plus sûr de tourner les deux tiges ombilicales l'une sur l'autre, de n'en faire en quelque sorte qu'un seul cordon, et d'agir comme dans la délivrance simple. Les placentas n'étant presque jamais sur le même niveau dans les organes génitaux, ils ne se présentent à l'orifice et à la vulve que successivement, et non tous les deux ensemble; au reste, si le contraire arrivait et que leur sortie en fût rendue plus difficile, il serait trop aisé de faire disparaître un pareil inconvénient pour que j'entre à ce sujet dans de plus longues explications.

1207. A la *suite de l'avortement*, la délivrance est ordinairement moins simple qu'après l'accouchement à terme; dans les trois premiers mois de la grossesse, l'œuf est presque toujours expulsé en entier, et, dès-lors, il n'y a point, à proprement parler, de délivrance; mais plus tard, cette expulsion en masse devient de plus en plus rare et difficile. Le fœtus s'échappe d'abord; ses enveloppes restent et ne sont rendues qu'au bout d'un temps plus ou moins long. Le col, reprenant sa forme et sa longueur primitives, résiste bientôt aux efforts nécessairement peu énergiques de la matrice; le délivre ayant à peine changé de rapports lui-même avec la cavité qui le renferme, ne peut en franchir que difficilement l'orifice pour passer dans le vagin. D'un autre côté, le cordon est si faible qu'on ne peut exercer sur lui que de très-légères tractions, et cependant la rétention du placenta n'est pas beaucoup moins fâcheuse après l'avortement qu'après l'accouchement à terme.

L'inertie, le renversement de l'utérus n'étant point à craindre ici, le plus sage est, à mon avis, de s'empresser d'opérer la délivrance avant que le col ait eu le temps de se refermer, soit en agissant modérément sur le cordon, soit en allant saisir, s'il est possible, le

placenta lui-même du bout des doigts. Mais quand on
a trop attendu ou qu'on est appelé trop tard, force
est bien d'attendre encore et de se borner à favoriser
la rétraction de l'utérus. S'il survenait des accidens,
la main ne pourrait pas être introduite jusqu'au délivre à cause de la résistance du col, et la moindre
force dans les tractions aurait bientôt amené la déchirure du cordon. Je présume que ce serait le cas de
tenter les injections du docteur Mojon. Si toutefois
le placenta paraissait à l'orifice ou pouvait être senti
avec le doigt, et que les tractions ou la main fussent
insuffisantes pour le faire descendre, on aurait encore
à tâcher de le saisir avec la pince à faux germes. Autrement on abandonne son expulsion aux efforts de la
nature, et l'on s'attache à prévenir les accidens ou
bien à les combattre à mesure qu'ils se manifestent.
On a recours à la saignée, aux opiacés, aux bains généraux et locaux; on fait des injections émollientes
ou détersives dans le vagin et même dans la matrice,
pour neutraliser les effets de la putréfaction; on tient
la femme à un régime sévère, et dès que le col s'entr'ouvre, on entraîne les lambeaux de l'arrière-faix
s'il s'en présente.

Toutes ces précautions sont parfois inutiles, si le
col s'est refermé promptement après la sortie du
fœtus, le placenta peut rester plus ou moins dans
l'utérus sans se putréfier; on a vu des femmes l'oublier
en quelque sorte, ne le rendre qu'au bout d'un ou
deux ans, être fécondées de nouveau même, aller
jusqu'à terme, et se débarrasser simultanément et de
l'ancien et du nouveau délivre. Le plus ordinairement, néanmoins, les membranes et le placenta sont

expulsés par portions ou en masse dans le courant de la première semaine qui suit la fausse couche, ou graduellement entraînés avec les lochies ou par les injections. On comprend, au reste, que ces difficultés sont d'autant plus fréquentes et plus nombreuses, que l'avortement arrive plus près du milieu de la grossesse; qu'elles sont, au contraire, d'autant moindres et plus faciles à vaincre, qu'on se rapproche davantage de l'époque naturelle de la parturition.

ARTICLE II.

SOINS QUE RÉCLAME L'ENFANT NOUVEAU-NÉ.

Les soins qu'exige le fœtus en sortant du sein de sa mère varient selon l'état dans lequel il naît, selon qu'il est sain ou malade.

SECTION PREMIÈRE.

Du Fœtus dans l'état sain.

Lorsqu'il naît vivant et bien portant, ce que l'on connaît à ses cris et à ses mouvemens, après l'avoir disposé convenablement entre les membres de sa mère, le cordon est la seule chose dont l'accoucheur ait à s'occuper d'abord.

1°. Aussitôt après avoir franchi la vulve, le fœtus doit être placé en travers sur le côté, la face tournée vers le pied du lit, entre les cuisses de l'accouchée. De cette manière il peut respirer, et ne court pas risque d'être suffoqué par les matières qui s'échappent du vagin; on le dégage des anses du cordon, s'il en existe autour de son corps ; on le débarrasse des lambeaux de membranes qu'il a pu entraîner et des mucosités qui lui obstruent parfois la bouche ou le gosier ; enfin on arrive à la ligature et à la section du cordon ombilical.

§. I. De la Ligature et de la Section du cordon.

1208. Du temps d'Hippocrate on ne coupait le cordon qu'après la délivrance ; si le placenta tardait un peu à sortir de lui-même, on plaçait l'enfant sur de la laine ou sur une outre légèrement percée, afin que, par l'affaissement graduel de ces corps, son poids réagît par degrés presque insensibles sur le délivre et l'entraînât sans secousse au-dehors. Deventer veut encore qu'on fasse l'extraction du placenta avant de couper le cordon ; Dionis se comportait tantôt d'une manière, tantôt d'une autre. Si les secondines n'exigeaient que de légères tractions pour être entraînées, il ne coupait le cordon qu'après la délivrance, et suivait une pratique opposée quand il paraissait nécessaire d'aller chercher l'arrière-faix avec la main. Depuis Levret, les accoucheurs ont établi, en règle générale, de séparer l'enfant de sa mère aussitôt qu'il a franchi la vulve, et qu'il n'est jamais nécessaire d'attendre que ses dépendances soient expulsées. Au premier abord, la conduite des anciens paraît plus rationnelle, plus physiologique que celle des modernes ; il semble que le placenta doive suivre immédiatement le fœtus, ou au moins être séparé de l'utérus avant qu'il soit prudent de couper le cordon ; qu'avant de rien diviser, il faille permettre à la circulation d'arriver par degrés au type nouveau, qui va bientôt la mettre en rapport avec celle de l'adulte ; mais en réalité, on ne s'aperçoit pas que la pratique actuelle entraîne le moindre inconvénient pour le fœtus, et la mère s'en trouve certainement mieux. On objecterait en vain que cette conduite n'est pas naturelle, car elle est suivie par la plupart des animaux eux-mêmes, qui déchirent le cordon de leurs petits à mesure qu'ils sortent. Non seulement on ne doit pas attendre que la délivrance soit effectuée ; mais il est encore inutile de ne couper le cordon qu'après la cessation des battemens dans cette tige, ainsi que le conseillent Denman et A. Leroy. On n'est pas aussi généralement d'accord sur la question de savoir si c'est la section ou bien la ligature qui doit être pratiquée la première.

1209. En commençant par la ligature, on est obligé de la faire sous les couvertures et sur le lit de travail ; il n'est pas aussi facile d'explorer l'ombilic ; on s'ôte la ressource de pouvoir débarrasser les viscères du sang, qui les engoue quelquefois. Enfin, dès que la respiration est établie, la circulation placentaire devient complètement inutile. Quand on coupe le cordon avant de le lier, on est libre d'emporter aussitôt le fœtus dans un lieu plus convenable, de le soigner, s'il est malade, et de l'explorer avec toute l'attention désirable. Cependant il faut avouer que si l'enfant n'offre rien de particulier, l'une de ces méthodes ne présente, au fond, que de très-légers avantages sur l'autre, et qu'il est permis à chacun d'adopter celle qui lui plaît le plus, sans que cela puisse influer sur le résultat définitif de sa pratique.

1210. Le lieu de la section est tout-à-fait arbitraire. Si on la pratique à quatre ou cinq pouces de l'ombilic, plutôt que plus loin ou plus près du placenta, c'est pour que ce qui reste du cordon n'embarrasse pas trop par son volume et permette d'appliquer la ligature à une certaine distance de l'abdomen. On pourrait employer, pour la faire, un instrument tranchant quelconque, et si on donne la préférence aux ciseaux, c'est parce qu'ils sont un peu plus commodes qu'un bistouri. Quoiqu'un instrument rouillé soit incapable de faire naître aucun accident redoutable, le tétanos, entr'autres, comme A. Leroy le pensait, il est tout simple, cependant, de ne s'en servir que dans le cas où on n'en a pas de mieux aiguisé ; d'un autre côté, il n'y aurait aucun avantage à déchirer, à contondre, à diviser cette tige en la sciant grossièrement, comme quelques auteurs l'ont recommandé, afin d'imiter de plus près les quadrupèdes, quand même on voudrait se dispenser de la ligature.

1211. Le cordon coupé, on le presse entre le pouce et l'indicateur, en cas que le sang tende à couler ; les trois autres doigts saisissent le siége ; l'autre main se place sous les épaules et la nuque de l'enfant, qu'on porte ainsi hors du lit de travail, et qu'on dépose ordinairement sur les genoux d'une garde. Là, on peut l'examiner à loisir. Avant de placer la ligature, on s'assure qu'aucun anse d'intestin n'a franchi l'ombilic, qu'il n'y a point d'omphalocèle. Si cette tumeur existe, on tâche de la réduire, ou du moins de ne pas la comprendre dans l'anse du fil qu'on va placer sur le cordon, ainsi que cela était arrivé à des enfans observés par Sabatier et Mme. Boivin. Du temps d'Aristote, les sages-femmes avaient l'habitude de refouler dans le ventre du fœtus le sang contenu dans le cordon avant de le lier, et prétendaient, au moyen de cette pratique, renouvelée au commencement de ce siècle, redonner de la force et de la vigueur aux enfans faibles. D'autres ont, au contraire, soutenu avec Rhazès et les autres médecins arabes, l'abbé de Bizance et M. Sarton, qu'il fallait exprimer ce sang avec beaucoup de soin au lieu de le faire rentrer; qu'il fallait surtout évacuer l'espèce de sérosité ou de lymphe qui imbibe plus ou moins le cordon, soit en le couvrant de mouchetures, soit en le massant avec les doigts nus ou garnis d'un linge, attendu qu'ils attribuaient à la rétention de ces matières la propriété de produire la petite vérole, les croûtes de la tête, le tétanos, les convulsions. Levret pense encore qu'en expulsant ces fluides on prévient l'ictère des nouveau-nés, celle du moins qu'il compare à l'ecchymose; mais cette opinion, que M. Desormeaux semble partager en partie, n'est pas soutenable, et ne mérite guère la peine d'être discutée.

A mon sens, il importe fort peu qu'on prenne ou qu'on ne prenne pas cette précaution : si elle est parfois utile, c'est qu'elle permet d'appliquer la ligature plus exactement sur les vaisseaux sans qu'il soit aussi facile de les couper, et fait qu'ils se dessèchent plus vite sans se putréfier.

1212. Quant à la ligature elle-même, De la Motte conseille de la placer à un pouce, Deventer, Levret et les modernes à deux travers de doigt, d'autres à trois, quatre, cinq, six, à douze pouces même de l'abdomen. Quelques-uns ont conseillé d'en employer deux, et de façon que la plus rapprochée du ventre fût moins serrée que l'autre. Tantôt on a recommandé de la serrer fortement, tantôt de la serrer à peine. Tel se contente d'un seul tour et d'un simple nœud, tel autre veut qu'on fasse deux tours et un double nœud ; un troisième, à l'instar de Plenck et de M. Desormeaux, fait d'abord le premier tour et le premier nœud, puis replie le cordon en anses, pour faire un second nœud. Il en est qui n'oseraient pas employer autre chose qu'un ruban de fil, tandis que les plus sages se servent de ce qu'ils trouvent ; mais, au fait, cette ligature est-elle bien nécessaire?

Aucun animal ne peut y avoir recours. Lors de la conquête du Brésil, les voyageurs ont rapporté que dans ce pays les indigènes se bornaient à mâcher, à déchirer le cordon avec leurs dents, et qu'ils n'en faisaient point la ligature. Si on observe attentivement ce qui se passe après l'accouchement, on voit que les battemens artériels s'affaiblissent et disparaissent bientôt entièrement dans le cordon, en commençant par le placenta, et qu'au bout de quelques minutes on peut le couper sans qu'il en résulte la moindre hémorrhagie. Ce phénomène remarquable, qu'on attribue au changement de direction des artères iliaques, à la gêne qu'éprouve le sang à passer dans l'aorte par le canal artériel et dans le cordon par les artères ombilicales, a constamment lieu quand tout se passe dans l'ordre normal, et dépend en réalité de ce que la force attractive du placenta sur le sang est remplacée par celle de l'organe respiratoire, de ce que le délivre n'est plus qu'un corps inerte, dépourvu de vitalité, que le sang abandonne, comme il abandonne un membre gangréné ou asphyxié.

Il est tellement étranger à toute espèce de changement mécanique dans l'arrangement des vaisseaux, que si, comme Vésale, on ouvre le ventre d'un animal au terme de la gestation, on voit les battemens du cordon se maintenir tant que le fœtus continue de vivre sans respirer, et cesser, au contraire, dès que l'air pénètre librement dans les poumons. Béclard a vu la même chose sur des chiens. J'ai reçu de mon côté un fœtus humain à six mois de grossesse, dans sa coque. Les artères ombilicales continuèrent de battre avec force tant que les membranes ne furent pas rompues; mais elles tombèrent dans l'inertie aussitôt que les poumons et la poitrine, en contact avec l'air extérieur, tentèrent quelques mouvemens inspiratoires. Et ne voit-on pas tous les jours le sang couler ou s'arrêter spontanément sur le même enfant, selon que la respiration est libre ou gênée?

1213. Quoi qu'il en soit de l'explication, il n'en est pas moins incontestable qu'abandonné à lui-même et sans ligature, le cordon n'exposerait le plus souvent le fœtus à aucune hémorrhagie, à aucun accident, quand même il eût été coupé net et non mâché ou déchiré. Toutefois, comme le contraire peut arriver, comme il suffit que la poitrine soit trop comprimée, que le jeu de quelque organe soit gêné, pour troubler la circulation générale et permettre au sang de se reporter à travers l'anneau de l'ombilic; comme on cite des enfans morts d'hémorrhagie dans leurs langes, parce que le cordon avait été mal lié ; comme enfin la ligature n'entraîne par elle-même aucun danger, ne présente aucune difficulté, rien n'autorise à s'en dispenser ; on serait même coupable de la négliger. Si les observations de Fantoni et de Schultz prouvent qu'elle n'est pas indispensable, celles de Daniel démontrent qu'il ne serait pas toujours sans danger de l'omettre, même après la déchirure ; et la cautérisation, usitée en Turquie, sera toujours moins sûre et plus embarrassante.

Du reste, liée ou non, la tige ombilicale se détache constamment de l'abdomen au même endroit, c'est-à-dire à son union avec la peau, à quelques lignes, par conséquent, de la surface du ventre ; et je ne pense pas devoir combattre ce préjugé de bonne femme, puisé dans la physiologie ancienne, préjugé qui veut qu'on coupe le cordon très-près de l'ombilic si l'enfant est une fille, et très-loin de l'abdomen, au contraire, si c'est un garçon, attendu qu'une pareille section doit avoir une grande influence sur le développement des organes de la copulation !

1214. Je me suis toujours contenté de faire d'abord un tour, que j'étreins assez par un nœud simple pour fermer les vaisseaux ; ensuite je reporte les deux extrémités du fil en arrière, où je les croise, pour les ramener en devant et les fixer par un double nœud que je serre un peu davantage. Je m'en tiens à cette manière parce qu'elle est fort simple et que je ne l'ai jamais vue être suivie d'aucun accident. Mais si le cordon était très-gros, j'imiterais volontiers, pour plus de sûreté,

la conduite de M. Desormeaux et de Plenck, c'est-à-
dire qu'après le premier nœud je renverserais le cordon en anse, pour le comprendre dans un second
tour du fil. Outre cette ligature, quelques praticiens
en appliquent une autre sur le bout placentaire du
cordon, pour prévenir, disent-ils, toute hémorrhagie
du côté de la femme. Mais ce que j'ai dit du système
vasculaire utéro-placentaire prouve que cette précaution est sans but. Elle ne peut être utile que dans les
cas de jumeaux, encore faudrait-il que les vaisseaux
d'un placenta communiquassent directement avec
ceux de l'autre, ainsi que M. Mancel paraît en avoir
rencontré deux exemples, ce qui est extrêmement rare.

§. II. Du Nettoyage de l'Enfant.

1215. Sans me charger de décider si nos premiers
parens se donnaient ou non la peine d'enlever l'enduit onctueux qui couvre et salit la peau du fœtus à
sa naissance ; sans revenir sur la question de savoir si,
comme le pensent M. Richerand et la plupart des
physiologistes de nos jours, cet enduit est un simple
résultat de la sécrétion sébacée, plutôt qu'un dépôt de
quelque principe contenu dans les eaux, comme le
veulent les médecins chimistes, d'après M. Vauquelin,
je dirai, contre l'opinion de Gaultier de Claubry, qu'il
ne peut y avoir que des avantages à la faire disparaître.
S'il entrait dans le but de la nature de le conserver,
pourquoi la chèvre, la vache et tant d'autres animaux
lècheraient-ils avec tant de soins, et quelquefois si
rudement, leurs petits aussitôt qu'ils sont nés? Je sais
qu'en le laissant, il n'en résulterait pas de graves in-

convéniens, qu'il s'enlèverait de lui-même au bout de quelques jours en s'attachant aux vêtemens, ou avec l'épiderme qui le supporte, et dont la peau se dépouille dans les premières semaines dé la vie ; je ne pense pas enfin que sa présence puisse avoir une grande influence sur la production des croûtes du crâne, *du chapeau* des enfans à la mamelle, ou des autres parties du corps, ni par conséquent qu'il faille à tout prix en détacher minutieusement jusqu'à la dernière parcelle ; mais bien, qu'on doit n'en laisser que là où il adhère trop pour qu'on puisse l'enlever facilement.

Quand on se contente de l'essuyer avec un linge, à moins qu'on n'exerce des frottemens trop forts et trop longuement répétés pour n'être pas quelquefois dangereux, il en reste toujours une certaine quantité sur différens points de la peau ; on ne réussit guère mieux en immergeant le fœtus dans un bain d'eau tiède, à moins que ce ne soit une eau mucilagineuse ou savonneuse.

On doit d'abord le délayer, l'étendre avec un peu de beurre frais ou d'huile, de mucilage, de graisse douce quelconque, ou mieux encore avec un jaune d'œuf, qui le rend miscible à l'eau. On pourrait aussi se servir d'eau légère de savon sans beaucoup d'inconvénient, mais les autres substances sont préférables. C'est aux principaux plis des membres, à la tête et au cou, que cet enduit cérumineux se rencontre surtout en abondance : quand il est bien détaché du corps, on l'absterge doucement avec un linge sec ; après quoi, on peut se borner, pour terminer ce nettoyage, à promener une douce éponge, d'abord imbibée d'eau tiède, ou d'eau mêlée d'un peu de vin, puis sèche, sur la peau, pour la débarrasser du sang ou autre matière dont elle peut encore être couverte.

Il est des personnes qui veulent que l'enfant tout entier soit plongé dans un bain, et je ne vois pas pourquoi l'accoucheur refuserait cette petite satisfaction aux parens, quand ils y tiennent; si je la néglige ordinairement, c'est tout simplement parce qu'elle entraîne quelque longueur, et ne mérite assurément pas l'importance que lui ont accordée certains accoucheurs.

1216. On ne conçoit pas comment de graves auteurs ont pu défendre la conduite des anciens peuples de la Germanie, de la Bretagne, de la Scythie, du Groënland, et conseiller, à l'instar des Lacédémoniens, de plonger le fœtus dans de l'eau froide ou à la glace, de le rouler même dans la neige aussitôt après sa naissance, comme il paraît qu'on le fait encore dans quelques recoins de la vaste Russie. La vigueur et la constitution robuste de ces peuples dépendaient de leur régime et des exercices auxquels ils se livraient. Si, chez eux, il n'y avait point d'enfans faibles et délicats, cela s'explique, non pas en disant que le bain froid donne de la force et de la santé aux enfans chétifs; mais bien parce que ceux qui étaient faibles d'abord ne tardaient pas à succomber, et que les plus vigoureusement constitués résistaient seuls. Cette pratique était une épreuve toute naturelle chez des peuples qui ne voulaient dans leur république que des citoyens forts, et regardaient les hommes infirmes comme plus embarrassans qu'utiles; mais dans notre état actuel de civilisation, les hommes les plus robustes ne sont pas toujours ceux qui remplissent les rôles les plus importans dans les États; il n'est plus permis de négliger la vie de personne, et tous les enfans, délicats ou vigoureux, ont des droits égaux à la protection de leurs parens et de la société tout entière.

C'est déjà bien assez, pour le fœtus, d'être obligé de supporter les intempéries de l'atmosphère; et y a-t-il rien de plus absurde que de vouloir le faire passer instantanément d'une température de 32° R. à quelques degrés au-dessous de zéro ? Une transition aussi brusque, chez un être doué d'une existence aussi frêle, est-elle dans l'ordre physiologique? Quand même on n'y arriverait que par degrés, comme le voulait J. J. Rousseau, elle ne cesserait pas pour cela d'être dangereuse et condamnable.

1217. Les bains médicamenteux, alcooliques, fortifians, me semblent mériter la même réprobation en thèse générale : s'ils sont actifs, ils ôtent à la peau de sa souplesse, gênent le mouvement expansif des fluides et peuvent faire naître les accidens les plus graves; faibles, ils sont au moins inutiles, et je ne les emploierais qu'autant que le fœtus aurait besoin d'être excité d'une manière générale pour imprimer une activité plus grande à ses fonctions languissantes. Ainsi, à moins d'indications particulières, les lotions et les bains d'eau tiède simples sont les seuls que la prudence permette de conseiller.

§. III. De l'Emmaillotage de l'Enfant.

1218. Le fœtus, lavé, nettoyé et mis à sec, réclame encore quelques soins ; il faut que l'accoucheur préside à son premier habillement ; qu'il surveille au moins l'application du bandage de ventre et de la coupure du cordon.

La forme de cette compresse est, par elle-même, peu essentielle ; Baudelocque veut qu'on la mette en double, et que, d'un coup de ciseau, on fasse une demi-lune assez profonde à son bord replié ; qu'après avoir fendu l'une de ces moitiés depuis ce trou jusqu'à son extrémité libre, on loge la racine du cordon dans l'échancrure qui en résulte ; que sa portion pleine reste en dessous et que les deux moitiés de sa portion divisée soient renversées et croisées en devant. Cette méthode en vaut une autre. On place le tout à la partie supérieure et gauche de l'abdomen plutôt qu'à droite, à cause de la présence du foie ; une seconde compresse, souple et carrée, recouvre la première ; une bande, large de trois à quatre doigts et assez longue pour faire une fois et demie le tour de l'abdomen, maintient le tout ; on fixe cette bande vers l'un des flancs plutôt que sur le milieu du ventre, avec une épingle, qui est loin d'exposer aux dangers que quelques personnes lui ont reprochés, ou par un point d'aiguille. Trop serrée, elle serait nuisible ; trop lâche, elle glisserait et ne servirait à rien. Ce petit appareil, qui a pour but de prévenir les tiraillemens du cordon, et son contact avec la peau, doit être conservé ou réappliqué jusqu'à la chute de celui-ci ; il faut même le continuer encore quelques jours, quelques semaines ou même quelques mois après, si le nombril est trop saillant ou s'il y a menace d'omphalocèle. En général, c'est vers le cinquième jour que le cordon se sépare de l'ombilic; mais il est des enfans sur lesquels cette chute s'effectue dès le deuxième jour, tandis que chez d'autres elle n'a lieu que le neuvième ou le dixième. La dessiccation commence par son extrémité libre, ainsi que l'a bien observé M. Billard ; la gélatine qui l'imbibe se rétracte sur les vaisseaux, qui se trouvent bientôt comme étranglés par elle et non par l'épiderme, jusqu'à l'anneau, comme l'a cru M. Gardien. Réduits à un pédicule de plus en plus mince, ces vaisseaux ne tardent pas à se séparer des parties vivantes, en sorte que la gangrène, dont parle Haller, la constriction indiquée par M. Gardien, l'inflammation éliminatoire observée par Béclard, Chaussier et M. Orfila, ainsi que l'espèce de putrescence notée par M. Denis, ne sont que des phénomènes accidentels, et non pas la cause de la chute du cordon ombilical. Lorsqu'après cette chute il reste une petite plaie, elle se cicatrise ordinairement d'elle-même du huitième au douzième jour. Tous les onguents, toutes les eaux recommandées par les commères, pour l'obliger à se fermer plus tôt, sont inutiles, et produiraient même un résultat opposé. On doit se contenter de la couvrir d'un linge sec et fin, ou de la saupoudrer avec un peu de farine ou de poudre de lycopode.

1219. Avant d'envelopper le cordon, on avait déjà commencé de vêtir l'enfant, on lui avait déjà couvert la tête, les bras et la poitrine. Grâces à la plume élégante de Rousseau, il n'est que rarement nécessaire aujourd'hui de combattre l'emploi de ces absurdes maillots, qui faisaient d'un enfant nouveau-né un tout immobile, une sorte de marotte qu'il suffisait de prendre par les pieds pour en soulever la totalité. A ce sujet, la réforme est portée si loin en Angleterre, qu'au lieu de langes, c'est une longue robe, sorte de sac de laine fine, qui sert de maillot à l'enfant. En France, on lui met encore une camisole, petite brassière en laine, garnie d'une chemisette souple, qu'on fixe par derrière avec des épingles; puis on l'enveloppe d'un lange de toile et d'un autre en laine ou en coton. Ces langes sont élevés jusqu'aux aisselles, font une fois et demie le tour de la poitrine et se croisent par-devant dans toute leur longueur; ensuite on en replie l'extrémité pour la ramener à la partie supérieure du thorax, et en porter les angles au dos, où on les attache également avec des épingles.

Tout ceci, au surplus, est bien plus de la compétence des femmes, des gardes-malades en particulier, que de celle du médecin. Pourvu que l'enfant soit à l'aise, libre de ses mouvemens, que les pièces de linge qui l'enveloppent soient souples et puissent le tenir chaudement, peu importe leur forme, leur nature, ou la mode qu'on suit dans leur arrangement; tout le reste doit être abandonné aux goûts et aux caprices des familles ou des assistans.

SECTION II.

Du Fœtus dans l'état de maladie.

Le fœtus peut naître faible ou même dans un état de mort apparente ; alors les soins qu'on lui donne doivent varier selon le danger et la nature de l'accident qui compromet sa vie.

§. I. De l'Asphyxie.

Si l'enfant n'est que faible, sans être positivement malade, on le traite comme il a été dit plus haut ; seulement on s'empresse davantage de porter le petit doigt dans sa bouche pour en enlever les mucosités ; on prend plus de précautions encore contre le froid ; on ajoute un peu de vin à l'eau qu'on employe pour le laver ou le nettoyer, et on ne fait rien qui puisse gêner en aucune manière la respiration.

Mais la faiblesse peut être portée à l'extrême ; quelquefois le fœtus ne crie ni ne respire, sa peau est pâle ; la circulation languit, le cœur bat à peine ; sans la chaleur qui se conserve, et les mouvemens plus ou moins obscurs des artères ombilicales et de l'organe central de la circulation, la mort serait évidente.

1220. C'est cet état qu'on connaît sous le nom d'*asphyxie des nouveau-nés*, que M. Gardien aime mieux appeler *syncope*, que d'autres ont désigné par le terme d'*anémie* ; mais qui, dans le fait, diffère sous une foule de rapports de ces trois états morbides, et qui, à la rigueur, se rapprocherait encore plus du dernier que des deux autres.

On l'observe particulièrement à la suite d'accouchemens précipités, quand on a pratiqué la version, quand le fœtus naît avant terme, ou chétif et peu développé, lorsqu'une perte est survenue pendant le travail ou quelques jours auparavant, surtout celle qui tient à l'implantation du placenta sur le col, ou qui vient directement des vaisseaux du cordon.

Sa cause est donc, d'une part, le défaut du sang, qui n'arrive pas au cerveau et dans les poumons en suffisante quantité pour mettre les organes en action; de l'autre, le manque d'*incitation* des muscles inspirateurs, et peut-être aussi, dans quelques cas, la présence de mucosités trop abondantes ou de l'eau de l'amnios dans la trachée, comme l'ont prétendu Héroldt et Schèele. M. Desormeaux semble penser avec Fréteau, que la compression du cordon peut aussi la déterminer, en fermant le passage au sang dans la veine, tandis qu'elle laisse les artères plus ou moins perméables; mais j'ai fait voir ailleurs ce qu'il est permis de penser de cette opinion.

Au total, l'asphyxie des nouveau-nés me paraît devoir être rapportée à ce que le sang de l'enfant n'a pas subi, dans les derniers momens du travail, sa modification placentaire, à ce qu'il a cessé d'être soumis à cette espèce de respiration interne, qui, dans l'ordre normal, se maintient jusqu'à ce que la respiration réelle soit positivement établie.

1221. *Traitement.* La première chose à faire est d'enlever les mucosités filantes qui peuvent remplir la bouche, soit avec le doigt, soit avec un pinceau sec ou préalablement trempé dans une solution de muriate de soude; rien ne prouve qu'il soit utile, ou même sans danger, de renverser le fœtus, la tête en bas, pour forcer les matières contenues dans la trachée de s'échapper, ni de les aspirer avec un tube, comme Héroldt et Schèele disent l'avoir pratiqué. S'il y a quelque raison de croire que le placenta conserve encore une partie de ses rapports naturels avec l'utérus, si surtout il reste encore quelque frémissement, quelque battement dans le cordon, on peut suivre le conseil de Levret, Smellie, Freteau, M. Piet, Chaussier, etc. , et ne pas trop se presser d'en faire la section; mais si la matrice est bien revenue sur elle-même, si les adhérences du délivre sont évidemment détruites, il n'y aurait que des inconvéniens à ne pas séparer promptement le fœtus de sa mère. Pour que le fait dans lequel A. Petit a vu le fœtus en quelque sorte cesser de vivre ou renaître à l'instant où le cordon était comprimé ou relâché, méritât une confiance entière, il faudrait que des détails mieux circonstanciés l'accompagnassent. En supposant que les secondines soient sur le point d'être expulsées ou déjà sorties, et qu'il y eût encore quelque battement dans le cordon, je ne répugnerais point à les maintenir quelque temps dans du vin étendu d'eau chaude, comme beaucoup d'auteurs, MM. Beauchesne et Dorthal, entr'autres, l'ont encore prescrit de nos jours; mais, dans les autres cas, je ne vois pas ce que l'on gagnerait à se conduire ainsi. Comme il importe que le fœtus conserve le peu de sang qui lui reste, on doit faire la ligature du cordon avant de le couper; le nouveau-né est aussitôt soustrait aux regards de la mère; on le transporte près d'un feu bien clair, ou bien on le plonge jusqu'aux aisselles dans un bain tiède rendu

plus ou moins excitant par l'addition d'un peu de vin
ou d'eau-de-vie ; on lui imprime de légères secousses
en le frappant du plat des doigts sur la poitrine, le
dos ou les fesses ; on exerce de légères tractions sur
le cordon comme pour ébranler le diaphragme. Van-
Swieten parle de sages-femmes qui appliquaient la
bouche sur la mamelle gauche de l'enfant, et qui
exerçaient sur cet organe ou quelque autre point du
thorax une succion dont elles retiraient de grands avantages. Au lieu de la bouche on pourrait se servir d'une
ventouse. Cette pratique, reproduite par Saccombe,
peut être de quelque utilité, selon M. Desormeaux,
en excitant l'action des muscles ; mais elle est incapable de produire, comme on le prétend, une véritable dilatation mécanique de la poitrine. On fric-
tionne les tempes, le pourtour du nez, le front, la
base du cou et le rachis avec les doigts trempés dans
de l'eau de Cologne, de l'alcohol, etc., ou bien à
sec avec une brosse plus ou moins rude ; on stimule
l'intérieur de la bouche et des narines en y portant
du vinaigre, de l'eau-de-vie ou quelque autre liqueur
irritante, ou bien tout simplement avec les barbes
d'une plume. A l'imitation de M. Desormeaux, je me
suis servi avec avantage d'une gorgée de liquide alco-
holique, tenue quelques instans dans la bouche et
chassée ensuite avec force, en forme de douche ou
d'ablution, sur la poitrine de l'enfant : on a fait usage
avec succès de la fumée de linge ou de papier brûlé,
introduite dans le rectum ; l'oignon, l'ail, portés dans
l'anus, dans la bouche ou sous le nez, produisent
à-peu-près le même effet, et sont moins dangereux
que l'ammoniaque ou le vinaigre radical, qui agissent

promptement comme caustiques s'ils ne sont pas largement étendus d'eau. On presse simultanément et avec ménagement le ventre et le thorax, pour tâcher de faire entrer le diaphragme en contraction; et pendant toutes ces pratiques le fœtus sera constamment tenu très-chaudement, car sans cette précaution l'action des autres moyens resterait le plus souvent inefficace. Il faut les continuer long-temps, ne pas se lasser, et redoubler de patience dès que le moindre signe de vie se manifeste; ce n'est quelquefois qu'après une demi-heure, une heure, deux heures de soins, que les efforts de l'accoucheur sont couronnés de succès, et il n'est pas sans exemple d'avoir vu des enfans abandonnés comme morts depuis quelques heures, revenir à la vie, sans autre secours que la température du lieu où on les avait déposés.

1222. Quand ces différens moyens sont sans effet, on a recours à l'insufflation pulmonaire, qui se pratique, soit à l'aide d'un tuyau de plume, d'une sonde de femme, d'une canule quelconque introduite dans la bouche ou les narines, ou bien en soufflant directement avec la bouche dans les voies aérifères. Le tube laryngien imaginé par Chaussier, ayant l'avantage de remplir assez exactement la glotte quand il y est introduit, vaudrait mieux que la canule droite d'Héroldt; mais une simple sonde de gomme élastique, instrument qu'on trouve partout, est presque aussi commode; on l'introduit *par la bouche*, jusqu'au fond du pharynx; puis, pendant qu'on la pousse, on va en recourber l'extrémité avec le petit-doigt pour la forcer à pénétrer dans le larynx plutôt que dans l'œsophage; une fois placée, on ferme les narines et la bouche du fœtus, et l'insufflation peut être commencée. Cependant, si les expériences tentées par Winslow, Héroldt, Schèele, Viborg, Schmidt et Béclard prouvaient sans réplique, comme le pensent leurs auteurs, que l'eau de l'amnios pénètre jusqu'aux bronches pendant la vie intra-utérine, il serait peut-être utile d'en débarrasser la trachée-artère par aspiration ou autrement, avant d'essayer l'insufflation ; mais il existe encore trop d'incertitude sur ce point, pour qu'il puisse servir de base à n'importe quel plan de pratique.

1223. Curry, Chaussier et d'autres, avaient d'abord pensé qu'en soufflant avec la bouche on ne faisait pénétrer dans les organes pulmonaires du fœtus qu'un air vicié ou plus ou moins altéré, et qu'il vaudrait mieux se servir d'un soufflet ; mais on a bientôt reconnu que tant de précautions étaient inutiles, que l'air, légèrement échauffé dans le poumon d'un adulte et chargé d'une douce humidité, devait mieux convenir aux organes du nouveau-né qu'un air plus sec et plus froid. Héroldt a d'ailleurs prouvé que le gaz rendu par l'expiration, dans ce cas, ne contient qu'un centième d'oxygène de moins que l'air atmosphérique.

Comme il importe que l'air aille dans les voies respiratoires et non dans le canal alimentaire, il est bon qu'avec la main appliquée sur le cou un aide presse légèrement le larynx et le tienne contre le devant des vertèbres cervicales, afin d'aplatir le plus complètement possible l'œsophage.

1224. On souffle d'abord avec beaucoup de lenteur. Quand les poumons sont assez remplis pour abaisser le diaphragme et soulever les parois du thorax, comme dans une inspiration naturelle, on s'arrête pour comprimer légèrement l'abdomen et la poitrine et simuler l'expiration. On recommence de la même manière, et l'on établit ainsi une sorte de respiration artificielle, dont quelques auteurs ont certainement exagéré les avantages : elle n'a qu'incomplètement satisfait M. Desormeaux, ne m'a réussi non plus que dans un petit nombre de cas, et, d'après les recherches de M. Leroy (d'Étiolle), elle ne laisse pas d'être dangereuse à moins que son emploi ne soit accompagné des plus grands ménagemens.

Ce n'est pas l'action du poumon, en effet, mais bien celle des muscles inspirateurs, qui devrait être mise en jeu la première. Or, comme on obtient justement l'inverse par l'insufflation, il en résulte, d'après M. Leroy, que, le plus souvent, l'air s'arrête dans les grosses divisions bronchiques, et qu'on parvient rarement à le pousser jusqu'aux cellules aériennes, à moins de produire un emphysème, qui suffit à lui seul pour causer la mort.

La trachéotomie proposée, en désespoir de cause par Héroldt, déjà fort dangereuse par elle-même, n'offrirait du reste aucun avantage sur l'insufflation simple, et doit être proscrite.

1225. L'électricité et le galvanisme, conseillés par Crève, Behrends, Boer, M. Gardien, etc., pourraient être aussi d'un grand secours, soit comme moyen principal, soit comme accessoire, dans le traitement de l'asphyxie des enfans nouveau-nés. On en dirigerait les courans à travers la poitrine, ou de la bouche à l'anus. Je dois avouer néanmoins que je l'ai tenté

deux fois sans succès, quoique j'aie employé une auge
double de vingt et une couples métalliques, et que
l'action de la pile fût très-forte. L'électro-puncture,
essayée par M. Leroy sur des animaux, aurait peut-
être plus d'efficacité, en permettant d'agir directement sur le diaphragme; mais on n'en a point encore
fait, que je sache, l'application au fœtus humain.

Quand on doit réussir, les pulsations du cœur et
du cordon reparaissent peu-à-peu, les muscles reprennent graduellement leur fermeté naturelle, la
peau se colore légèrement, la chaleur se rétablit,
puis quelques mouvemens respiratoires, d'abord
très-faibles et très-irréguliers, ensuite de plus en plus
marqués, ne tardent pas à paraître; des cris se manifestent enfin, et dès-lors l'enfant est sauvé. Il serait
imprudent, toutefois, de chanter trop tôt victoire;
je suis parvenu deux fois à rétablir les mouvemens du
cœur et de la respiration pendant plus de trois heures,
au moyen de l'insufflation et du galvanisme, chez deux
fœtus que je fus cependant obligé d'abandonner.

S. II. De l'État Apoplectique.

1226. Au lieu de venir pâle, anémique, exsangue,
l'enfant naît quelquefois dans un état tout opposé; sa
peau est d'un rouge bleuâtre, ou livide, plus ou moins
foncé, surtout à la face, et paraît épaissie. Tous les
organes semblent être le siège d'une congestion générale; les membres sont souples et immobiles; la
circulation est suspendue, en tout ou en partie, et l'on
observe d'ailleurs tous les autres signes indiqués tout-
à-l'heure.

On comprend, au reste, qu'une semblable maladie doit se présenter à divers degrés, et produire à l'intérieur des altérations variables. A l'ouverture des cadavres, on rencontre assez souvent du sang fluide, épanché entre les méninges ou dans la substance cérébrale elle-même. D'autres fois, le plus fréquemment même, le sang ne s'est point échappé des vaisseaux, ou ne forme que de légères ecchymoses dans différentes parties; mais il est en excès dans tous les systèmes organiques, qui en sont comme engoués et partout imbibés.

On observe l'état apoplectique, surtout chez les enfans forts, à la suite d'accouchemens pénibles et longs, de l'application du forceps, de la parturition par le pelvis, soit spontanée, soit artificielle; lorsque le fœtus est resté plusieurs heures sous l'influence directe des contractions utérines, après l'écoulement des eaux; qu'il s'est présenté dans une mauvaise position; qu'il est trop volumineux pour traverser facilement les passages; qu'une anse du cordon lui serre le cou, ou se trouve comprimée elle-même d'une manière quelconque, et, en particulier, quand ces accidens coïncident avec une disposition pléthorique antérieure.

Sa *cause* immédiate est la compression ou l'engorgement du cerveau; ce qui n'empêche pas le défaut de revification du sang d'en être la cause occasionelle aussi bien que de l'asphyxie, et M. Gardien, combattant MM. Chambon, Courraut et Capuron, a certainement tort de soutenir que la compression du cordon est aussi incapable de produire l'état apoplectique qu'elle détermine facilement l'asphyxie.

1227. Quand un enfant naît dans cet état, on doit

se hâter de dégorger le système vasculaire ; en agissant de bonne heure, lorsqu'il n'y a point d'épanchement on réussit en général très-promptement à faire disparaître les symptômes alarmans. Dans les circonstances opposées, la mort est ordinairement inévitable ; mais, ainsi que le remarque M. Desormeaux, comme il n'est pas possible de distinguer *à priori* la simple congestion de l'hémorrhagie encéphalique, l'accoucheur serait répréhensible de ne pas prodiguer à l'enfant, dans tous les cas, les mêmes soins que si l'affection était plus grave.

Si l'accident a pour cause la compression exercée par le cordon sur les veines jugulaires, il faut se hâter d'en défaire les circulaires ou de le couper, s'il n'est pas possible autrement d'en débarrasser le fœtus. Dans les autres cas, il serait également dangereux d'attendre les cris de l'enfant avant de le séparer de sa mère, ou de s'amuser à plonger le placenta dans un liquide chaud. La section du cordon est le premier et le principal remède qu'il faille mettre en usage. On n'en pratique la ligature qu'après la disparition de tout symptôme fâcheux, parce que l'avantage de cette section est de donner au sang une issue facile. Pour favoriser l'écoulement de ce fluide, il est parfois nécessaire de presser doucement la poitrine, l'abdomen et le cordon lui-même. A mesure que le sang s'échappe, l'enfant semble renaître ; la couleur livide des lèvres est bientôt remplacée par une teinte purpurine ou rosée ; le pourtour de la bouche et du nez, le reste de la face, et toute la surface du corps, s'éclaircissent ensuite par degrés ; la respiration ne tarde pas à s'établir, et quelques minutes sont à peine écoulées, qu'il n'y a déjà plus de danger, mais la circulation est quelquefois tellement affaiblie, tellement obscure, qu'il ne se fait aucune hémorrhagie par l'ombilic. Alors, on est obligé de recourir aux moyens conseillés contre l'asphyxie, c'est-à-dire aux frictions, aux bains excitans, à l'insufflation, à l'électricité, etc.; et, comme il faut absolument que l'enfant perde du sang, s'il est impossible d'en obtenir par le cordon, on applique une sangsue derrière chaque oreille, pour dégorger le cerveau.

1228. Lorsque les tégumens ont repris leur couleur naturelle, que la circulation est revenue à son type normal, que la respiration n'est plus douteuse, et que le fœtus crie et s'agite librement, on arrête l'hémorrhagie, pour peu qu'elle tarde à se suspendre d'elle-même. Pour le reste, on se comporte comme si l'enfant était né sans accident. S'il restait encore, au contraire, quelqu'engourdissement dans les fonctions pulmonaires et cérébrales, ainsi qu'on l'observe trop fréquemment, surtout lorsqu'on n'est pas parvenu à tirer une suffisante quantité de sang, les sangsues doivent encore être employées, et forment presque l'unique agent sur lequel on puisse compter, quand la congestion, sorte d'état apoplectique secondaire, ne survient que douze, vingt-quatre, quarante-huit heures, ou même, ce qui a été vu, que trois ou quatre jours après l'accouchement,

§. III. De quelques autres états morbides de l'Enfant nouveau-né.

1229. Il ne peut entrer dans mon sujet de traiter ici des contusions, des plaies, des luxations, des fractures qu'entraînent quelquefois à leur suite certains accouchemens difficiles ; je n'ai point à parler non plus du filet, de l'adhérence de la langue, de l'occlusion des paupières ou des lèvres, de l'imperforation de l'urèthre, du vagin, de l'anus, ni de l'ictère, ni de l'induration du tissu cellulaire, ni d'aucun des vices de conformation et des nombreuses maladies auxquelles l'enfant nouveau-né est disposé ; mais je ne puis passer sous silence la déformation du crâne et quelques autres accidens qui se rapportent directement à la compression de la tête lors de son passage à travers les détroits.

1230. L'enfoncement du pariétal ou du frontal, avec ou sans fracture, a été noté plusieurs fois à la Maternité de Paris par Chaussier, M. Dugès et Mme. Lachapelle ; on doit le redouter quand la tête, appuyée contre l'angle sacro-vertébral, reste long-temps soumise à de violens efforts, quand le détroit est réniforme, et quand une tête un peu volumineuse est forcée de se mouler comme dans une filière à travers le bassin qu'elle parcourt.

Si la fracture ou la dépression des os n'est point accompagnée d'épanchement, la nature parvient ordinairement à remettre les choses dans leur premier état et se charge des frais de la guérison ; autrement, la mort en est la suite habituelle, ou du moins il en résulte de l'assoupissement et une très-grande tendance aux convulsions.

1231. En se moulant sur des détroits resserrés, la tête peut s'allonger, sans que les os qui la composent se dépriment ou se fracturent, mais de manière que leurs bords se croisent et se portent plus ou moins l'un sur l'autre; alors ils reprennent assez souvent, d'eux-mêmes, leur position naturelle après l'accouchement; mais ils peuvent aussi rester chevauchés, ainsi que je l'ai observé une fois, et constituer une cause perpétuelle de maladies, d'affections convulsives en particulier.

Toutefois, ici comme dans les cas précédens, l'art ne peut rien, et l'on est forcé de s'en rapporter aux ressources de l'organisme.

1232. Un accident plus commun et heureusement moins grave que ceux-ci, est une sorte d'épanchement sous-cutané, de *tumeur du cuir chevelu,* qu'on rencontre presque toujours, mais à divers degrés, lorsque la tête n'a traversé que lentement et avec difficulté le canal pelvien; cette tumeur occupe en général le point du crâne qui s'est maintenu dans le vide du bassin tout le temps du travail, ou l'un de ceux qui ont été le plus longuement et le plus fortement comprimés contre l'angle sacro-lombaire ou les pubis; formée tantôt par de la sérosité rougeâtre, tantôt par du sang pur, concret ou liquide, quelquefois par le mélange de ces deux fluides, elle se présente sous un volume qui varie depuis celui d'une noix jusqu'à celui d'un œuf de poule.

Tantôt diffuse, tantôt circonscrite, parfois fluctuante, et plus souvent élastique et pâteuse, elle se dissipe habituellement sans secours; quelquefois, cependant, elle passe à la suppuration et se transforme en un véritable abcès qui peut amener la dénudation et la nécrose des os du crâne.

Molle et dépressible dans sa partie centrale, plus ferme et comme relevée vers sa circonférence, elle en a plus d'une fois imposé pour une fracture ou pour une dépression dés os, et fait redouter des dangers qui n'étaient point à craindre. Mais depuis que J. L. Petit, Ledran et Levret ont appelé l'attention sur ce genre de méprises, elles sont devenues de plus en plus rares.

1233. Quand la tumeur est peu volumineuse, on l'abandonne à elle-même, et, dans l'espace de deux ou trois jours, elle disparaît en ne laissant à sa suite qu'une simple ecchymose; on peut d'ailleurs, on doit même, pour peu qu'elle soit considérable, en favoriser la résolution, en la tenant couverte de compresses trempées dans de l'eau salée, du vin rouge, de l'eau-de-vie étendue d'eau, de l'eau blanche, ou quelqu'autre médicament du même genre. Si elle était fluctuante et peu douloureuse, on devrait encore tenter de la faire résoudre; si les moyens sus-indiqués ne suffisaient pas, on les remplacerait par une solution d'une demi-once d'hydrochlorate d'ammoniaque dans une livre de vin rouge; cette liqueur, vantée par Siebold, fréquemment employée par M. Boyer contre les tumeurs sanguines du genou, est souvent parvenue à faire disparaître des collections qu'il semblait indispensable d'ouvrir.

Si pourtant elle ne produisait pas l'effet qu'on en attend, et que la fluctuation devînt de plus en plus étendue, il faudrait avoir recours au bistouri; il convient même en pareil cas de ne pas trop différer, afin d'empêcher la peau de se décoller au loin et de s'amincir davantage; on panse ensuite avec de la charpie, du cérat ou des cataplasmes, c'est-à-dire comme on panserait un abcès ou une collection sanguine ordinaire, et la plaie se guérit en général très-vite.

ARTICLE III.

SOINS A DONNER A LA FEMME EN COUCHE.

1234. Tranquille du côté de l'enfant et de la délivrance, l'accoucheur n'a plus qu'à s'occuper de la femme elle-même. Après s'être assuré que la matrice est bien revenue et que tout est dans l'état normal, il nettoie ou *fait nettoyer la vulve*, les cuisses et toutes les parties salies par le sang, les eaux ou autres matières, pendant le travail; de l'eau tiède, simple ou mêlée d'un peu de vin, si les parties sont molles et relâchées, est tout ce qu'il faut, avec une éponge ou un linge fin, pour cette petite opération.

Ensuite, on *change les vêtemens* de l'accouchée; sa chemise doit être longue, souple et large, fendue ou non par-devant, et avoir de longues manches pour que les bras ne soient pas exposés à rester découverts. Par-dessus cette chemise elle met une camisole de coton, puis un fichu autour du cou; de façon que le haut de la poitrine, plus souvent exposé au contact de l'air, se trouve un peu mieux garni que le reste du corps. Dans l'été, et toutes les fois que la saison n'est pas froide, ces deux pièces, avec la coiffure, forment tout l'habillement de la femme; autrement, elle peut mettre en outre une longue robe de soie ouatée ouverte par devant dans toute sa

Vᵉ. TABLEAU.

Table *de la Mortalité des Femmes en couche dans différens pays
et à différentes époques ; d'après les registres de la Maison de
Dublin*, MM. **De Chateau-Neuf**, **Dugès**, *etc.*

	Années.	Accou-chemens.	Morts.	Années.	Accou-chemens.	Morts.
	1757	55	1	1791	1602	25
	1758	454	8	1792	1631	10
	1759	406	5	1793	1747	19
	1760	556	4	1794	1543	20
	1761	521	9	1795	1503	7
	1762	533	6	1796	1621	10
	1763	488	9	1797	1712	13
	1764	588	12	1798	1604	8
	1765	533	6	1799	1537	10
	1766	581	3	1800	1837	18
	1767	664	11	1801	1725	30
	1768	655	16	1802	1985	26
	1769	642	8	1803	2028	44
	1770	970	8	1804	1915	16
A la Maison des	1771	695	5	1805	2220	12
Femmes en couche	1772	704	4	1806	2406	23
de Dublin	1773	694	13	1807	2511	12
	1774	681	21	1808	2665	13
	1775	728	5	1809	2889	21
	1776	802	7	1810	2854	27
	1777	835	7	1811	2561	24
	1778	927	10	1812	2676	43
	1779	1011	8	1813	2484	62
	1780	910	5	1814	2508	25
	1781	1027	6	1815	3075	17
	1782	990	6	1816	3314	18
	1783	1167	15	1817	3473	52
	1784	1261	11	1818	3539	56
	1785	1292	8	1819	3197	54
	1786	1351	8	1820	2458	50
	1787	1347	10	1821	2849	22
	1788	1469	23	1822	2675	12
	1789	1435	25	1823	2584	59
	1790	1546	12			
	1799	1364	100	1809	1795	66
	1800	1155	120	1810	1814	71
	1801	1209	25	1811	2395	108
M. Dugès, à la Mater-	1802	1496	13	1814	2384	127
nité de Paris....	1803	1632	108	1815	2346	149
	1804	1662	59	1816	2422	46
	1805	1564	60	1817	2800	63
	1806	1625	114	1818	2411	152
	1807	1691	72	1819	1528	187
	1808	1690	57			
M. De Chateau-Neuf,	1816	9683	81	1819	11,580	100
à Paris..	1817	10,528	90	1820	11,634	228
	1818	11,662	167	1821	11,481	223

A	Wassenda, en Suède.. 1 mort sur 62.	A	l'Hôtel-Dieu de Paris. . . . . 1 sur 15.
	Berlin.. . . . . . . 109 sur 10,000.		Londres, en 50 ans. . 820 sur 10,000.
	l'hôpital Britannique . . . . . 1 sur 50.		Strasbourg. . . . . 1 sur 109.
	Manchester.. . . . . 1 sur 123.		Pétersbourg. . . . . 7 sur 1000

Tom. II, pag. 938 (bis).

longueur : cette robe a le double avantage de tenir le
corps très-chaudement et d'être fort légère. Au surplus il en est de l'habillement de la mère comme de
celui de l'enfant ; c'est un soin qu'on abandonne à la
garde ; pourvu que toutes les pièces en soient suffisamment larges, que leur nombre et leur épaisseur
soient en rapport avec la température extérieure ou
les habitudes de l'accouchée, on doit laisser à chacun
le plaisir de s'arranger à sa guise. Il en est de même
pour la tête ; seulement, il ne serait pas toujours sans
danger d'accorder aux femmes qui le demandent
quelquefois, la permission de se faire couper les cheveux ou de les saupoudrer de sel.

Les *seins* n'ont besoin d'être soutenus ou garnis de
coussins ouatés que s'ils sont très-volumineux, ou
quand on redoute l'action du froid. Le bandage, à
l'aide duquel certaines femmes veulent qu'on les comprime, dans le but d'en conserver la forme, produit
un effet tout opposé ; de plus, en gênant l'action des
muscles inspirateurs, il peut apporter des obstacles
au retour du sang dans la poitrine, faire naître des
symptômes apoplectiques, ainsi qu'il arriva aux deux
femmes imprudentes dont parle Baudelocque, et devenir la cause d'une foule de maladies plus graves les
unes que les autres ; les cataplasmes astringens ou
répercussifs, employés dans le même but et pour
prévenir la *montée du lait*, méritent la même réprobation.

1235. J'en dirais autant du *bandage de ventre*, tant
blâmé par De la Motte, s'il n'était employé que dans
l'intention de satisfaire une vaine coquetterie ; mais
je le crois utile dans un autre sens : ici, comme

en tout, il importe de ne pas confondre l'abus avec l'emploi sage et raisonné des choses.

Nul doute qu'en s'étranglant l'abdomen avec une serviette, pour réduire le volume de leur ventre et prévenir la formation de vergetures ou de rides inévitables, les femmes ne s'exposent aux plus graves dangers, sans courir même aucune chance d'obtenir ce qu'elles cherchent ; mais, ainsi que l'ont avancé Smellie, Baudelocque, M. Gardien, etc., un bandage légèrement serré et simplement contentif, peut être d'un grand secours, et s'opposer au développement de plusieurs maladies graves ; la promptitude avec laquelle la matrice se vide, fait qu'aussitôt après l'accouchement les viscères abdominaux se trouvent tout-à-coup débarrassés d'une longue pression ; les parois du ventre, ne suivant que de très-loin le mouvement de retrait de l'organe gestateur, ne soutiennent plus avec la même efficacité les organes digestifs ; il se fait une sorte de vide dans les gros troncs vasculaires, et le sang doit s'y précipiter avec d'autant plus de force, que depuis plusieurs mois il n'y pénétrait qu'avec difficulté : de là, une plus grande disposition aux hémorrhagies, à l'inertie de l'utérus, aux inflammations, aux troubles fonctionnels du foie, des intestins. De là, dit Van Swieten, les syncopes qu'on rencontre si fréquemment chez les nouvelles accouchées, mais qui, selon M. Desormeaux, dépendent aussi très-souvent de l'hystérie ; delà enfin, d'après Stoll, la cause principale des péritonites puerpérales. Or, le bandage, tel que je l'entends, a pour objet de suppléer autant que possible à l'action des muscles abdominaux, de favoriser le mouvement concentrique de l'utérus , de prévenir l'afflux du sang vers cet organe et l'engorgement de tous les autres viscères : on peut aisément , au surplus , se faire une idée de son utilité , en songeant aux dangers qui suivraient la paracenthèse , si le chirurgien ne prenait pas la précaution d'appliquer un bandage compressif sur le ventre après l'évacuation du liquide ; car , au degré près , la pression des parties contenues dans l'abdomen éprouve la même transition , chez la femme qui accouche , que chez l'hydropique auquel on vient de pratiquer la ponction.

Il est vrai que s'il n'est pas très-soigneusement appliqué , ce bandage se roule bientôt en corde et est dès lors plus nuisible qu'utile ; que , comme le remarque M. Desormeaux , la plupart des femmes qui le négligent ne s'en trouvent pas sensiblement plus mal , et que son emploi ne pouvait pas entrer dans le plan primitif de l'organisme ; mais comme en le plaçant de manière qu'il ne produise ni gêne ni douleur , je ne vois pas qu'il puisse être nuisible , et comme il offre des avantages incontestables dans une foule de cas , ce serait s'exposer , sans aucun motif , en le rejetant , à voir se manifester des symptômes qu'il eût été d'abord très-facile de réprimer ou de prévenir.

On le compose avec une première serviette pliée en écusson et qu'on place sur l'hypogastre , la pointe tournée du côté de la vulve ; puis d'une seconde , pliée en deux ou en trois , suivant sa longueur , et qu'on applique comme un bandage de corps , autour du ventre , en y comprenant la hanche. Pour éviter les plis , il serait bon de soutenir cette dernière serviette par en haut au moyen d'un scapulaire ou d'un double bout de bande en forme de bretelle, et par en bas, en y attachant les deux extrémités du *chauffoir*.

Le *chauffoir*, formé d'un morceau de linge fin, plié en trois ou en quatre, et assez long pour embrasser la vulve et aller se fixer en avant et en arrière du bandage de corps, est destiné à recevoir les matières qui doivent sortir du vagin, et à permettre aux autres pièces du lit de ne pas s'en imbiber aussi vite; quand on a soin de le renouveler fréquemment et de ne pas trop le serrer, il n'entraîne aucun des accidens reprochés, à si juste titre, aux anciens chauffoirs, dont quelques femmes font encore usage, qui consistaient en divers tampons que l'on maintenait dans la vulve et qui bouchaient plus ou moins exactement l'ouverture du vagin. Quoiqu'il ne soit pas indispensable, il me semble qu'on peut l'accorder, sans inconvénient, comme moyen de propreté aux personnes qui le désirent ou y attachent quelque prix.

1236. Le *nouveau lit* sur lequel on va transporter l'accouchée doit être garni d'une toile cirée, si on peut se la procurer, et d'un drap plié en quatre ou de toute autre pièce de linge qui puisse protéger les matelas. Du reste, les draps, les couvertures, et la disposition des traversins ne réclament aucun arrangement particulier, et doivent, comme en toute autre circonstance, être en rapport avec la saison et les habitudes de la femme.

On la transporte sur ce lit peu de temps après la délivrance, et lorsque le vagin s'est débarrassé des caillots et du sang fluide qui suivent ordinairement l'expulsion du placenta. Alors, elle est encore tout agitée, et peut supporter sans inconvénient les petites secousses que détermine presque inévitablement ce transport. Si on attendait plus long-temps, comme quelques auteurs l'ont recommandé, dans la crainte de l'hémorrhagie et des convulsions, elle se trouverait dans la position du voyageur qui, bien que rendu à son poste et harassé de fatigue, peut encore faire quelques pas pendant qu'il reste échauffé, mais qui, une fois calme et refroidi, est tout-à-fait incapable de marcher. Ceci doit s'entendre cependant des cas où tout s'est passé naturellement ; car si l'utérus ne revenait pas sur lui-même, ou qu'il y eût une perte, des menaces de convulsions, ou autres accidens, suites ordinaires d'une extrême faiblesse, il faudrait différer de quelques minutes, afin de conjurer le danger ou de donner le temps aux fonctions de reprendre leur type normal, pendant que la femme est encore sur le lit de travail.

1237. Celles qui se lèvent et vont sans être soutenues dans le lit de couche, s'exposent au renversement, à *l'antéflexion*, à la *rétroflexion*, à la descente de l'utérus, et à mille autres dangers. On doit les en prévenir, et leur faire entendre qu'elles doivent se laisser porter; quand elles sont fort affaiblies, ou qu'il est survenu quelque accident que des mouvemens un peu brusques pourraient rappeler, il convient même de mettre les deux lits en contact par leur bord, attendu que de cette façon on peut faire glisser la femme sans la mouvoir, sur le lit de couche, en se servant, pour l'entraîner, du drap qui la supportait sur le lit de travail, et dont il est facile de la dégarnir ensuite.

Une fois couchée, il est inutile, il ne serait même pas toujours sans danger de l'obliger à garder une position qui ne lui est pas habituelle, de faire de son lit un plan incliné de la tête aux pieds, par exemple, sous le prétexte de favoriser l'écoulement des lochies, ou bien, au contraire, de lui tenir le bassin plus élevé que la tête, dans le but de modérer l'afflux des humeurs vers les organes génitaux ; elle se tiendra sur le dos, les jambes et les cuisses allongées et rapprochées, si cette attitude lui paraît plus commode et ne la fatigue pas ; mais rien ne doit l'empêcher de se tourner sur le côté ou de fléchir les membres si elle en éprouve le besoin. En tout, il faut qu'elle se mette à son aise, et qu'on s'en rapporte à ses propres penchans. La fatigue et la faiblesse amenées par la contrainte d'une position fixe suffiraient à elles seules pour déterminer des accidens et constituer un état morbide, même chez une personne qui s'y serait soumise étant en santé ; à plus forte raison faut-il en dispenser les femmes dont les fonctions, momentanément troublées, ont besoin de tant de ménagement pour reprendre leur type normal.

1238. Tout ce qui a été dit en parlant des soins qu'on donne à la femme en travail, relativement à l'air qui l'entoure, à la chambre qu'elle doit habiter, et à son état moral, est également applicable à la suite des couches. Il importe qu'elle ne parle et n'entende parler qu'autant que ce qui la concerne l'exigera nécessairement. Le calme de l'âme et le repos du corps sont tellement indispensables, qu'on ne peut écarter avec trop de soin tout ce qui paraît capable de la troubler. On était si bien convaincu de l'utilité de ce précepte dans l'ancienne Rome, que les magistrats eux-mêmes n'avaient pas le droit d'entrer dans la maison d'une femme en couches pour l'exécution de quelque sentence, de quelque décision que ce fût; et pour que les citoyens respectassent son asile, il suffisait, dit Juvénal, de suspendre une couronne à sa porte :

> *Foribus suspende coronas ,*
> *Jam pater es....*

C'set aux mille visites d'amies, de voisines, de connaissances, ou d'étiquette, dont on accable trop souvent la nouvelle accouchée, qu'on peut attribuer la plupart des maladies qui l'affectent alors : elle veut soutenir la conversation, son esprit se tend, et il en résulte de la céphalalgie, de l'agitation; le moindre propos indiscret la tourmente; les plus petits motifs de joie l'agitent à l'extrême; la moindre contrariété la met tout-à-coup en émoi, et je puis affirmer que parmi les péritonites nombreuses observées à l'hôpital de Perfectionnement, il en est un très-petit nombre dont l'origine ne soit pas en rapport avec une commotion morale.

1239. Après la délivrance et le changement de lit, la femme est ordinairement prise d'un frisson, quelquefois porté jusqu'au claquement des dents; certains médecins et le public sont partis de là pour la couvrir outre mesure; mais ce frisson, qu'expliquent suffisamment les changemens qui viennent de s'opérer dans l'organisme, et qu'il ne faudrait pas confondre avec le frisson de la péritonite, ne dure que quelques minutes et mérite à peine qu'on y fasse attention.

Il serait imprudent, sans doute, de tenir l'accouchée trop à la légère; mais il serait également dangereux de tomber dans un excès contraire. En la chargeant de couvertures épaisses, en l'entourant de rideaux bien fermés, en la tenant enfin au milieu d'une température trop élevée, outre le mal de tête, les pertes et les convulsions auxquelles on l'expose, on manque rarement de produire une sueur plus ou moins abondante et parfois fort difficile à réprimer; diaphorèse qui jouait probablement un grand rôle dans la production de cette fièvre miliaire, si rare aujourd'hui, et qu'on rencontrait si fréquemment autrefois pendant la couche.

1240. Le sommeil étant le premier besoin des êtres abattus par la fatigue, il y aurait une sorte de cruauté à ne pas permettre à la femme de s'y livrer : en conseillant de la tenir éveillée pendant quelques heures, dans le but d'éviter l'hémorrhagie, De la Motte n'a certainement pas distingué, dans ce phénomène morbide, l'effet de la cause. Si des femmes s'endorment quelquefois avec les apparences de la santé pour se réveiller bientôt après au milieu d'une perte abondante, il en est un bien plus grand nombre qui ne doivent leur bien-être qu'à l'action bienfaisante d'un sommeil réparateur. Ces pertes étaient imminentes, d'ailleurs, ou même commencées au moment où l'accouchée s'est endormie; l'envie de sommeiller en étant un des symptômes les plus ordinaires, si on les a méconnus d'abord et que la femme cède au besoin qu'elle ressent, elle s'endort en effet d'un sommeil dangereux, et quelquefois pour ne plus se réveiller; mais ici le sommeil est l'effet et non la cause de la maladie; rien ne le contr'indique, par conséquent; seulement la prudence veut qu'on surveille le pouls et que de temps en temps on porte la main sur l'hypogastre pour s'assurer que la matrice ne tombe pas dans l'inertie.

A la suite de ce premier sommeil, c'est-à-dire au bout de deux ou trois heures, il est bon qu'elle s'asseye dans son lit pour prendre un bouillon; cette position la délasse et fait que les lochies, qui s'étaient accumulées dans le vagin, s'écoulent alors facilement au-dehors.

Dans les jours suivans, on renouvelle son linge à mesure qu'il se salit; les parties génitales externes ont souvent besoin d'être lavées, lotionnées avec de l'eau de guimauve, qu'on peut remplacer sans inconvénient par de la décoction de cerfeuil coupée avec du lait. La constipation, alors si fréquente, est combattue au moyen de clystères adoucissans, sans respect pour le préjugé qui veut qu'on ne donne pas de lavement avant la fièvre de lait; les cuissons au méat urinaire, la difficulté d'uriner, les hémorrhoïdes et autres effets du froissement qu'ont dû éprouver la vessie et le rectum au moment de la sortie du fœtus, réclament des lotions émollientes ou légèrement aromatiques, des bains de siége et quelquefois le cathétérisme.

1241. Le *régime* alimentaire et médicamenteux des femmes en couche est un point qui mérite toute la sollicitude de l'accoucheur, non à cause du nombre ou des qualités énergiques des substances qu'il convient d'accorder, mais parce qu'il n'y a nulle part autant de pratiques vulgaires à proscrire, autant de préjugés ridicules à déraciner.

On ne doit donner à *boire* que pour satisfaire la soif et non pour le plaisir de faire avaler de la tisane; c'est une boisson et non un médicament que la femme a besoin de prendre. En cela, on peut consulter son goût et son idiosyncrasie. Elle s'en tient ordinairement à l'une des tisanes dont on lui a conseillé l'usage pendant le travail. Quand elle est ennuyée de l'une, on lui en redonne une autre, et, pourvu qu'on ne vienne pas à lui prescrire des infusions amères, excitantes ou quelques-unes de ces compositions actives dont les commères sont si prodigues, on peut, en général, lui permettre celle qui lui plaît le mieux. Le vin chaud, les aromates, les teintures alcooliques, le café, le thé et le chocolat ne sont pas plus admissibles après qu'avant l'accouchement.

Les *alimens* doivent être légers et donnés en petite quantité : un, deux ou trois bouillons, ou quelques potages par jour, forment tout ce que la prudence permet d'accorder avant que la révolution laiteuse soit opérée. Eichèle a même prétendu qu'en supprimant jusqu'au bouillon, qu'en ayant recours aux affaiblissans, on empêcherait la fièvre de lait de survenir; mais j'ai pu constater maintes fois l'absurdité d'une pareille assertion. Si la femme nourrit, il n'y a pas d'inconvénient à lui permettre des potages un peu plus substantiels dès le lendemain de sa couche; dans le cas contraire, je ne donne que du bouillon. A ce sujet, il faut avoir égard, au surplus, à son état de santé, à ses habitudes, à sa constitution; ne pas s'entêter à vouloir astreindre la plupart des paysannes, par exemple, à une diète trop sévère; car si plusieurs d'entr'elles sont quelquefois victimes des nombreuses imprudences qu'elles commettent, il en est un bien plus grand nombre qui, sans rien changer à leur régime ordinaire, en continuant de manger des côtelettes, du pain, toutes sortes de viandes et des alimens parfois fort grossiers, se lèvent, marchent et travaillent comme de coutume deux jours après l'enfantement, sans qu'il en résulte d'accidens.

1242. Lorsque la sécrétion laiteuse est opérée et que rien d'anormal n'est survenu, on revient par degrés au genre de vie ordinaire; on passe insensiblement de la soupe, des panades, du vermicelle, des semoules, des crêmes de riz, aux œufs à la coque, aux viandes blanches, aux poissons frits, aux côtelettes et aux autres mets de la vie commune; de telle sorte qu'au bout de huit à dix jours l'accouchée n'a pas plus besoin que toute autre personne d'être dirigée dans le choix de ses alimens. Il en est de même pour sa boisson; de l'eau vineuse on arrive graduellement à la bière et au vin pur; à la rigueur même, les tisanes peuvent être négligées dès le quatrième ou le cinquième jour. Beaucoup de femmes, cependant, en particulier celles qui ne peuvent ou ne veulent pas allaiter, ne se croiraient pas en sûreté si certaines infusions, certains médicamens ne leur étaient pas prescrits avant qu'elles ne reprissent entièrement leur régime habituel. La canne de Provence, l'*arundo phragmytes*, la petite pervenche jouissent surtout d'une grande réputation, sous ce rapport, dans le public. La décoction de ces plantes est un anti-lai-teux puissant, au dire des commères et des anciennes matrones. La femme ne peut pas se dispenser d'en faire usage, si elle veut éviter les dartres, les dépôts, les douleurs et toutes les suites du *lait répandu*, épouvantail ordinaire, même des personnes les plus sages.

La tisane de canne est trop insignifiante et trop inoffensive pour ne pas la prescrire aux femmes qui lui accordent quelque confiance; l'arundo phrag-mytes n'est guère plus actif; mais, selon M. Desor-meaux, la pervenche fatigue l'estomac, donne de la vitesse au pouls et doit être proscrite.

1243. Qu'on ait eu recours ou non à ces boissons, presque toutes les accouchées ont le désir d'être pur-gées avant de se relever tout-à-fait; alors elles em-ploient tantôt des purgatifs *anti-laiteux*, tantôt des ca-thartiques ordinaires. Le petit-lait de Weiss et le sel de duobus ont eu long-temps une grande vogue parmi les premiers; la manne, l'huile de ricin, l'eau de Sedlitz et la décoction de séné sont ceux qu'on prend le plus souvent parmi les seconds.

Il serait dangereux, je le sais, de donner de tels remèdes indistinctement à toutes les femmes, comme on le faisait naguère encore; mais est-il beaucoup plus sage de les rejeter toujours, ainsi que le veulent un grand nombre de médecins d'aujourd'hui?

Si l'accoucheur manque de les ordonner, il s'ex-pose à mille reproches, injustes je veux le croire, mais qui ne lui en font pas moins perdre la confiance de ses malades; survient-il des maux de tête, un rhu-matisme, fût-ce dix ans après la couche, c'est le lait qui en est cause ; apparaît-il des boutons , quelque efflorescence à la peau , une fièvre , des abcès , une inflammation quelconque , c'est toujours le lait ; et quand arrive un certain âge, c'est bien pis encore : si les traits perdent de leur fraîcheur , si le coloris des joues et des lèvres se ternit , si les yeux cessent d'être brillans et vifs , on se garde bien d'en accuser l'inexorable temps , c'est au lait répandu qu'on s'en prend , et le tort en retombe nécessairement sur le médecin qui n'a pas chassé ce *funeste lait* à l'époque de la dernière couche !

Des préjugés semblables ne justifieraient pas , sans doute , l'usage des purgatifs , s'ils étaient aussi dangereux que quelques personnes se plaisent à le dire , et s'ils n'étaient jamais utiles ; mais il n'en est point ainsi. Je les ai fréquemment administrés , et je puis affirmer que je ne leur ai point encore vu produire d'accidens graves ; que, dans un très-grand nombre de cas , ils ont évidemment hâté le rétablissement des fonctions digestives. Je redouterais leur action , quand la langue est rouge et lancéolée , quand il y a des signes non douteux de phlegmasie dans l'abdomen ; je les crois inutiles quand les forces et l'appétit reviennent franchement et vite ; mais lorsque la langue est large , blanchâtre , jaune ou verdâtre , que la bouche est amère , pâteuse , qu'il n'y a pas d'appétit quand même il existerait un mouvement fébrile , de la tension et de la sensibilité à l'épigastre , un doux purgatif m'a le plus souvent donné des résultats on ne peut plus avantageux. J'ai vu ces divers symptômes disparaître dès le lendemain dans la plupart des cas , et la santé se rétablir ensuite avec une promptitude que je n'aurais pas osé espérer. En débarrassant le tube intestinal de la couche muqueuse qui l'empâte, les purgatifs le mettent en état de mieux remplir ses fonctions; la sécrétion abondante qu'ils déterminent à la surface villeuse des voies digestives dégorge l'organisme de matières qui ne pouvaient que nuire, et imprime aux autres fonctions une sorte de secousse dont la nature fait son profit.

C'est l'eau de Sedlitz factice, à six ou huit gros, ou deux onces d'huile de ricin, que je donne de préférence; leur effet est assez sûr, et je n'ai pas vu qu'elles produisissent autant d'irritation que la plupart des autres évacuans.

1244. Le temps qu'une femme en couche doit rester au lit est nécessairement très-variable, et les neuf jours, terme fixe du vulgaire, ne peuvent être adoptés que comme période moyenne ou générale. Cinq à six jours suffisent quelquefois; mais pour peu que les symphyses paraissent avoir été fatiguées, que l'utérus ait de disposition à s'abaisser ou à se renverser, que la santé soit encore chancelante, il faut attendre, et, au lieu de huit à dix jours, il conviendrait plutôt d'en exiger quinze. En tout cas, on aurait tort de lui permettre de reprendre ses exercices tout-à-coup comme le font quelques praticiens. Le premier jour de sa levée, elle se tient une demi-heure sur un fauteuil, une heure le second jour; le troisième, elle peut faire quelques pas et rester deux ou trois heures hors du lit; enfin, les jours suivans, on consulte ses forces et son état de fatigue ou de bien-être pour la recoucher. Bientôt elle peut descendre et faire quelques tours dans le jardin ou dans la cour;

mais il serait dangereux que sa première sortie fût pour aller à l'église. Les temples sont généralement vastes, froids et très-librement aérés. Pour ce qu'elles appellent leurs *relevailles*, les femmes doivent s'y tenir long-temps agenouillées; elles ne manquent pas de se fatiguer avant d'en sortir, et souvent elles y puisent le principe de maladies graves. La religion bien entendue n'exige point de pareilles imprudences; avant de se transporter au pied des autels, l'accouchée doit avoir repris des forces, s'être essayée chez elle, et s'être assurée qu'il ne lui sera pas désavantageux de s'exposer à l'air libre.

1245. Un autre usage que doit encore surveiller le médecin, c'est le repas du baptême, s'il a lieu dans les dix premiers jours de la couche. Dans ce repas de famille, la joie n'est pas défendue; on cause, on rit; la femme veut tenir tête à tout le monde; le père, la mère, le parrain, la marraine, les frères, les sœurs, les oncles, les tantes, etc., lui parlent tour-à-tour. Elle ne se met à table que pour la forme, il est vrai, ou même elle reste au lit pour être plus sûre de sa prudence. Tous les convives lui défendent de boire ou de manger; mais en attendant, on l'oblige à prendre une gorgée de tel vin, une gorgée de tel autre, puis de ce mets-ci, puis de ce mets-là; en sorte que trop souvent, à la fin de ce jour de fête, elle se trouve prise de symptômes assez graves pour la conduire rapidement aux portes de la mort. Elle fera donc mieux de ne pas y assister, à moins que ce ne soit au-delà du dixième ou du quinzième jour; encore faut-il, même alors, qu'elle y apporte une très-grande réserve.

Les lochies, les tranchées, la fièvre de lait, trois phénomènes naturels principaux de la couche, méritent en outre une attention particulière.

1246. On donne le nom de *lochies* aux matières qui s'échappent de la vulve depuis le moment de la délivrance, jusqu'à ce que la matrice ait repris son volume et sa consistance normale; les accoucheurs en distinguent de trois espèces : de *sanguines*, de *séreuses*, et de *laiteuses* ou *purulentes*, ou bien de rouges, de claires, et de blanches. Les premières s'observent le jour même et le lendemain de la couche, c'est du sang presque pur; les secondes apparaissent au bout de vingt-quatre ou de trente-six heures, sont formées par du sérum mêlé d'une quantité variable de sang, et ne vont pas au-delà de la fièvre de lait. Les troisièmes leur succèdent et durent jusqu'au quinzième, au vingtième ou même au trentième jour, et sont produites par le travail suppuratoire qui se fait à l'intérieur de l'utérus. Rien n'est plus variable, au reste, que leur abondance et leur durée : les lochies rouges peuvent cesser dès le premier jour et reparaître le quatrième; je les ai même vues revenir le neuvième. Quelquefois les lochies purulentes ne se manifestent pas du tout, et dans d'autres cas elles persistent si long-temps, qu'il est difficile à la fin de les distinguer d'une leucorrhée; anomalies des plus aisées à comprendre, au surplus, quand on réfléchit un moment à la cause de cette évacuation.

Quoique débarrassée de l'enfant et du délivre, la matrice ne reprend pas immédiatement son volume et ses autres qualités naturelles; elle n'y parvient qu'au bout de cinq, six ou huit semaines, époque à laquelle les règles reviennent pour la première fois ; elle reste même toujours un peu plus volumineuse qu'avant la grossesse, et d'autant plus, en général, que la gestation s'est répétée davantage. Pendant cette période, il se fait un travail insensible, à l'aide duquel ses parois se dégorgent par dégrés des fluides dont elles étaient imbibées. Ces fluides se portent plus spécialement vers sa cavité, parce que, dans ce sens, son tissu est moins dense et qu'ils y trouvent une libre issue. Tant que les gros canaux utérins ne sont pas vidés, ce n'est que du sang qui s'écoule ; plus tard, c'est de la sérosité qui se combine avec les détritus de l'œuf et les mucosités de l'organe. Mais il s'établit bientôt une véritable irritation suppuratoire, dont le produit, analogue, sous quelque rapport, aux écoulemens non contagieux de l'urèthre, se mêlant à la sérosité et au mucus fournis par la matrice, constitue les lochies blanches.

Les lochies n'exigent que des soins de propreté ; au moment de la fièvre de lait elles cessent quelquefois de couler, ou, au moins, diminuent sensiblement de quantité ; cependant il n'est pas très-rare de voir ces deux phénomènes marcher ensemble sans se troubler réciproquement. Lorsqu'elles se suspendent avant ou après la révolution laiteuse, il me paraît généralement utile d'ajouter aux moyens mis en usage pour les rappeler, l'injection de liquides émolliens ou légèrement détersifs dans la cavité utérine.

1247. Les *coliques ou tranchées utérines* commencent dans les premières heures qui suivent l'accouchement, cessent en général au moment où la fièvre de lait se manifeste, et durent rarement au-delà des

lochies séreuses : d'autant plus fréquentes et plus aiguës que le travail a été plus prompt et plus facile,
elles sont quelquefois assez fortes pour fatiguer considérablement les femmes ; produites par les efforts
que fait l'utérus pour revenir sur lui-même, il est
tout naturel qu'elles soient et plus vives et plus rapprochées chez les femmes qui ont eu déjà plusieurs
enfans, que chez celles qui en sont encore à leur
première couche. En effet, la matrice, trop promptement débarrassée dans le premier cas, ne se rétractant pas assez vîte pour empêcher la formation des
caillots à son intérieur, est obligée de se contracter
pour les chasser à mesure qu'ils se reproduisent, et
chacune de ses contractions fait naître une douleur.
Dans le second, ayant réagi long-temps sur l'œuf,
elle se trouve trop vivement irritée à la fin, pour ne
pas reprendre rapidement son volume naturel, pour
permettre au sang de s'accumuler dans sa cavité, et
dès-lors point de caillots, point de contraction, point
de tranchées ; ainsi la présence des caillots détermine
les contractions, et, comme dans le courant du travail, les contractions font naître les douleurs. Je ferai
remarquer, toutefois, que ces coliques doivent aussi
varier d'intensité, selon la constitution du sujet et
les circonstances, être bien plus fortes, par exemple,
chez les femmes nerveuses et délicates, quand l'utérus est déjà douloureux, dans un état voisin de la
phlogose, que chez celles qui se trouvent dans des
conditions tout-à-fait opposées, bien qu'au fond les
contractions soient semblables dans l'un et l'autre
cas. C'est même en ayant égard à ces particularités
qu'on explique sans peine leur acuité plus grande,

quoiqu'il n'y ait rien à expulser des organes génitaux, chez quelques femmes, leur peu de vivacité, chez quelques autres, où elles coïncident avec la sortie de caillots volumineux, et comment il se fait qu'au lieu de diminuer dès le second jour, elles continuent d'augmenter, au contraire, dans certains cas, jusqu'au troisième, au quatrième, etc.

Il importe de ne pas les confondre avec une métrite ou une péritonite naissantes, chose assez difficile, au surplus, quand elles sont portées à un très-haut degré; c'est pour avoir trop souvent négligé cette distinction, que les auteurs sont si peu d'accord sur les dangers de la péritonite puerpérale et le traitement qui lui convient; tant que les tranchées sont franchement intermittentes, que dans leur intervalle le ventre n'est pas sensible, qu'il n'y a pas de fièvre, et qu'elles n'ont point été précédées de frissons, il n'y a rien à craindre et rien à faire; souvent elles sont suivies d'une sensation douloureuse assez vive à l'hypogastre, d'accélération du pouls, de soif et de chaleur à la peau, sans entraîner pour cela d'accidens graves; mais alors il faut y faire attention, et ne pas oublier qu'elles peuvent être le premier symptôme d'une maladie mortelle.

Tant qu'elles sont modérées, on les abandonne aux ressources de l'organisme, ou bien on se contente de donner chaque matin et chaque soir une ou deux tasses d'infusion légère de camomille, qui manque rarement de les faire disparaître au bout de deux ou trois jours; autrement il est parfois utile de prescrire des bains de siége, des injections émollientes ou légèrement narcotiques ; d'administrer des calmans ou des antispasmodiques à l'intérieur, ou de pratiquer une ou plusieurs saignées, soit locales, soit générales, en même temps qu'on couvre l'hypogastre de cataplasmes, selon que la femme est faible, nerveuse ou pléthorique ; il peut même être nécessaire de porter un ou deux doigts vers le col, dans le but de favoriser l'expulsion d'un caillot trop adhérent ; mais dans la grande majorité des cas elles ne réclament aucun secours.

1248. La *fièvre de lait* apparaît en général le troisième jour, quelquefois dès le premier ou le second, ou seulement le quatrième, le cinquième ou le sixième ; je l'ai vue ne se manifester que le huitième chez une jeune femme, à l'hôpital de la Faculté : de la céphalalgie, *sans frissons*, de la chaleur et de la sécheresse à la peau en forment le prélude habituel ; le pouls, d'abord petit et dur, se développe bientôt ; les seins se tendent, se gonflent, deviennent douloureux, dans l'espace de quelques heures, au point de gêner les mouvemens des bras et de la poitrine ; de la moiteur, puis de la sueur succèdent à cet état ; la douleur de tête se dissipe ; la fièvre tombe au bout de six, huit, dix, douze ou vingt-quatre heures, et la réaction laiteuse est opérée ; mais les mamelles restent gonflées et douloureuses bien au-delà de cette période, surtout chez les femmes qui ne nourrissent pas.

Pendant que la fièvre existe, il ne faut accorder ni bouillons, ni potages, ni boissons échauffantes. Si elle était par trop intense, on pourrait tenter d'en modérer la force en pratiquant une petite saignée.

Mais, en général, elle n'exige pas autre chose que les soins hygiéniques indiqués plus haut. La montée du lait est assez souvent précédée de la suspension ou du moins d'une diminution sensible de l'écoulement des lochies, qui reprend bientôt après sa marche naturelle. Quelquefois ces deux phénomènes ne paraissent avoir aucune influence l'un sur l'autre, et d'autres fois les lochies ne reparaissent point du tout après la fièvre de lait.

Pour la lactation en général, pour l'allaitement et le régime du fœtus, le choix d'une nourrice, les maladies du sein et du mamelon, pour les fistules recto-vaginale et vésico-vaginale, ou autres lésions graves qui sont l'effet ou la suite de certains accouchemens laborieux, je ne puis que renvoyer aux traités généraux de physiologie, de médecine ou de chirurgie, qui en traitent; notamment à ceux de MM. Richerand, Magendie, Adelon, Léger, Sabattier, Boyer, etc., et aux excellens articles de M. Desormeaux dans le *Dictionnaire de médecine*. Mais il est un certain nombre d'accidens moins redoutables dont je ne puis me dispenser de dire ici quelques mots.

1249. Le *renversement* complet ou incomplet de la matrice se reconnaît à la tumeur rougeâtre ou livide qui vient faire saillie dans le vagin ou la vulve, à l'absence du globe utérin au-dessus des pubis, aux douleurs, aux syncopes éprouvées par la femme, etc.; bien que l'ignorance la plus grossière seule soit capable de confondre l'inversion utérine avec un polype, on voit cependant encore quelquefois, même à Paris, des hommes revêtus du titre de médecin, commettre cette méprise. On doit se hâter de réduire l'organe déplacé. Pour cela, on fait coucher la femme de telle sorte que le bassin soit plus élevé que la poitrine; puis, avec la main garnie d'un linge fin enduit de cérat, on comprime, sans secousse, graduellement et d'une manière égale, sur tous les points, la tumeur externe, en la repoussant dans l'axe des détroits jusqu'à ce qu'elle ait repris sa situation naturelle (1).

1250. La *descente* de l'utérus, qu'on rencontre assez souvent dans les premiers jours de la couche, chez les femmes dont le bassin est très-large, les tissus très-lâches, le périnée déchiré, ou qui font des efforts inconsidérés, n'exige guère autre chose, après la réduction, que le repos et la position horizontale; il est seulement permis d'y joindre quelques lotions astringentes ou styptiques, l'emploi de sachets imbibés de vin rouge, par exemple, quand il n'y a pas d'irritation. Ce n'est que beaucoup plus tard que les pessaires peuvent être mis en usage.

1251. L'*antéflexion* et la *rétroflexion*, c'est-à-dire cet état dans lequel la matrice se conde à angle droit, de manière que son fond vient appuyer devant le sacrum ou derrière les pubis, maladie très-bien décrite dans la dissertation de M. Ameline, et dont M. Comte m'a fait voir un exemple sur le cadavre, se reconnaîtrait aux mêmes signes que la rétroversion ou l'antéversion, et réclamerait à-peu-près le même traitement.

(1) Pour l'inversion utérine en général, *voyez* une très-bonne thèse, soutenue le 1er décembre 1828, à la Faculté de Paris, par M. Ferrand-Demissols.

1252. Les *déchirures du périnée* se guérissent ordinairement d'elles-mêmes, à l'aide de bains de siége, en évitant tout mouvement, et en obligeant la femme à se tenir sur le côté pour que le pus et les lochies ne puissent pas stagner dans la plaie. Elles se cicatrisent en général plus ou moins complètement de l'anus vers la commissure du pudendum. La cloison périnéale peut être perforée d'outre en outre, sans que la cure en soit rendue plus difficile, pourvu que les bords anal et vulvaire se soient maintenus intacts. J'ai vu cette perforation, produite par le passage d'un enfant volumineux, être entièrement guérie le dix-huitième jour, et n'apporter aucun obstacle aux accouchemens subséquens. Dans quelques cas, cependant, il faut couper des brides, cautériser, placer des points de suture, etc., mais alors la maladie rentre dans le domaine ordinaire de la chirurgie, et ne peut plus être considérée comme une simple suite de couche. J'en dirai autant des *lacérations* du *vagin*, du *col*, du *corps* ou du *fond* de *l'utérus*, de la *rupture* des *muscles psoas*, des *muscles droits* et du *sternum*, observés à la Maternité de Paris par Mmes Boivin et Lachapelle et par M. Comte. A ce sujet, on peut consulter les excellens mémoires de Mme Lachapelle, et, dans ce livre, l'article *Grossesse extra-utérine*. Je n'ai point traité non plus des *descentes*, de *la rétroversion*, de *l'antéversion*, etc., comme maladies, parce qu'on ne les remarque pas seulement chez les femmes enceintes; enfin, en traitant de l'hémorrhagie, je n'ai point parlé de la *transfusion du sang*, pratiquée de nouveau dans ces derniers temps par MM. Blundell, Doubleday, Waller Brigham, Boyle,

Brown, etc. , parce qu'il n'est pas encore pronvé qu'une médication aussi dangereuse doive réellement être adoptée par les praticiens sages et circonspects.

1253. L'*infiltration* des parties génitales externes peut être portée au point de fermer la vulve, et par conséquent de s'opposer au libre écoulement des lochies. Si le gonflement est purement lymphatique et sans douleur, il suffit, pour le faire disparaître, de pratiquer quelques mouchetures un peu profondes, à la face interne du pudendum. Quand il y a de la sensibilité et des signes d'inflammation, on a recours aux bains, aux embrocations, aux cataplasmes émolliens, aux sangsues même si le cas le requiert.

1254. Le *trombus* des grandes lèvres, déjà noté par Levret, oublié par la plupart des auteurs modernes, assez bien décrit par le docteur Dewees, et que j'ai observé moi-même sept ou huit fois, peut se manifester au moment où la tête s'engage dans le détroit inférieur ou le franchit, et même dans les deux premiers jours qui suivent l'accouchement, ainsi que M. Wintrigner vient d'en publier un exemple. La tumeur envahit quelquefois les deux lèvres ; plus fréquemment elle n'en occupe qu'une seule. Du volume d'une noix, d'un œuf de poule, dans certains cas, on la voit aussi s'élever à ses dimensions beaucoup plus considérables; il est rare qu'elle se résolve, et certaines femmes en souffrent horriblement. Les sangsues, les cataplasmes, sont ordinairement insuffisans pour en triompher, mais je l'ai constamment vue se dissiper promptement et sans aucune suite fâcheuse, après une incision large et profonde.

FIN.

TABLE DES MATIÈRES

DU

TOME SECOND.

Section III.

Article III.

Section première.

Section II.

Section III.

TABLE DES MATIÈRES

TABLE DES MATIÈRES DU TOME SECOND.

Section II.

ARTICLE III.

FIN DE LA TABLE DU SECOND VOLUME.

Imprimerie de **GUEFFIER**, rue Mazarine, n°. 23.